（THE THIRD EDITION）

战地外科急救指南

死里逃生医学案头圣经

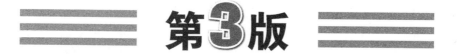

第3版

EMERGENCY WAR SURGERY
THE SURVIVALIST'S MEDICAL DESK REFERENCE

著者：[美]美国陆军部(Department of the Army)

译者：曹勇平　吴文智

审校：王与荣

U0396068

苏州大学出版社
Soochow University Press

图书在版编目(CIP)数据

战地外科急救指南：死里逃生医学案头圣经：第三
版＝Emergency War Surgery：The Survivalist's
Medical Desk Reference(The Third Edition)／美国
陆军部著；曹勇平，吴文智译.—3版.—苏州：苏
州大学出版社，2017.12.
　　ISBN 978-7-5672-2121-5

　　Ⅰ.①战… Ⅱ.①美… ②曹… ③吴… Ⅲ.①军事医
学—损伤—急救 Ⅳ.①R826.1

　　中国版本图书馆 CIP 数据核字(2017)第 269957 号

书　　名	战地外科急救指南(第 3 版)	
	死里逃生医学案头圣经	
著　　者	美国陆军部	
策　　划	王长军	
译　　者	曹勇平　吴文智	
责任编辑	倪　青　薛　娜	
出版发行	苏州大学出版社	
	(地址：苏州市十梓街 1 号　　215006)	
经　　销	江苏省新华书店	
印　　刷	宜兴市盛世文化印刷有限公司	
开　　本	700 mm×1 000 mm　1/16	
字　　数	422 千	
印　　张	25	
版　　次	2017 年 12 月第 1 版	
	2017 年 12 月第 1 次印刷	
书　　号	ISBN 978-7-5672-2121-5	
定　　价	75.00 元	

苏州大学出版社网址　http://www.sudapress.com

战地急诊外科的所有情况与大众概念的创伤外科有极大不同。第一个基本不同点是组织管理和专业管理的平等;第二点不同是因必需的军事撤离所导致的救治时间滞后;第三点不同是伤员必须持续移动;而第四点不同则是这些伤员的救治是在不同的地点由许多不同的外科医生进行的,而不是在同一个地方由同一个医生进行救治,造成这一点不同的原因就是第三点。这些都是不良因素。从表面上看,这些不良因素会对手术治疗产生不利影响。确实,如果再加上战争的总体环境,似乎不可能进行理想的手术治疗。但是在我们刚结束的战争中,事实并不如此。野战急诊外科更需要便利的捷径和措施,而无须进行完善的手术。

——Michael E. DeBakey,MD 于马萨诸塞州总医院
波士顿,1946 年 10 月

序 言

　　虽然这本书在美国是第三版，但是本版《战地外科急救指南》完全是一本新的手册，它的格式、意义和内容都是新的。本版没有完全照搬第二版中的任何一章，所有的内容都由新的编者重新编写。绝大多数整篇文字都被改成了项目表风格，这样可以将本版手册优化为快速参考使用。和以前版本相比，本版的插图更具特色。该手册在全世界的网站都能找到（可能比印刷版使用得更多），也有 CD 版的；对 1988 年出版的第二版来说，这是不可能的，也是无法想象的。

　　在 2000 年，美国陆军军医处处长访问了医务部，建议改写 1988 年出版的第二版《战地外科急救指南》和《战地外科急救指南北约手册》。改写的任务由战争及学术发展董事会的高级临床顾问承担。他与军医处处长的顾问（普外科）合作并制订计划。他们俩邀请了所有部队的顾问，成立了志愿者编辑部，决心对以前的手册进行彻底全面的改编。通过一系列由高级临床顾问协调的线上会议和私人会面，确定了手册的格式和内容。所有的章节都重新起草并经过了审查，再由德克萨斯州休士顿堡的董事会进行校订。

　　在美国 2001 年 9 月 11 日遭受恐怖袭击后，美国的军事力量开始行动，于 2001 年部署至阿富汗，并于 2003 年部署至伊拉克。完成这本现在至关重要的手册的进程受到了志愿编书者部队工作分配和部署的影响。

　　为了代替完整的版本，博登学院仓促地出版并传播（在线和 CD）了未经审查的草稿版，这就是 2003 年草拟版本的《战地外科急救指南》。

　　在 2003 年底至 2004 年初，博登学院开始负责完成手册的最终版本。随着许多外科医生从伊拉克及阿富汗的战争支援医院和前沿外科手术队伍服役归来，博登学院决定及时对草拟版本进行评论。数名有最新战场经验的外科医生自愿对他们的亚专业进行了复审。许多章节都进行了大量的更新和改动,其中包括麻醉、休克和复苏感染、损伤控制性手术、面部和颈部外伤、肢体骨折、腹部损伤、烧伤和头部损伤。

同时,他们也从防御工作小组的战俘医疗保健部门搜集了材料来改编手册中的战俘救治章节。伤员分类章节也进行了扩展,包含了战争应激伤亡的注意事项。

经过这两个阶段,本手册完工了。它的意义和编写者执着的决心是保留现在、过去从战场上取得的经验。21 世纪的野战急诊手术并不是应急的通融和妥协艺术,虽然野战手术中包含这些,但是,它是一门基于创伤外科基础的学科,已经被认为是严酷简陋环境、大量人员伤亡、爆炸和贯通伤、多发性创伤、分类、阶段式复苏、损伤控制性手术、时间和航空医疗后送最重要的唯一原则。和过去比起来,让现代每一名军医都重新学习这些原则可能不切实际。《战地外科急救指南》一书的再版就为现代军医重新学习这些原则提供了保障。

变得越多,看起来越是不变。值得注意的是,在上一版手册出版后的 16 年中,手术诊断和治疗已经发生了巨大的变化;同样值得注意并令人觉得羞愧的是:什么都没有发生变化。创伤弹道学还和以前一样,将损伤的原因归咎于与 35 年前在越南战争中使用的相同的射弹。现在,从本质上来说,由传统或简易武器造成的可怕贯通伤、爆炸伤和烧伤与 20 世纪后半期武器造成的损伤没有本质变化。自动步枪、火箭手榴弹、迫击炮和简易炸药已被广泛使用,它们易于获取、操作简便、致命性强,且并不只有正规军使用。现在装备这些武器的还有自杀狂热分子、妇女和儿童。

同样令人沮丧的是,尽管疾病伤亡率已经下降,且已经配备改良的医疗器械、外科手术、急救护理和撤离措施,但是严重的战场创伤(发生于本书付印时)的救治率却与之相反,仍与之前的战争持平。1944 年到 1945 年间,美国在西北欧作战时的枪伤死亡率(约 3%)要明显低于一百年前美国内战时的枪伤死亡率(约 14%)。但是从那以后,前线医疗设施救生并没有得到实质性的改善,不能反映医疗和手术的巨大进步。第二次世界大战和越南战争中,枪伤死亡率分别是 3.5% 和 3.4% 。

无论是现在还是圣经时代,头部和胸部贯通伤都是致命的。虽然有新模式,但是肢体骨折最好还是由外固定器进行固定。

尽管预测人工合成血制品已有很长时间,但是保存期短的人类成分血仍没有被替代。和第二次世界大战期间一样,全血不断被收集并输送至前线医疗单位。

前线医疗单位仍没有鉴别创伤和腔内污染的细菌学能力。与此同时,许多病原体、革兰阴性菌和革兰阳性菌的抗生素耐药问题日益严重,已不局限于后方的四级转诊医院。

虽然我们可以希望这些问题的解决都能获得重大进步,同时创伤复苏的其他领域也能在将来的版本中有所体现,但是我们更强烈希望人类和平,每个人都是天使……如果这样的话,这本手册就完全不需要了。

Dave Ed. Lounsbury(医务部医疗队上校)

2004 年 10 月于华盛顿特区

引　言

目前出版新版《战地外科急救指南》正是时候！除了在 1988 年版中增加了一些创伤处理的基础进展外，早期的版本使用起来确实不方便。

本版手册战伤处理内容配有 150 幅特制图例。同时，与旧版本的冗长不同，本书还采用了更简明的大纲和项目表的形式。此外，本书的重点在于"急救"二字，即"战地外科急救指南"中的"急救"二字，意指在 Ⅱ 级和 Ⅲ 级水平开展的手术。这就是军事外科存在的理由。我们这样认为，如果要选择某本书作为一项快速或长期学习规划，那么现在的军医会选择战地急救外科学，而不是其他创伤外科学。

《战地外科急救指南》的上一版本出版于 1988 年，从那以后，世界事件已经对军队战斗方式和战斗人员伤亡护理的医疗服务产生了深刻的影响。我军与苏联大规模传统战争的危险已由新的敌人所取代：支持全球恐怖主义的人。

现在伊拉克和阿富汗都在不断进行反恐怖主义斗争，情况与 1990—1991 年的"沙漠盾牌/风暴行动"截然不同。在伊拉克，不断与隐藏在平民中的狂徒进行都市战争；在阿富汗的山区，进行零星但猛烈的小范围行动。这两种战术方案与越南战争和"沙漠风暴行动"的战术方案都不同，与 1988 年版预测的欧洲反苏联战争的战术方案也不同。

在战争人员伤亡护理中，军医必须承担领导责任，尤其是面对如此多变的情况时。医生必须知道该达成什么样的目标，如何在简陋多变的战术环境下用可利用的必需设备来配置、准备医疗队伍。他们必须知道如何处理多变的战争创伤和庞大的人员伤亡。最后，他们必须了解下一梯次救治方案，包括任何可用能力、如何将患者安全送达更高级别的救治点。本手册为这些问题的解决提供了丰富的信息。

　　军事外科手术与平民创伤处理的一个最大的不同点就是阶段性救治：急救手术在同一地点进行，而决定性手术和重建手术在不同的地点进行。在绝大多数严重受伤中，军事外科手术的这个传统已在损伤控制性手术中体现了新的意义。在这里，首次手术的作用仅限于预防进一步失血和污染，此后才能进行决定性手术和重建手术，因为有时候强大的医疗设施距离战争区域很远。通过积极复苏后将稳定的患者输送至更高级别救治点，美国空军部署的重症监护空运小组（CCATT）已经完成了人员伤亡护理的改革。通过使用更轻、更小的诊断治疗设备，正在进行规范医疗设备的努力。现在，治疗中相互依存和伤员撤离已经成了战争人员伤亡救治的基石。

　　因为有了这些进步，军队已经重建了战场医疗设施，基本上是使它们成为轻便灵活的"积木"。

　　尽管医疗情况发生了变化，但是自第二次世界大战结束至今，现在的军医更难部署。

　　在本手册1988年版本中，BG Thomas E. Bowen 引用了柏拉图有关未来战争可能性的话："只有死者才能看到战争的结束！"作为一名军医，我们有能力为美国儿女们准备适合他们的战争损伤救治吗？该版本的《战地外科急救指南》中的信息能够挽救国家和部队最珍贵的资源：我们的士兵、水手、飞行员和海军陆战队。

Kevin C. Kiley

（医务部美国陆军医疗队中将、军医处处长）

前　言

　　能够对第三版《战地外科急救指南》的先进性、成就以及书中经验做出肯定是我的荣幸。军队卫生保健系统的志愿者队伍和众多临床专家再一次详细阐述了前沿创伤外科学的最新治疗原则和治疗经验。

　　战伤外科手术以及后方对战场伤员的治疗条件简陋，但能不断挽救生命。军医给予这些浴血奋战者有效的健康支持。由于战局不断发展，所以必须有医学实践来支持那些在全球反恐战争中无私奉献的战士。现在，美国军人面对机动都市恐怖主义和冲突的新局势。尽管我们的军人和部队装备了先进的防护装置，但他们仍易受到炸伤、烧伤和传统民用医院很少会遇到的多发性贯通伤。本书专业性地阐述了多发性贯通伤以及其他战争/非战争性损伤的合理医学处理方法。

　　本版编辑引用了许多近期从西亚、南亚服役归来同事的经验，使得本手册得到最大更新。

　　我和全美国人民希望向陆海空三军医务处的那些勇敢的人们公开致以谢意。我赞扬你们和你们家庭的热忱服务，感谢你们的牺牲以及向保护我们国家的军人提供的最优医疗保健。我和全美国人民感谢你们的服务。

William Winkenwerder, Jr.

（国防部医务部卫生事务助理）

目　录

1

第一章　武器效能和降落伞损伤

一、损伤流行病学/002

二、损伤机制/003

三、反步兵地雷/005

四、轻武器/006

五、装甲车人员伤亡/008

六、未爆弹药（UXO）/011

七、降落伞损伤/012

2

第二章　医疗救治分级

一、Ⅰ级/014

二、Ⅱ级/015

三、Ⅲ级/018

四、Ⅳ级/021

五、Ⅴ级/022

3

第三章　伤员分类

一、伤员分类类别/024

二、其他伤员分类类别/025

三、资源限制/027

四、分类决策制定/028

五、分类系统机构、人员和运行/033

六、附加分类操作技巧/036

4

第四章　航空医疗后送

一、医疗注意事项和要求/040

二、航空环境的含义/041

三、医疗后送优先/043

四、航空医疗后送步骤/044

五、重症监护空运小组(CCATT)/046

5 第五章 气道/呼吸

一、初步气道处理/048

二、机械通气/049

三、经口腔气管插管/049

四、气道困难/051

五、环甲软骨切开术/052

六、喉罩/053

七、经鼻盲探气管插管/054

6 第六章 控制出血

一、止血/056

二、出血点/056

三、治疗——现场急救员/057

四、止血带/058

五、内出血/059

六、敷料和绷带/059

七、止血剂/060

7 第七章 休克和复苏

一、休克的识别和分类/064

二、创伤性休克的治疗——控制出血/065

三、限制性(低血压/有限性/平衡性)复苏的概念/067

四、输血治疗/068

五、移动血库/070

8

第八章　血管通道
一、锁骨下静脉通道或颈内静脉穿刺/076

二、大隐静脉切开术/077

三、骨髓腔(IO)输液/078

9

第九章　麻醉
一、气道/082

二、全身麻醉的诱导/082

三、快速诱导插管检查单/083

四、困难气道/086

五、全身麻醉的维持/086

六、全身麻醉总结/087

七、区域麻醉/088

八、战地麻醉设备/089

10

第十章　感染
一、伤口感染的诊断/094

二、导致战场感染的常见微生物/094

三、感染的常见模式/095

四、治疗/096

五、特殊感染/097

六、全身性败血症/100

11

第十一章　重症监护
一、损伤控制/104

二、休克复苏/105

三、特殊器官系统/106

12

第十二章　损伤控制性手术

一、总论/118

二、阶段 1：一期手术和控制出血/119

三、胸部损伤/121

四、阶段 2：重症监护复苏/122

五、阶段 3：预期二次手术/123

六、二次剖腹手术的管理/124

七、简陋的条件和战场手术注意事项/124

13

第十三章　面部和颈部外伤

一、立刻处理面部损伤/128

二、软组织损伤/134

三、颈部贯通伤/135

四、手术原则/137

五、颈动脉损伤/138

六、口腔内损伤/138

七、颈内动脉损伤/138

八、颈内静脉损伤/139

九、喉气管损伤/139

十、支气管的损伤与重建/140

十一、食管的损伤与修复/140

十二、混合型损伤/140

十三、食管瘘/140

十四、颅底、颞骨和耳朵损伤/141

14

第十四章　眼外伤

一、眼外伤伤员分类/144

二、识别严重眼外伤/144

三、眼球破裂/145

四、眼球破裂的急诊处理/145

五、结膜下出血/145

六、角膜化学性损伤的治疗/146

七、角膜擦伤/147

八、角膜溃疡和细菌性角膜炎/148

九、结膜和角膜异物/148

十、眼前房积血:眼前房内出血/149

十一、眼球后(眼窝)出血/149

十二、外眦切开术/眦切开术/150

十三、眼底(爆裂性)骨折/151

十四、眼睑撕裂伤/151

十五、激光眼外伤/153

十六、眼球摘除术/153

15 第十五章　头部损伤

一、战争头部损伤类型/156

二、头部损伤的传统分类/157

三、损伤机制/158

四、伤员评估和分类/158

五、处理/160

六、严重头部外伤伤员的后送/166

16 第十六章　胸部损伤

一、解剖注意事项/170

二、评估和诊断/170

三、致命性损伤/171

四、手术处理/172

五、特殊损伤/178

17 第十七章　腹部损伤

一、腹部损伤的诊断/182

二、剖腹探查的指征(对象、时间和地点)/182

三、辅助诊断/183

四、腹部超声/183

五、超声视图/184

六、诊断性腹腔灌洗(DPL)/186

七、CT 扫描/187

八、伤口探查/187

九、手术规划和暴露技巧/187

十、胃部损伤/188

十一、十二指肠损伤/188

十二、胰腺损伤/189

十三、肝脏损伤/190

十四、胆道损伤/191

十五、脾脏损伤/191

十六、小肠损伤/191

十七、结肠损伤/191

十八、直肠损伤/192

十九、腹膜后损伤/193

二十、关腹/194

18

第十八章　泌尿生殖道损伤

一、肾脏损伤/196

二、输尿管损伤/199

三、膀胱损伤/202

四、尿道损伤/203

五、外生殖器损伤/204

19

第十九章　妇产科创伤和急症

一、会阴/206

二、阴道/206

三、子宫/宫颈/207

四、急诊全子宫切除术/207

五、附件/209

六、腹膜后血肿/210

七、妇科/产科急症/210

八、经阴道急产/211

九、急诊剖宫产/213

十、子宫弛缓/214

十一、新生儿复苏/215

20 第二十章 脊柱、脊髓创伤和损伤

一、分类/218

二、脊髓损伤的病理生理学/218

三、伤员后送/220

四、急诊手术/223

五、药物治疗/224

六、一般处理注意事项/224

21 第二十一章 骨盆损伤

一、钝性损伤/228

二、贯通伤/229

22 第二十二章 软组织损伤

一、术前治疗/232

二、手术创伤处理优先顺序/232

三、伤口治疗/233

四、一期手术后的伤口处理/235

五、挤压综合征/236

六、筋膜室综合征/238

七、筋膜切开术/239

23

第二十三章　肢体骨折
一、伤口处理的一般注意事项/244
二、运输途中石膏固定/246
三、髋骨、股骨、膝关节和胫骨近端骨折/246
四、胫骨近端、中段和远端骨折以及脚踝骨折/248
五、肩部骨折和肱骨干骨折/248
六、肘部和前臂骨折/249
七、石膏管型分片/250
八、外固定/250

24

第二十四章　开放性关节损伤
一、所有开放性骨折的治疗/261
二、关节脓毒症/263
三、髋关节创伤的特殊注意事项/263
四、髋关节探查技术/263
五、肩关节开放性损伤的特殊注意事项/265

25

第二十五章　截肢
一、截肢技术/269
二、包扎和预防皮肤回缩/270
三、皮肤牵引/270
四、术后处理/271
五、运输途中石膏固定/271

26

第二十六章　手足损伤
一、损伤的类型/276
二、手部/276
三、足部/278

27

第二十七章　血管损伤
一、评估和诊断/284

二、处理方法/285

28

第二十八章　烧伤
一、即时损伤治疗/292

二、一期评估/292

三、评估是否需要液体复苏/294

四、烧伤伤员的监测/295

五、烧伤再次评估/295

六、24 h 内的复苏处理/296

七、第二个 24 h 的复苏处理/296

八、烧伤伤口的治疗/297

九、肢体护理/298

十、其他注意事项/299

十一、电击伤/299

十二、化学烧伤/300

十三、白磷烧伤/300

十四、"我该如何做"：切除和移植/301

29

第二十九章　环境损伤
一、冻伤/306

二、非冻结性冷伤/306

三、低体温症/310

四、热损伤/313

五、高原病/321

30

第三十章　放射性损伤

一、伤员分类/333

二、潜在损伤/334

三、混合性损伤的治疗/335

四、消毒/335

五、伤员治疗的后勤/336

31

第三十一章　生物战剂

一、侦查/338

二、诊断/338

三、预防和防护/338

四、消毒——个人、衣物和设备/339

五、感染控制/339

六、医疗后送/340

七、出血热——汉他病毒、埃博拉病毒、拉沙热、里
福特裂谷热和肾综合征出血热/340

八、生物战剂/341

九、细菌制剂/341

十、病毒制剂/342

32

第三十二章　化学损伤

一、个人防护/344

二、一期治疗优先顺序/344

三、特殊化学战争(CW)制剂和治疗注意事项/344

四、化学损伤的手术治疗/347

五、毒气释放/347

六、次氯酸盐溶液的使用/348

七、伤口探查和清创/348

八、手术后/348

33 **第三十三章　儿科救治**

一、解剖和生理注意事项/350

二、评估和诊断/353

三、治疗/354

四、常用药物和剂量/356

五、手术处理/356

34 **第三十四章　战俘救治**

一、日内瓦公约/358

二、战俘的医疗救治/359

三、调整/计划/361

四、口译者——经常缺乏/362

五、审查/362

六、供给/362

七、医疗人员/363

八、法律/363

九、战俘倡议/363

十、安全/363

附录1　医学伦理学原则/365

附录2　格拉斯昏迷评分表/367

附录3　联合战区外伤记录/368

后　记/375

第一章　武器效能和降落伞损伤

Chapter

1

与其他医学一样,外科医生必须理解战争创伤的病理生理学,这样才能更好地治疗患者。

治疗的是创伤,而不是武器

一、损伤流行病学

- 传统战争的武器可分为爆炸性弹药和轻武器。
- 爆炸性弹药:火炮、榴弹、迫击炮、炸弹和手榴弹。
- 轻武器:手枪、步枪和机枪。
- 在20世纪有两项重大的前瞻性流行病学研究,主要着眼于损伤的原因和预后。
- 第二次世界大战的布干维尔岛战役中,曾派遣一支医疗队负责收集受伤者数据,其中包括损伤的原因。这场战役中主要参战的是步兵,1944年这些步兵在南太平洋的布干维尔岛作战。美国陆军和海军在越南战争中的人员伤亡由伤口数据和弹药效能队(WDMET)收集(表1-1)。

表1-1　布干维尔岛战役(WWII)和越南战争中美军人员伤亡率(%)

武　器	布干维尔岛战役	越南战争
小型武器子弹	33.3	30
迫击炮	38.8	19
火炮	10.9	3
榴弹	12.5	11
地雷/陷阱	1.9	17
火箭推进榴弹	—	12
多种武器	2.6	—

传统战场上最常见的损伤是多发性肢体小弹片伤。各类战争中贯通伤的解剖分布如表1-2所示。

表1-2　贯通伤的解剖分布(%)

战　争	头部和颈部	喉部	腹部	肢体	其他
第一次世界大战	17	4	2	70	7
第二次世界大战	4	8	4	75	9

续表

战　争	头部和颈部	喉部	腹部	肢体	其他
朝鲜战争	17	7	7	67	2
越南战争	14	7	5	74	—
北爱尔兰战争	20	15	15	50	—
福克兰群岛战争	16	15	10	59	—
海湾战争(联合国)**	6	12	11	71	(32)*
海湾战争(美国)	11	8	7	56	18+
阿富汗战争	16	12	11	61	—
车臣战争(俄罗斯)	24	9	4	63	—
索马里战争	20	8	5	65	2
平均	15	9.5	7.4	64.6	3.5

*其中不包括臀部和背部损伤,也不包括多发性弹片伤。+多发性创伤。

**80%由弹片导致;弹片数量为1~45片,平均9片。

二、损伤机制

● 对火器损伤来说,射弹与人体组织间相互作用有两个方面,即永久性空腔和瞬时空腔(图1-1)。

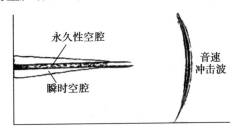

图1-1 射弹与人体组织间相互作用表现出的组织损伤种类

○ 永久性空腔位于细胞坏死区域,大小与射弹经过的尺寸差不多。

○ 瞬时空腔即组织的瞬时位移,发生在射弹进入人体组织后。射弹进入后,骨骼肌、血管和皮肤等弹性组织会被推至一旁,然后再弹回。骨骼、肝脏等无弹性组织则会破裂。

● 音速冲击波(常被错认为瞬时空腔)虽然也很重要,但还没有显示出能够对组织构成损伤。

导致特定创伤的概率与距爆炸中心点的距离有关(图1-2)。

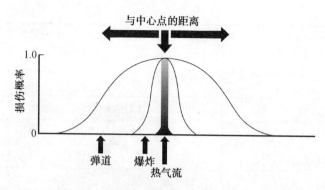

图1-2　爆炸性弹药导致损伤的三种机制

● 弹道。

○ 爆炸弹药的碎片导致了弹道伤。

○ 迫击炮、火炮和榴弹最易产生碎片。

○ 这些武器形成的碎片的大小、形状、构成和初速度各不相同，它们的重量从几毫克到数克不等。

○ 现代的爆炸性武器能够在给定区域中以一定模式产生更多的标准碎片。

○ 与轻武器相比，爆炸性弹药产生的碎片更小、更不规则。

○ 虽然有报道说一些武器碎片的初速度是 1 800 m/s(5 900 ft/s)，但是从幸存者的伤口观察，击打的速度小于 600 m/s(1 900 ft/s)。与轻武器不同，爆炸性弹药会导致多发性创伤。

● 爆炸。

○ 与弹道损伤相比，爆炸效能发生于爆炸弹药的附近。

○ 当患者离地雷等爆炸点很近时，超压冲击波(或音速冲击波)有重要的临床意义。

○ 耳朵最易受到超压的影响，其次是肺部和胃肠道(GI)等中空脏器。胃肠道损伤可能在 24 h 后才表现出来。

○ 超压冲击波造成的损伤程度取决于压力和时间。压力增强或压力作用时间延长会造成更大的损伤。

○ 气爆装置能够增加冲击波的持续作用，使这种损伤机制最大化。该装置首先爆炸，将挥发性物质散布到空气中(燃油蒸气)，二次爆炸时点燃这些雾化物质，产生持久的爆炸。当爆炸发生于煤仓等密闭空间时，这种武器的效能会增大。

○ 爆炸后空气的移动会形成爆炸气浪，将受害人撞击到固体物上，导致钝挫伤。

● 热气流。

○ 当装置爆炸燃烧时,会产生热效能。除了开放性创伤外,在弹药爆炸点附近受伤的患者还可能被烧伤,这样软组织损伤的治疗更加困难。火器伤的常见误区见表1-3。

表1-3　火器伤的常见误区

误 区	事 实
速度越快,组织损伤越严重。	速度是创伤的一个因素。速度的增加不一定会增加组织的损伤程度。在进入人体的最初 12 cm,M-16A1 子弹创伤对组织的损伤仅为轻微软组织损伤,与22 口径的步枪造成的损伤相似,而后者的速度仅为前者的一半。
飞行中弹体偏转会使创伤不规则。	除非弹体击中中间目标,否则弹体飞行偏转的程度不明显。
射入口总比射出口大。	这不是真实情况,且与手术治疗毫不相关。
除非特殊情况,全金属外壳的子弹不会产生碎片。	进入人体软组织 12 cm 后,M-16A1 步枪的 M-193 子弹会在沟槽处发生破碎。
由于瞬时空腔效能,所以必须严密探查所有的射弹区。	只要血液供应保持完整,有弹性的软组织(骨骼肌、血管和神经)一般会完全愈合,不需要进行切除术。

三、反步兵地雷

● 全世界有三种反步兵地雷:静态地雷、跳雷、定向散镖地雷。

○ 静态地雷是小的埋入型地雷(含有100～200 g 炸药),踩上去会发生爆炸,导致两种主要损伤(图1-3)。

◆ 部分或完全性创伤性截肢,常发生于足中段或胫骨远端。

◆ 如果是近端,碎片和其他组织会与骨骼碎片一起沿着筋膜平面向上推移。

◆ 影响损伤程度的因素包括肢体的大小和形状、足部与地雷的接触点、地雷上覆盖物的数量和鞋的类型。

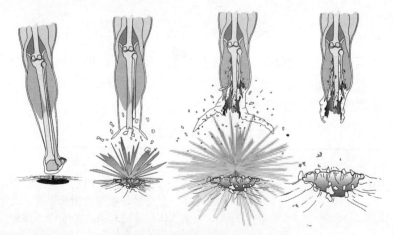

图 1-3　反步兵地雷导致损伤的机制

○ 跳雷将一个小型引爆装置上推 1～2 cm 后再发生爆炸,导致站在周围的人发生多发性小弹片伤。

○ 定向散镖地雷向一个方向推进弹片。这种地雷可以遥控起爆,或由绊网起爆。美国克莱默杀伤地雷爆炸时可以沿 60°弧度发出 700 个重约 0.75 g 的钢球。定向散镖地雷会造成周围的人产生多重小弹片创伤。

○ 第四种反步兵地雷是一种非常规武器(简易爆炸装置,或 IED)。这种地雷使用的是另一种火炮(如手榴弹和迫击炮弹)或者一种完全由当地可用材料制成的装置。

四、轻武器

● 常见的轻武器有手枪、步枪和机枪。

● 第二次世界大战以来,包括步枪在内的轻武器向着更大的弹夹容量、更轻的子弹和更快的初速度方向发展。

● 以下是世界上常见轻武器特征的一些例子。插图中显示的是在 5～10 m 范围内持续向弹道凝胶模拟组织块中发射枪弹的完整路径。距离的变化、防弹衣等中间目标和人体组织会改变创伤外观。

○ AK47 步枪是世界上最常见的武器之一。这种特殊的子弹(全金属外壳或全金属子弹)在发生偏转前会对 25 cm 长的组织产生相对较轻的破坏。这就是为什么有些创伤看起来仅表现为相对较轻微组织破坏的原因(图 1-4)。

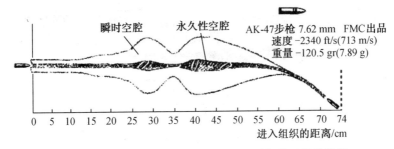

图1-4 AK47 步枪射出的子弹导致组织破坏的理想化轨道

○ AK-47 步枪是一种小口径突击步枪,其标准子弹在模拟组织中不会变形,但是翻滚发生较早(在进入组织约 7 cm 处)。

○ M-16A1 步枪的子弹是 M-193,重约 55 g,全金属外壳,初速度为 950 m/s。子弹进入组织的深度平均约为 12 cm,此后会翻滚 90°、变平,然后在子弹颈部(子弹中段的凹槽)处破裂。M-16A2 步枪的 M-855 子弹略重,与 M193 子弹的模式差不多(图1-5)。

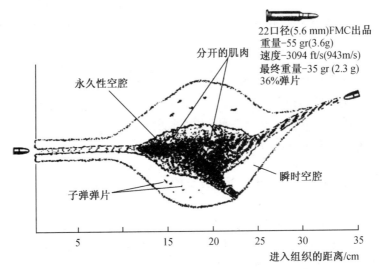

图1-5 M-16A1 步枪射出的 M-193 子弹破坏组织的理想化路径
(模拟组织中含有 10% 的凝胶)

○ 狙击步枪和机枪仍使用 7.62 mm 口径的 NATO 步枪弹药筒。在进入人体 16 cm 后,子弹会发生 90°的翻滚,此后沿基底部继续前行。这样在最大翻滚点就会造成巨大的瞬时空腔(图1-6)。

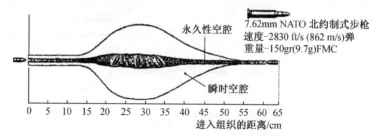

图 1-6　7.62mm 口径射弹导致组织破坏的理想化路径
（模拟组织中含有 10% 的凝胶）

五、装甲车人员伤亡

● 由于第一次世界大战中大规模使用坦克，所以战斗中装甲车相关性损伤已经成为战斗人员伤亡的一个明确亚型。

● 常见的装甲车包括坦克、步兵战车、装甲运兵车、后勤车和轻型装甲车。

○ 轻型装甲车靠轮子而不是履带移动，装甲更轻。这种轻型装甲车的主要优点是移动灵活。

> 与步兵相比，装甲车内或周围士兵的损伤有如下特征：
> ● 受伤的总频率下降。
> ● 损伤严重程度和死亡率上升（上升至 50%）。
> ● 烧伤和创伤截肢率上升。

● 现代战场反装甲武器主要有三种类型：聚能装药、动能弹、反坦克地雷。

○ 聚能装药（图 1-7a）。

◆ 聚能装药或破甲弹由周围包裹炸药的倒锥形金属衬层构成。这是便携式反坦克武器（RPG）弹头的原理。

◆ 从直径 85 mm 的 RPG7 到直径 15.24 cm（6 in）管发射的光学跟踪线导子弹都可以使用聚能装药。

◆ 如果装甲被聚能装药弹破坏，那么装甲后方会出现两种碎片。

◇ 首先，聚能装药自身会射出碎片。被击中的士兵会出现致命性创伤，或聚能装药可能点燃汽油、弹药或液压油。

◇ 第二种碎片称为剥裂，是装甲板内面脱落下来的物质，这样会在空间内部形成不规则小碎片的喷射（图 1-7b）。

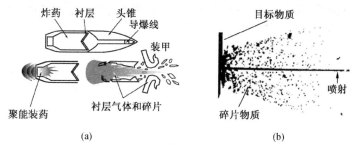

图 1-7 聚能装药弹头损伤机制(a)
与反坦克地雷的聚能装药弹头向着装甲板爆炸的真实场景(b)

○ 动能弹。

◆ 动能(KE)弹内有一片飞镖形流线硬金属(如贫铀或钨)。该金属通常包裹在载体或弹底板中,离开炮管后会和射弹脱离。在一期创伤手术中,必须像处理其他金属异物一样处理贫铀。有一个假设风险,即多年后体内残留贫铀碎片的伤员可能发生重金属中毒。这种假设风险本身不能充分论证在一期创伤手术中为清除这些碎片而扩大手术的合理性。

◆ 装甲车内人员伤亡的主要原因是射弹贯穿的直接作用和装甲板内面剥脱的碎片。碎片的重量可能从数毫克到 1 kg 以上不等。

○ 反坦克地雷。

◆ 填装 4 ~5 kg 炸药的地雷被称为爆破地雷。当装甲车引爆地雷后,损伤主要是装甲车内人员被撞击到车内壁而引起的钝挫伤。

◆ 上肢、下肢和脊柱的闭合性骨折很常见(图 1-8)。

◆ 米斯奈·沙尔丁反坦克地雷是一种改良的聚能装药。它所发出的射弹或大合金弹头会损伤装甲车。和传统聚能装药相比,这种改良的聚能装药较难被中间目标破坏。

装甲车的损伤机制如图 1-9 所示。

● **热气流**。燃烧汽油、弹药、液压油或反装甲武器本身都会导致烧伤。

○ 第二次世界大战期间英国坦克机组成员和黎巴嫩以色列人员伤亡的两项重大研究显示,约有 1/3 的幸存伤员都有烧伤。

○ 烧伤的严重程度从轻微的 Ⅰ 度烧伤到需要植皮的全层烧伤不等。绝大部分烧伤是暴露皮肤的浅表烧伤,常发生于面部、颈部、前部和手部。同时常伴有多发性弹片伤。

● **冲击波超压**因在密闭空间的爆炸所致。关于第二次世界大战的一项研究显示,31% 的装甲车人员伤亡都因冲击波超压出现耳朵损伤,其中包括鼓膜破裂。

● **有毒烟气**继发于内壁涂有聚四氟乙烯(抗碎片层)的装甲车内的碳氯燃烧副产品。

○ 会产生胃酸。

○ 治疗方法为支持治疗,有时须静脉滴注类固醇(1 000 mg 甲强龙,单次剂量)。

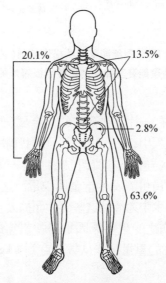

图 1-8　引爆地雷后装甲车内人员骨折部位分布
(19 世纪 80 年代苏联在阿富汗战争中的数据)

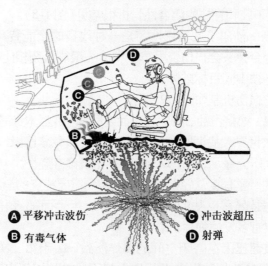

Ⓐ 平移冲击波伤　　　Ⓒ 冲击波超压
Ⓑ 有毒气体　　　　　Ⓓ 射弹

图 1-9　装甲车的损伤机制

○ 手术分类注意事项。肺水肿须急诊手术;低血压和发绀者可稍缓。每 2 h 再评估非急诊患者 1 次。

● **钝挫伤**因加速机制所致。

六、未爆弹药(UXO)

● 未爆弹药嵌入受伤者体内,并未爆炸。

○ 火箭、榴弹、迫击炮。

○ 一些未爆弹药必须走出 50 ~ 70 m 才能移除。

○ 导爆线由不同刺激引爆(撞击、电磁场、激光)。

● **立刻通知爆炸军械处理人员。**

○ 移除未爆弹后,31 名受害者均幸存(根据最近回顾)。

○ 这种伤员应分类为**非紧急**,安排时须远离他人,**最后进行手术**。

● 事先准备好如何运输、治疗这些伤员。

○ 运输。

◆ 如果用直升机运输,伤员应接触地面上机(旋翼会产生大量的静电电荷)。

◆ 转移至**安全地区**,如堑壕、停车场或建筑物后方。

○ 手术处理。

◆ **在安全区域手术,而不是在主手术室。**

◆ 对医生和其他医护人员采取保护措施。

◆ 在手术区堆放沙袋、穿防弹背心并保护眼睛。

○ 避免会引爆的刺激。

◆ 电磁场(不允许有除颤仪、监测器、博威电刀、血液加温器或超声及 CT 仪器)。

◆ 金属接触金属。

◆ 平片是安全的,它能够确定弹药的类型。

○ 麻醉。

◆ 推荐区域/脊椎/局部麻醉。

◆ 手术室内不能有**氧气**设备。

◆ 麻醉后麻醉医师离开。

○ 手术: 医生应单独和患者待在一起。

◆ 动作轻柔。

◆ 避免过度操作。

◆ 如果其他方法失败,应考虑截肢。

◆ 尽量整体切除。

● **移除化学/生物 UXOs 须由上级决定。**

● 移除 UXOs 后,立刻交给爆炸军械处理(EOD)人员进行处理。

七、降落伞损伤

● 降落伞损伤取决于下列因素:天气(风)、白天/夜晚、降落区危险程度/地形、低空投高度和空投地区的敌对水平(敌军的抵抗)。

● 降落伞损伤由飞机出口错误、降落伞故障、降落或着陆地点危险(包括敌军)、降落伞着陆(PLE)不当引起。

● 和平时期的损伤率为0.8%。

● 战争损伤率较高(受上述因素影响)。

○ 总损伤率为30%。损伤位置与损伤类型占比如表1-4所示。

○ 绝大部分损伤较轻微。

○ 8%~10%的跳伞者没有达到战斗预想或受到很大的限制。

表1-4 降落伞损伤人员的损伤位置与损伤类型

损伤位置	占比(%)	损伤类型	占比(%)
脚踝	20	扭伤/拉伤	37.7
背部	11.1	挫伤	30.1
膝盖	10.7	撕裂伤	14.7
头部/颈部	8.7	闭合性骨折	11.1
腿部	8.3	震荡	2.0
		开放性骨折	2.0

● 骨折导致的失去战斗力百分比较高。

跟骨骨折与中轴骨骨折有关(10%)。在中轴骨骨折排除前,应对伤员进行脊柱保护。

第二章 医疗救治分级

Chapter

2

军事学说支持分类、治疗、后送和用最具时效性的方法使士兵重返战场的综合健康服务支撑系统。它起始于战场上的士兵,终止于美国大陆(CONUS)的医院。救治的开始是急救(自救/同伴救助和战场救生员)、进行急诊救治(EMT)快速稳定伤势和为稳定手术而进行的重伤救治,此后在急诊护理下将伤者送至能提供精细治疗医院的分级区。

救治的等级有五级(也称为功能),在过去指北大西洋公约组织(NATO)和ABCA(USA美国、Britain英国、Canada加拿大、Australia澳大利亚)国家的梯次编队。**这种分级不能和美国外科医生学会在美国创伤中心使用的术语混淆**。不同的分级表示不同的救治能力,而不是救治质量。每个等级都具备前一等级的救治能力,并高于该救治能力。轻伤士兵在前线经简单救治后就能重返战场,而其他伤员必须在医疗救治后送至更高分级点。

一、I 级

- 在现场立刻进行急救。
- 急救和急诊救生措施由自救、同伴救助和战场救生员(经过提高急救水平培训的非医疗小队)进行。
- 由外伤专家救治(91 W 等级)(军医),伤者被分配至医疗小队,该小队成员经过培训,是初级急救技术员(EMT-B)。

其他一些经过不同培训的主治医师包括 18D 等级特种部队医疗中士、91 W 等级特种作战军医、海豹独立值班医护兵、特种船舶医护兵、空降救援队和特种作战医疗技术人员。

- I 级救治包括原子能、生物和化学伤员的一期治疗,有毒工业材料中毒伤员的治疗,原发病的预防,战斗心理压力控制措施和非战斗损伤的预防。
- I 级医疗机构(MTF)通常是指军营医疗站(BAS)。
- 提供分类、治疗和后送服务。
- 医师、医师助理和医护人员。
- 使伤员重返战场或稳定伤情,经医疗处理后送至下一分级点。
- 能够进行化学/生物防护。
- 不具备外科手术或保有患者的能力。
- 美国海军陆战队(USMC):冲击损伤排(STD)。
- 支持海军陆战远征部队(MEF)的小前锋单位。

○ 稳定伤势,聚集或清理伤员。

○ 两名医师。

○ 没有手术能力。

○ 伤员保有时间不超过 3 h。

二、Ⅱ级

● 医疗能力增加,有少量病床。

● 包括基础医疗、验光、战斗心理压力控制和心理健康、牙科、实验室、具备手术(能力增强时)和 X 线摄片能力。

● 100% 可移动。

● 在这个级别,每项服务都由一个稍有不同的单位提供。

● 陆军

○ Ⅱ级医疗设施(MTF)由师团内或师团外的医务连/部队的治疗排运行。

◆ 继续进行基础/急诊治疗。

◆ 红细胞浓厚液(O 型,Rh 阳性和阴性)、有限的 X 线摄片、实验室和牙科。

◆ 拥有 20 ~ 40 张轻便床,可保有患者 72 h。

◆ 可进行化学/生物防护。

◆ 没有手术能力。

○ 战地手术队(FST)

◆ 能持续手术 72 h。

◆ 救生复苏手术,包括普通外科、整形外科和有限的神经外科手术。

◆ 20 人的医疗队,其中包括 1 名整形外科医生和 3 名普通外科医生、2 名麻醉护士、急诊护理护士和技工。

◆ 支持医疗连必须提供后勤保障和安全保障。(原则上说,战地手术队的编制在医疗连。)

◆ 面积约 1 000 平方英尺的手术区。

◆ 能够进行化学/生物防护。

◆ 到达支持连时能在 1 h 内进行手术。

◆ 可经陆地、固定翼飞机、直升机运输,一些舰队手术队能够进行空运。

◆ 有 2 张手术台,每天最多可以进行 10 台手术,72 h 内共可进行 30

台手术。

◆ 最多给 8 名患者进行术后重症监护,最多监护 6 h。

◆ 支持医疗连能够提供 X 线摄片、实验室和伤员行政支持。

◆ 需要从支持医疗连获得额外水、电和燃料支持。

◆ 战地手术队没有独立手术或进行就诊伤员集合行为的计划、人员或设施。

● **空军**。

○ **移动战地手术队(MFST)**。

◆ 这是一个 5 人队(普外科医生、整形外科医生、麻醉师、急诊医师和手术室护士/技师)。

◆ 利用 10 个背包(总重 350 磅)在 24~48 h 内共可进行 10 台救生或保肢手术。

◆ 用于支援前线救助站或航线诊所。

◆ 不能独立存在,除了其他物品,移动战地手术队还需要水、有利的掩护条件和通信。

◆ 是空军战区医院系统剩余部分中不可或缺的部分。

○ 小型便携式远征航空应急反应(SPEARR)队。

◆ 这是一支 10 人队: 5 名移动战地手术队成员、3 名重症监护空运小组成员(见第四章)、2 名预防医学(PM)队员(航空军医、公共卫生干事)。

◆ 能独立 7 d,有 600 平方英尺大小的帐篷。

◆ 24~48 h 内可进行 10 台救生/保肢手术。

◆ 可提供手术支持、基础一期救治、术后急诊护理,并为早期部署提供医学预防。

◆ 可移动性强,所有的设施都可以装配在小床大小的拖车上。

○ 初级远征医疗支持(EMEDS)。

◆ 对空军基地提供内科和手术支持,有 24 h 伤员集合能力及复苏手术、牙科护理、有限的实验室和 X 线摄片能力。

◆ 这是一支 25 人队,其中包括小型便携式远征航空应急反应队。

◆ 有 4 张床、1 间手术室、3 顶温度控制帐篷,还有 3 张简易床。

◆ 能在 24~48 h 内进行 10 台救生/保肢手术。

◆ 面积约 2 000 平方英尺。

○ 初级远征医疗支持(EMEDS)+10。

◆ 在初级远征医疗支持的基础上增加 6 张床,共 10 张床。

◆ 没有进一步的外科手术能力。

◆ 是一支 56 人队。

◆ 拥有 6 顶帐篷、14 张简易病床。

◆ 能够进行化学硬化。

● 海军。

○ 伤员接受治疗船（CRTS）。治疗船是两栖部队（ARG）的一部分，通常由一艘塔瓦拉级两栖攻击舰（LHA）或黄蜂级直升机甲板船构成。它是海洋两栖攻击直升机母舰，是接受伤员的平台。一个两栖部队一般包括 6 艘船，只有治疗船才有手术能力。

◆ 47 ~ 48 张病床，4 ~ 6 间手术室，17 张重症监护病房（ICU）病床。

◆ 一旦海军陆战队登岸，可增加 300 张医疗床。

◆ 舰队手术队（FSTs）：3 ~ 4 名内科医生、1 名外科医生、1 名麻醉护士或麻醉师以及支持团队。

◆ 通常配备 2 名普通外科医生、2 名整形外科医生。这样就可开展口腔颌面外科（OMFS）手术，手术质量也得以大幅提升。

◆ 实验室、X 线摄片。

◆ 极强的伤员流动能力（大型直升机着陆甲板和登陆艇部队［LCU］井型甲板）。

◆ 具有处理大规模伤亡的能力，有可容纳 50 名伤员的分类区。

◆ 原则上说，伤员保有能力不超过 3 d。

● **航空母舰（CVN）战斗群**

○ 1 间手术室，40 ~ 60 张病床，3 张重症监护病房病床。

○ 1 名外科医生，5 名其他医疗干事。

○ 多达 9 艘船，但只有航空母舰具备医生。航空母舰上的医疗设备可供航空母舰及其特遣部队使用。航空母舰不是伤员接受船，也不列入支持陆军的医疗资产。

● **美国海军陆战队**。

○ **外科连**。

◆ 为海军陆战队远征部队（MEF）进行手术。以每个步兵团为基础进行分配。

◆ 3 间手术室，60 张病床。

◆ 保有患者时间长达 72 h。

◆ 稳定伤势手术治疗。

○ 前线复苏外科手术系统（FRSS）。

◆ 前线复苏外科系统是外科连编制和装备(TO&E)的有机组成部分,如果被抽调,会降低其所在外科连的能力。

◆ 快速集结,灵活机动。

◆ 在没有二次补给的情况下,可在 48 h 内为 18 名患者进行复苏手术。

◆ 1 间手术室,2 名外科医生。

◆ 没有患者保有能力。

◆ 没有内部疏散能力。

◆ 化学/生物保护。

◆ 可独立存在。

三、Ⅲ级

Ⅲ级是战区内最高级别的医疗救治,拥有多张病床。绝大多数部署医院都是标准化的,这样上级可根据期望需求或实际需求进行调动。

● 陆军。

○ 有两种不同军团级别的战争救援医院(CSH)。

◆ 医疗力量 2 000(MF2K)CSH。

◆ 医疗重建组织(MRI)战争救援医院将代替 MF2K。

○ **战争救援医院。**

◆ MF2K CSH。

◇ 复苏、基础手术、手术后护理,伤员或重返战场或稳定伤情,以进一步疏散。

◇ 可容纳多达 296 名患者,典型的分为 8 个重症监护病房(有 96 张重症监护病房病床)、7 个中级护理病房(ICWs)(140 张病床)、1 个神经精神病病房(20 张病床)和 2 个小型护理病房(40 张病床)。

◇ 175 名军官,429 名士兵;特殊配属可增加人数。

◇ 手术台多达 8 张,每天最长可手术时间为 144 h。

◇ 有普通外科医生、整形外科医生、泌尿科医生、神经外科医生、牙科医生和口腔颌面外科医生。

◇ 拥有血库、实验室、X 线摄片/CT 扫描机;营养、理疗和专科护理病房顺铂化疗能力。

◇ 依靠多个兵团进行人员、财政、停尸间、法律、洗衣、安全和战俘(EPW)治疗支持。

◇ 患者入院和出院疏散、运输至医院都需要运输支持。

◇ 经半拖车、气动车、空运、船进行运输。

◇ 充分部署的战争救援医院(包括车辆调配场、军人营舍、直升机机场和其他生命支持活动)占地30.3英亩(12.29公顷)。

◇ 分为2个模块,可以作为一个整体部署,也可以根据任务命令分开。主要的模块是医院基础单元(HUB)和医院手术单元(HUS)。

■ 医院基础单元是战争救援医院的基础。

□ 最多容纳236名患者,分为36个重症监护病房,140个中级护理病房、40个小型护理病房和20个专科护理病房顺铂化疗病床。

□ 2个运营模式都有独立的外科手术救治能力。

□ 总部、行政、个人、牧师、实验室、药房、X线和血库复苏。

□ 部分医院基础单元已进行化学/生物保护(FM 4~02.7)。

■ 医院手术单元功能。

□ 60个重症监护病房、2间手术室和X线摄片机。

□ 依靠医院基础单元提供全部后勤支持。

□ 可依从命令短期部署至前线,从医院基础单元分离。

□ 部分区域已进行化学/生物防护。

◆ **医院重建组织战争救援医院(兵团)。**

◇ 为战区内所有类型患者提供门诊和住院服务,他们可重返战场或者在伤情稳定后以进一步疏散。

◇ 指挥部人员:15名军官和44名士兵。

◇ 可容纳多达248名患者,典型的分为一个84张病床的医院团体和164张病床的医院团体,基础手术能力分开。

■ 84张床医院团队。

□ 24张重症监护病房病床。

□ 有2个手术台,每天最多可进行36 h的手术。

□ 3个ICWs中级护理病房(一共60张病床,包括专科护理病房顺铂化疗伤员)。

□ 56名军官和112名士兵。

□ 一些患者治疗区域已进行化学/生物防护。

■ 164张床医院团队。

□ 24张重症监护病房病床。

□ 有4个手术台,每天最多可进行60 h的手术。

□ 71个中级护理病房(一共140张病床,包括NP患者)。

□ 84 名军官和 169 名士兵。

□ 一些患者治疗区域已进行化学/生物防护。

■ 适用于 84、164 和 248 张病床(见下方战争救援医院[救治梯次编队,军团高级梯队])医院团队。

□ 普通外科、整形外科、泌尿科、胸科、妇产科、神经外科、儿科和口腔颌面外科手术。

□ 血库、实验室、X 线摄片机、营养和理疗支持。

□ 依靠军团高级梯队的人员、财政、停尸间、法律洗衣服务、安全和战俘支持。

□ 部分区域已进行化学/生物防护。

□ 伤员的输入、后送及医院的移动均需要运输支持。

□ 经半拖车、气动车、空运、船进行运输。

□ 充分部署,将占地 5.7 英亩(2.31 公顷)。

□ 附属小型救治队提供小型护理病房。

● 空军。

○ **初级远征医疗支持 + 25**

◆ 基础初级远征医疗支持的 25 张床模式。

◆ 84 名工作人员,2 张手术台,9 × 600 平方英尺(2.743 2 × 182.88 m^2)的帐篷,还有 20 张简易病床。

◆ 在 48 h 内可进行 20 台手术。

◆ 能够化学硬化。

◆ 可增加专业科室,如血管/心胸外科、神经外科、妇产科、耳鼻喉科、眼科队伍,专业人员和相关设备会与队伍一起到达。

● **海军。**

○ **舰队医院。**

◆ 500 张病床的医院,有 80 张重症监护病房病床和 6 间手术室。

◆ 1 000 名工作人员。

◆ 独立,有完整的附属设施。

◆ 可运转 8 ~ 10 d。

◆ 大空间——28 英亩(11.36 公顷),450 个隔离(ISO)病房。

◆ 容纳能力没有限制。

○ **医院船(TAH)——美国海军舰船仁慈号和美国海军舰船安慰号。**

◆ 1 000 张病床,100 张重症监护病房病床和 12 间手术室。

◆ 1 000 名工作人员,超过 50 名医生。

◆ 实验室和 X 线摄片功能较强。

◆ 原则上,病人最多保有 5 d。

四、IV 级

● 作战区外的决定性内科治疗及手术救治,仍在战区(TO)的通信区域/军团高级梯队内。

　● 患者需要更多的强化康复训练或者有特殊需要。

　● 习惯上包括医疗力量 2 000 的战争救援医院(FH)和综合医院(GH)。

　● 某些情况下,医疗力量 2 000 的战争救援医院或定点医院可作为 IV 级医疗设施(如:德国兰兹图军队地区医疗中心)。

　　○ **战地医院**。

　◆ 提供基础康复救治的暂时性医院。

　◆ 至少有 2 张可支持每天时长为 24 h 的手术台。

　◆ 配备有普通外科、整形外科、泌尿科、妇产科、口腔科手术及牙科医疗。

　◆ 最多容纳 504 名患者,有 2 个重症监护病房(可容纳 24 名患者)、7 个中级护理病房(可容纳 140 名患者)、1 个专科护理顺铂化疗病房(可容纳 20 名患者)、2 个小型护理病房(可容纳 40 名患者)和 7 个患者支持区(可容纳 280 名患者)。

　　○ **综合医院**。

　◆ 一般为永久性或半永久性医院。

　◆ 至少有 8 张可支持每天时长为 144 h 的手术台。

　◆ 普通外科、整形外科、妇产科、泌尿科和口腔科手术。

　◆ 牙科和特色服务。

　◆ 提供门诊患者服务和初级治疗服务。

　◆ 最多容纳 476 名患者,有 8 个重症监护病房(可容纳 96 名患者)、16 个中级护理病房(可容纳 320 名患者)、1 个专科护理顺铂化疗病房(可容纳 20 名患者)、2 个小型护理病房(可容纳 40 名患者)。

> III 级以上医院重建组织战争救援医院(兵团)能够替代医疗力量 2 000 的战争救援医院和综合医院。

- **战争救援医院(军团高级梯队)**。
○ 指挥部人员：17 名军官和 33 名士兵。
○ 和兵团一样,不能在分离的情况下进行手术。
○ 248 张床位医院团体。
◆ 4 个重症监护病房(共 48 张重症监护病房病床),10 个中级护理病房(共 200 张病床,包括专科护理病房顺铂化疗伤员)。有专门的门诊部可以治疗专科护理病房顺铂化疗伤员。附属小型救治队提供小型护理病房。
◆ 140 名军官,244 名士兵。
◆ 多达 6 张手术台,每天可进行手术时长为 96 h。
◆ 充分部署的**战争救援医院(军团高级梯队)**(包括车辆调配场、军人营舍、直升机机场和其他生命支持活动)占地 9.3 英亩(3.77 公顷)。
◆ 其他一般特性见医院重建组织战争救援医院(兵团)。

五、V 级

美国本土提供该级服务。美国本土维持基地的医院能为前线伤员提供最终的治疗。国防部(DoD)医院(三军部队医院)和退伍军人事务部(DVA)医院特地为士兵而设,通过综合医疗服务、手术和康复护理最大限度地恢复他们的功能。

在国家灾难医疗体系中,国防部医院和退伍军人事务部医院容纳不下的患者会被指定至民营医院救治。

第三章　伤员分类

Chapter

3

现代战争伤员后送情况已经变得及时、高效,这样导致了军事医疗护理系统内固有医疗资源和大量伤亡情况的矛盾出现。因此,处理损伤严重程度、战术态势、任务、可利用的救治及疏散资源等矛盾因素的方法至关重要。**分类的目的是在混乱中强化秩序,使已主次不清的情况得到控制。**

> 分类是伤员排序的动态过程,在考虑现有情况限制、任务和可利用资源(时间、设施、给养、人员和后送能力)的情况下,能够确定伤员救治和后送的优先级。

每一分级救治中都存在分类,开始于同伴救助和医疗救助,贯穿于手术室、重症监护病房和后送系统。

> 战争医疗的最终目的是让尽可能多的士兵重返战场,尽可能地挽救后送伤员的生命、肢体和视力。

对一个能够在另一个相对不太混乱的环境中进行抢救的伤员下达终止治疗的决定,这对任何一个外科医生或医务工作者来说都很困难。即使在大规模伤亡的情况下,这种决定也不常出现。尽管如此,这是军事伤员分类的真谛。

一、伤员分类类别

预期伤员分类将在许多分级中开展,范围从战场到军营医疗站,再到战地医院。传统的伤员分类类别是**即刻**、**延迟**、**轻伤和准死亡**。这种分类表适用于同时有手术和内科患者的大规模人员伤亡。**紧急**患者的额外分类已经被用于需要进行手术但可以等待几小时的手术患者。

● **即刻**。这类伤员包括需要做挽救生命手术的士兵(如:呼吸道梗阻、胸腹部损伤的不稳定伤员或紧急截肢)。该类别的手术操作不能耗费时间,只需考虑这些患者有较高的幸存率。

● **延迟**。这类伤员包括伤势较重、需要立刻进行耗费时间的手术,但是这些伤员的一般情况允许他们的手术时间后延而无生命危险。延迟时仍需维持治疗(如:稳定伤势的静脉输液、夹板治疗、使用抗生素、导管插入、胃肠减压和镇痛)。这种类型的损伤包括大范围肌肉伤、大骨骨折、腹腔和(或)胸腔损伤和小于50%体表面积(TBSA)的烧伤。

● **轻伤**。这类伤员的伤势相对较轻(如：小撕裂伤、擦伤、小骨骨折、轻度烧伤)，能够自己照顾自己，或可由非医疗人员帮助。

● **准死亡**。这类伤员的伤势很重。即使只有他一个伤员，且有最佳医疗资源，他们的幸存率也极低。准死亡伤员不应放弃救治，但是应当和其他伤员隔离。准死亡伤员一般是无反应患者，受到头部贯通伤、高位脊柱损伤、多个解剖位置和脏器的多发性爆炸伤、超过60%体表总面积的2度到3度烧伤、伴有多发性损伤的深昏迷和濒死呼吸。救治时人员应少而精，为这些伤员提供安慰措施。

二、其他伤员分类类别

实际上对外科来说，将患者分为这四种类别并没多大用。患者应被分为紧急、非紧急和准死亡三类。这种方法将伤员分为需要进一步手术(紧急)、伤势不重但需要治疗和死亡率极低(非紧急)三种，这种分类方法非常有用。被送至外科的伤员中，预期有10%~20%会被列入紧急类别，需要急诊手术。绝大多数伤员不需要急诊手术、治疗和护理。

● **紧急**。虽然这类伤员以前被分类为**即刻**(伤势不稳定，需要在15 min内进行救治)和**急迫**(伤势暂时稳定，但需要在几小时内进行救治)，但除了在极度无序的情况下，这种分类没有什么现实意义。这种伤员到达治疗点后，需要在几分钟到几小时内进行救治，以防止死亡或重度残疾。该类伤员包括：

○ 气道梗阻/呼吸窒迫(已发生或可能发生)。

○ 无法控制的出血。

○ 休克

◆ 收缩压<90 mmHg。

◆ 没有头部创伤但表现为反应迟钝。

○ 躯干、颈部、头部和骨盆的不稳定贯通伤或钝挫伤。

○ 可能需要截肢或可能失明。

○ 多发性长骨骨折。

● **非紧急**。用以前的分类方法，这类伤员应在**延迟**(需要救治，但是能够延迟)和**轻伤**之间。这类伤员虽然受伤并可能需要进行手术，但是不需要急诊处理，也不大可能会死亡、截肢或失明。该类创伤包括：

○ 尚可步行的轻伤。

○ 单一长骨骨折。

　　○ 闭合性骨折。

　　○ 没有明显出血的软组织损伤。

　　○ 未导致呼吸窘迫的面骨骨折。

　　● **准死亡**。该类伤员在环境和资源受限的条件下是无法挽救的。该类伤员包括：

　　○ 任何没有生命体征的伤员,无论是何种损伤机制。

　　○ 经颅枪伤。

　　○ 伴随不可控制出血的开放性盆腔损伤;伴随精神状态下降的休克。

　　○ 大面积烧伤。

　　● **特殊分类**。难以用上述分类法分类的伤员,可能对其他伤员、医务人员、医疗机构构成威胁的患者需要进行特殊分类。

　　○ **在生物和(或)化学战场上被污染的伤员**。由于该类伤员可能构成威胁,所以在进入医疗机构前必须先清除污染。

　　○ **体内有未爆弹药的患者**。该类患者应立刻隔离(这些伤员的特殊处理方法见第一章)。

　　○ **战俘(EPWS)**。虽然和其他伤员一样治疗,但是这些患者进入治疗区前,必须先进行仔细的筛查,以防止"人体炸弹"和"人体饵雷",这一点至关重要(战俘救治方法见第三十四章)。

　　● **战斗心理压力**。从伤员中快速诊断、立刻隔离心理压力伤员能促进其快速康复。经过快速有效的治疗,这些伤员(80%)能够重返战场。他们不能当担架员,因为这样会加重创伤。

　　○ **这类伤员可分为两类**。

　　◆ **轻度心理压力**:减少任务量并休息后,能够立刻重返战场、单位或单位的非战斗部门。

　　◆ **严重心理压力**:这类伤员应送至心理压力控制恢复中心,进行至多3 d的康复。在资源(战术)许可的情况下,可使用 **BICEPS** 助忆口诀。

　　◇ 简短(Brief):干预3 d,或减少休息和饮食,重新调节。

　　◇ 及时(Immediate):确定症状后立刻治疗——不延误。

　　◇ 集中(Central):将这些士兵聚集在一起,互相支持,彼此影响。

　　◇ 期待(Expectant):重申他们在短暂休息后会重返战场;使他们返回所在部队后的反应和工作正常化。

　　◇ 接近(Proximal):尽量安排他们接近自己的部队。这包含了身体上的接近和与部队成员伙伴之间的忠诚纽带。**尽量做到这一点，尽量不要将他们后送至远离作战部队的地区。**

◇ 简单（Simple）：不要进行心理治疗。仅处理现有压力反应和情况，利用休息、适度精神发泄和信念支持（身体和心理）。

◇ 或可供参考：必须将伤员送至设施或工作人员能够提供更好救治的机构去。

> 如果战场上的伤员没有身体损伤，千万不要把他们送离战场，因为这样会加重压力反应，可能会引发后送综合征！

> 在任何时间、任何地点，分类都要随着环境和资源的变化而变化，分类的所有类别都是不固定的。举一个极端的例子，一名伤员可能在手术中从紧急类别变化为准死亡类别，突然终止手术（手术台上的分类）。

三、资源限制

资源限制包括所有影响分类决定的因素，它的范围很广，无甚裨益。此外，这里呈上考虑资源限制的逻辑化框架。

● **外在因素**。外科医生/医师对外界问题的认识有限，无法控制。尽管如此，最佳伤员救治至少需要对下列因素进行评估。

○ **战术形式和任务**。不能仅在现有战术/医疗/后勤的基础上做出调配稀有资源的决定。一个伤势严重、消耗资源的伤员可能会耗尽可利用供给，这样将来轻伤的伤员就不能获得最佳治疗。与自身区域决定战术的部队通信对合理进行伤员分类至关重要。安全保障使得这类信息的获取不是那么及时，因此就前线指挥官对该信息的急迫性进行教育、交流至关重要。

○ **再补给**。意识到如何、何时才能再补给耗尽的内部资源对决定治疗或不治疗某个伤员很关键。

○ **时间**。

◆ **向医疗机构（MTF）后送**。这个时间间隔越短，分类决定的复杂程度就越高，尤其是从准死亡伤员中挑出最紧急的患者。时间间隔延长会得到相反结果，因为战场分类中紧急到准死亡类别中的病情加重患者会"自动分类"。

◆ **在单个伤员身上耗费的时间**。在大规模伤亡的情况下,时间本身就是一种资源,需仔细分类,节约使用。所有的伤员都被后送,但只有一些患者接受了手术治疗。手术台数量常是扼流点。将损伤控制的概念应用到尽量缩短伤员手术时间上。由于伤员的生理反应和(或)损伤情况的恶化(主动脉-腔静脉枪伤、2 个大出血部位、严重的胰腺-十二指肠损伤等),所以必须对准死亡者进行手术台上分类。

◆ **后送**。伤员必须迅速送至下一救治级别(EOC),否则珍贵的地方资源会被消耗于伤员维持,这样其他伤员就无法进行救治。

● **内在因素**。外科医生、护士和医务人员都熟知内在因素,应该在决定分类时考虑这个因素。

○ **医疗用品**。这里的医疗用品包括设备、药物、氧气、敷料、缝线、杀菌剂、血液等。立刻与医疗机构(MTF)的后勤保障系统及前线联系对确保这些物资的充足、及时供应至关重要,其中包括救治能力的增加和地方可用资源。

○ **空间/能力**。该分类包括手术台的数量和重症监护病房病床的数量,即伤员保有能力和病房容量;可利用的诊断设备——超声波(US)、X线摄片、计算机断层扫描(CT)和实验室检查。例如,你所在医疗机构(MTF)在前线仅有一台 CT 扫描仪,计划为不断增加的头部损伤者所用。

○ **人员**。这里面包括了你所在医院人员的专业能力(单个医生/护士/医务人员的专业类型和能力)、情绪稳定情况、睡眠情况等。这种易发生变化的资源必须加以保护。例如,24 h 连续手术会让手术室人员筋疲力尽,必须将伤员转移至其他医疗机构去。

○ **压力**。士兵,包括医疗人员,都会受到战争结果的影响;持续战斗后,个人和整体的能力都会下降。不能过分强调军事分诊对医疗队伍个人的影响。这是一种极端的情绪,必须采取措施淡化这些影响。这些措施最好由经过培训的人员开展。当被允许根据自身习惯以小组形式处理事件时,队伍会更团结,抗压能力也更强,能够在处理创伤性事件时互相帮助。

四、分类决策制定

分类决策制定的复杂性差异很大,常取决于分类干事的培训和经验及分类决策制定的地点。在前线,医务人员必须决定是否将伤员从战场后送以及后送的速度。下方的决策树就是分类工具的一种,在战场上可用作辅助最初决策的制定。

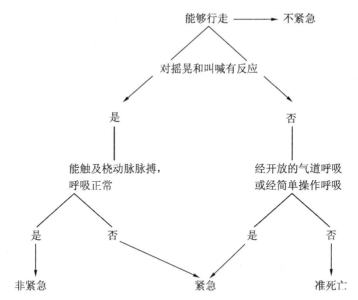

在紧急治疗区,外科医生必须决定是否确实需要手术、手术的时间和多个手术伤员的优先问题。无论需要哪一类分类决策,下列信息对决策分类至关重要:

● **初始生命体征情况**。脉搏(速度和质量)、精神状况、呼吸困难(精神状态和桡动脉脉搏正常的伤员是非紧急的)。

仅根据呼吸频率一项指标不能预测恰当的分类类别。

● **损伤的模式**。历史的角度能够帮助分类决策制定者理解现代战场上枪伤的分布和这些枪伤所带来的大致死亡率。**绝大多数战争损伤都是非致命性肢体损伤**,一般来说都被分类为非紧急。

● **对一期救治的反应**。经一期复苏救治后,休克的状态是好转还是没有好转,甚至恶化呢?对一期液体复苏反应缓慢的伤员的分类应该优先于那些对少量输液反应良好的伤员。还有一种情况,在大规模伤亡的情况下,这种无反应伤员应归类为准死亡。

● 下列有关越南战争的数据表明了低强度冲突轻步兵战争中特征性诊断分布。可以预计,在装甲战争的人员伤亡中,烧伤和多发性损伤更普遍。战争中每100名人员伤亡中,各种损伤的占比如下:

　○ **30%——轻伤或皮外伤**(轻度烧伤、擦伤、眼内异物、鼓膜破裂/耳聋)。

　○ **16%——长骨开放性粉碎性骨折**。多名伤员都是多发性骨折,并伴随特定神经、血管损伤。

○ **10%——主要软组织损伤或烧伤**。需要在全麻下治疗。一些伤员会出现大神经损伤。

○ **10%——进行开腹手术**。其中2名没有阳性发现,还有一些伤员进行了广泛、复杂的手术。

○ **6%——手部、手指和足部开放性粉碎性骨折**。

○ **5%——需要进行闭合式胸腔引流,伴随软组织损伤**。

○ **4%——多发性重大创伤**。

○ **3%——大截肢术**(膝关节以上[AK]、膝关节以下[BK]、肘关节以下[BE]、肘关节以上[AE])。约有3/4的伤员进行的手术仅为完成截肢。

○ **3%——开颅术**。2例因为弹片进行手术,1例为颅骨凹陷性骨折。

○ **3%——血管修补**(1例修补股动脉,其他还涉及特定的神经或骨折)。

○ **3%——眼睛重大损伤**。其中1例进行眼球摘除术。

○ **2%——小截肢术**(脚趾、手指、手、足)。

○ **2%——颌面部重建**(其中一半为下颌损伤,剩下的几乎都是上颌损伤)。

○ **1%——正式开胸术**。

○ **1%——颈部探查**。

○ **1%——多种损伤**。

年代更近些的2003—2004年伊拉克(OIF)和阿富汗(OEF)战争中,各种损伤类型的发生率、损伤机制和解剖位置如表3-1、表3-2、表3-3所示。

表3-1　1530名Ⅲ级伤员各种损伤类型分布 *

损伤类型	数量	百分比
贯通伤	645	35.7%
爆炸伤	425	23.5%
钝挫伤	410	22.7%
未知(不明原因)	84	4.6%
挤压伤	63	3.5%
机械损伤	49	2.7%
热损伤	48	2.7%
未定(不确定因素)	21	1.2%

续表

损伤类型	数量	百分比
其他	16	0.9%
化学药剂	10	0.6%
叮咬	8	0.4%
手套状撕脱伤	8	0.4%
电击伤	7	0.4%
灼伤	7	0.4%
吸入药剂	3	0.2%
多系统贯通伤	3	0.2%
总数	1 807	100%

*一名伤员可能有多种损伤类型。

表3-2 1 530 名Ⅲ级伤员损伤机制分布*

损伤机制	数量	百分比
IED	310	18.4%
MVA	207	12.3%
枪伤(GSW)	188	11.1%
手榴弹(包括 RPG)	170	10.1%
弹片伤	141	8.3%
未知(不明原因)	119	7.0%
机械或设备	95	5.6%
从高处坠落或跳下	90	5.3%
迫击炮	84	5.0%
灼伤	53	3.1%
活动范围受限	31	1.8%
地雷	29	1.7%
其他	27	1.6%
刀或其他尖锐物	21	1.2%
直升机坠毁	19	1.1%
钝物品(如石头或瓶子)	17	1.0%
步行	16	0.9%
自由落体	14	0.8%
炸弹	12	0.7%

续表

损伤机制	数量	百分比
无明显伤	12	0.7%
UXO	10	0.6%
环境	9	0.5%
用力过度	5	0.3%
飞行碎屑	5	0.3%
建筑倒塌	2	0.1%
热物体	2	0.1%
战斗口角	1	0.1%
总数	1 689	100%

*一名伤员可能有多种损伤机制。

表3-3　1 530名Ⅲ级伤员损伤的解剖位置分布*

解剖部位	数量	百分比
多部位	761	49.7%
下肢	248	16.2%
上肢	223	14.6%
头部/面部	174	11.4%
胸部/背部	48	3.1%
颈部	20	1.3%
无	20	1.3%
腹部	16	1.0%
未知	9	0.6%
臀部	6	0.4%
N/A	3	0.2%
生殖器	1	0.1%
软组织	1	0.1%
总数	1 530	100%

*不止一个损伤部位的伤员被列入"多部位"。

五、分类系统机构、人员和运行

● 初级分类区。

所有伤员都必须经过一个单向分类区,由初级分类干事进行快速评估。此后,伤员会被指向不同的治疗区(紧急、非紧急和准死亡),每个治疗区都有自己的分类/队领导。准死亡者会由一名医务人员负责,确保最强效镇痛。

死亡者会被送至停尸间,并和其他伤员隔离,特别是与准死亡伤员隔离。伤的单向流动对防止分类系统阻塞很重要。任何治疗区的反向流动伤员都会受到强烈劝阻。

在分类区不应进行重要治疗,应将伤员快速送至治疗区进行救治。

○ 理想的初级分类区特征应包括:

◆ **接近**伤员接收区——登陆区、地面后送、消除污染区。

◆ 应从**单向**不同路径进出分类区,治疗区需易找、明显(标志、颜色和荧光棒)。

◆ 照明良好、有顶、控制温度(如果可能的话)的区域且空间充裕,易于到达、评估、运输伤员出入。

◆ 专用伤员病历,用于鉴别、标记和记录初级分类/处理。

◇ 用不褪色的记号笔在伤员头上标记数字是跟踪病人的一种简单、简捷的方法。任何可复制的简单方法都可以。

◇ 在资源许可的情况下,伤员跟踪应包括在每个出入口处派驻管理人员。

◆ 足够的担架员(由军士调控),确保伤员持续流动。

○ 初级分类办公室。

◆ 理想状态下,有处理战争创伤经验的外科医生可担任该职务。不幸的是,让外科医生在手术室外任职是一种奢侈,绝大多数前线小手术部门都不能承受。

◆ 培训另一个有临床经验的人来担任该职务至关重要。在缺少外科医生的情况下,利用大规模伤亡练习或小规模伤亡环境是培训/发现担任该职务合适人选的一种方法。

● 紧急治疗区。

○ 机构。

◆ 靠近初级分类区,能够直接到达。

◆ 管理人员应在入口和出口处记录伤员流向。理想状态下,可以用一台显示器或电脑记录伤员的身份、位置和处理。

◆ 多个复苏隔间(数量根据可利用资源和人员确定)。

◇ 充足的空间,足够三人小组工作。

◇ 出入隔间要方便。

◇ 有高级创伤生命支持型复苏所需的充足设备(图3-1、图3-2)。

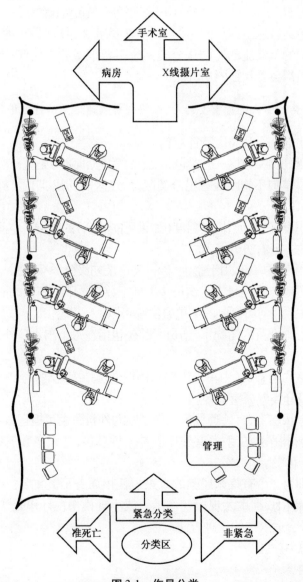

图3-1　伤员分类

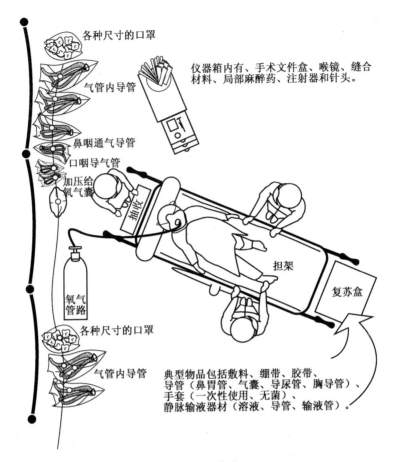

图 3-2 复苏站

○ 人员。

◆ 队长。由外科医生担任外科分类干事。

◇ 确定手术救治优先顺序。

◇ 确认需要尽早后送的伤员。

◇ 如果没有外科医生,也可以由内科医生承担。内科医生须和外科手术医生密切联系。

◆ 管理员。管理员负责记录治疗区内进出的伤员。

◆ **复苏小队**。理想情况下由一名医师、一名护士和一名药师组成。

◇ 每个治疗小队必须经队领导调整移动自己的伤员。

○ 手术。

◆ 人力资源小队运送伤员。

◆ 队领导将伤员进行二次分类,并向其指派复苏小队。

◆ 复苏小队对伤员进行救治,决定其所需的处治方法(手术、重症监护病房、病房、航空后送)。

◆ 复苏小队与队领导交流建议的治疗方法。

◆ 队领导调整移动伤员至下一站。

◆ 管理人员记录伤员治疗方法。

● 非紧急治疗区。

可利用空置病房、经清理的供应保障区或其他类似的空间作为非紧急治疗区。可以适当储备一些易辨认的药品和外科用品。由一名医师、数名护士和药师构成的队伍能够构成治疗队的核心,能够缝合撕裂伤,用夹板固定闭合性骨折,给予静脉输液并进行 X 线摄片。队伍的领导必须对生命体征的变化、精神状态的变化以及任何失败都很警惕,并负责采取适当的治疗措施。任何恶化的迹象都提示重新决策分类,并可能将伤员送至紧急治疗区。

● 准死亡区。

理想状态下,安置准死亡伤员的地区应该远离任何治疗区。任何能够给予注射用镇痛药的人都能够担任队长。应该让伤员感觉舒适。在治疗其他所有伤员后,应该对准死亡伤员进行二次分类,如果合适的话,可以给予治疗。

六、附加分类操作技巧

● 应该考虑将伤员转移至其他地点。应在大规模伤亡发生前确定这些备选地点(兄弟单位、地方国家援助机构和地方北大西洋公约组织资源)。

● 当最终救治完伤员后,外科医生会很疲惫。重症监护病房和普通病房治疗将取代手术操作。未进行初级分类的伤员会被找到,将需要进行治疗。康复室和重症监护病房会变得拥挤,不得不增加护理排班。很快,全院人员都会变得疲劳不堪。

● 许多编者曾经说过,在大规模伤亡这一严峻考验的最初 24 h 后,医务人员的工作必须减少 50% ,进行恢复和休息。必须建立一个新的轮班制度,保持和缓而持续的工作。一旦压力解除,必须鼓励个人去休息而不是参与社交。休息必须强制执行,因为大规模伤亡可能在任何时间再次发生。

● 在大规模人员伤亡发生前,所有能开展的单位都必须对各种各样的分类情况进行演练,确保伤员顺利流动和鉴定。如果没有经过训练,抬着担架而不撞到东西是很困难的。这些情况能够评估个人、用品和设备。

结论

无论是特种作战还是常规作战,高度灵活的小型部门现已在世界各地开展军事行动。这些部门由高度灵活、占地面积小的外科手术要素支持,具有有限的诊断、手术、保有伤员和再补给的能力。从受伤点到前线医疗队的后送所需的时间可能极长,此后直接将伤员送至Ⅳ/Ⅴ级救治点又造成了另一个长时间运输。空运的优越性还存在疑问,尤其是使用直升机后送初期伤员时。在这些情况下,由战术、后勤和生理集合成的分类概念就变得至关重要,需要进入考虑范畴,在发生大规模伤亡前应进行广泛讨论。

第四章　航空医疗后送

Chapter

4

利用旋翼式飞机或固定翼飞机后送伤员对将伤员从医疗匮乏区送至医疗机构(MTFs)进行了革新,在医疗机构,伤员能获得基础和(或)决定性治疗。虽然飞机能够缩短运输时间,但是航空医学环境对伤员也构成了特殊的压力。利用飞机进行伤员后送的相关术语如下:

● 伤员后送(CASEVAC):指非医疗人员将伤员从受伤地点送至医疗点。在这种情况下,后送的伤员不会接受到常规医疗服务;如果在后送过程中伤员伤势恶化,可能对伤员的预后产生不良影响或导致残疾。一般来说,这种情况需要从战场上调遣直升机。

● 医疗后送(MEDEVAC)。医疗后送的飞机或车辆上配有医疗设施,在后送过程中,由医务人员向伤员提供途中医疗,进行及时高效的运输。医疗后送包括民营航空医疗直升机服务和部队救护飞机。该术语也指由医务人员将伤员从战场送至医疗机构(MTF),或从一个医疗机构送至另一个医疗机构,如从船上到岸上。

● 航空医疗后送(AE):指利用美国空军固定翼飞机在战区内(战术后送[TACEVAC]:从作战区到作战区外,或在交通地带之间)和战区间(战略后送[STRATEVAC]:从作战区到主要支援区)输送伤病员至合适的医疗级别区。由航空医疗后送(AE)机组人员和重症监护空运小组(CCATTs)提供途中救治。

● 途中救治:指维持后送前进行的治疗。在后送过程中要维持伤员的身体状况。

一、医疗注意事项和要求

● 医疗后送的要求包括对手术设备和人员的需求。
● 伤员的伤势足够稳定,可以进行后送,并能耐受旅途。
● 伤员的气道和呼吸能够耐受移动。
● 伤员的静脉输液、引流装置和导管安全在位。
● 在长时间航空后送前,气压伤高风险的伤员可以考虑预置胸导管。
● 胸导管的海姆里希阀门功能正常。
● 已放置气囊导尿管和鼻胃(NG)管,且功能正常。
● 伤员已安全覆盖羊毛毯和镀铝毯,以适应空运、寒冷环境或术后低体温。

● 用 3 条担架皮带将伤员安全固定在担架上。

● 应携带伤员随身物品和所有病情记录。

伤员的后送应由外科医生根据规定程序发起。为了完成后送,伤员管理人事部门提供管理细节和协调。由于后送资源类型不同以及不同类型后送对伤员身体状况的影响不同(如在密闭压力舱内飞行),进入美国空军航空医疗后送系统的伤员必须由提供支持的航空医生进行后送确认。

对从 II 级医疗机构或战地手术队(FST)后送来的伤员,军旅外科医生(或被指派的外科医生)决定该机构需要后送的所有伤员的优先顺序。这项决定需与前线外科手术队首席外科医生和(或)主任护师进行磋商。当伤员已经做好准备由美国空军从前线外科手术队进行后送时,应尽早建立提供支持的伤员移动需求中心(PMRC)。这样,伤员移动需求中心就有足够的时间协调空运和伤员移动物品需求。

二、航空环境的含义

● 后送前总注意事项。

○ 因海拔、活动受限、途中医疗人员数量减少和无法预估的后送时间,所以顾问医生应调整生命体征监测要求、伤口和神经血管检查的频率。

○ 一些在定点医疗机构不会使用的治疗手段可能适用于航空医疗后送。例如,身体状况和手术状况不佳的伤员应使用气囊导尿管、鼻胃管,给予静脉镇痛药和长效抗生素。

○ 考虑广泛使用筋膜切开减压术和焦痂切开术。

○ 考虑采用气管内导管(ETT)来稳定气道。

○ 包扎伤口,以便后期进行一期缝合。除非获得指示,否则航空医疗后送人员不应常规给伤口换药。如果伤员在途中出现发热和败血症,必须检查伤口。

○ 石膏必须是双瓣的。如果石膏超出手术创口位置,给石膏开个"窗",以利于组织扩展和急诊探查。在航行中要优先且频繁检查神经和血管情况。

● 气压降低。

○ 从海平面上升 5 000 ft(约 1 524 m)后,液体中气泡的直径会翻倍,

8 000 ft(约 2 438 m)处再次翻倍,18 000 ft(约 5 486 m)处再翻一倍。绝大多数军用飞机的机舱内压力维持在海拔 8 000 ft(约 2 438 m)和 10 000 ft(约 3 048 m)左右。如果飞机有能力,机舱的海拔可以维持在更低水平,但这样飞行的时间和油耗都会增加。

- 下列情况下须考虑机舱高度限制(CAR):
  ○ 眼内有气体的眼部贯通伤。
  ○ 任何体腔内有游离气体。
  ○ 严重的肺部疾病。
  ○ 在原海拔高度就需要考虑机舱高度限制的减压病和动脉气体栓塞。目的地海拔不应高于出发地海拔。运输过程中吸 100% 纯氧(如果可能的话,用飞行员面罩)。

- 气胸。即使是无症状性气胸,也要使用胸腔导管。在伤员进行航空后送前,必须放置海姆里希阀门或引流系统。

- 空气夹板。只要有其他选择,就不要使用空气夹板。因为空气的体积随着海拔的增加而膨胀,在飞行中需严密观察空气夹板并进行调整。

- 造口术伤员。应使用出口收集袋,防止过多的气体使小袋从造口圆片处移位。可以用直的大头针在圆片环上方扎 2 个孔。

- 局部氧分压下降。随着海拔的不断上升,外界氧分压下降。在海平面,健康人的血氧饱和度为98%～100%,8 000 ft(约 2 438 m)海拔时,血氧饱和度降至90%,可以通过 2 L/min 流量的氧气吸入将其纠正至98%～100%。

- 神经外科伤员如果组织缺氧,会加重神经损伤。可以通过调整通气设备来满足该海拔增加的需氧量。

- 自重应力。在起飞或降落时,脑部创伤伤员会出现一过性颅内压升高。伤员在飞机上的姿势有助于降低这种风险(起飞时头向前,降落时头向后)。

- 热应力。冬季时机舱的温度范围为 15 ℃～25 ℃,夏季为 20 ℃～35 ℃。

- 噪音。噪音会导致交流困难及伤员评估困难[不能进行听诊——使用无创血压计(NIBP)和动脉导管]。为伤员提供听力保护。发音式医疗器械警报没有用。
  ○ 湿度下降。在飞行的高度,机舱内的湿度较低,蒸发失水增加。因此,伤员需要额外补水,尤其是大面积烧伤和有黏液栓塞风险的伤员。

● 在核、生物和化学(NBC)环境下伤员的移动。

○ 核伤员与化学伤员必须从体表进行消毒,必须等待其身上的化学物质挥发完毕再移动。

○ 生物伤员的移动根据生物药剂的性质、传播和病程中的传染期的不同而不同。

○ 出现下列情况时应暂缓任何航空医疗后送行动。

◆ 飞机消毒期间。

◆ 可用非污染机组人员时。

◆ 一群暴露史相似的伤员。

◆ 应隔离的疾病(如:鼠疫和天花)在航空医疗后送前要获取特殊批准(命令与外交)。

三、医疗后送优先

根据服务和使用的后送资源类型,后送的时间表也不同(表4-1)。

表4-1 医疗后送服务时间表

服务类型	陆军、海军、海军陆战队	空军(AE)	说明
紧急	2 h 内	尽快	立即后送,以挽救生命、肢体和视力。
优先	4 h 内	24 h 内	地方无法提供急诊救治。医疗情况会恶化,伤员不能等待常规航空医疗后送。
常规	24 h 内	72 h 内或下一次任务时	在等待航空后送时,病情不会急剧恶化。

● 行动概念。美国空军航空医疗后送系统。

○ 伤员空运后送的命令和控制(C2)。

○ 飞行途中支持性伤员救治和航线支持作业的航空医疗后送人员和设备。

○ 医疗设施及空运命令和控制机构的有机通信网络。

◆ 航空医疗后送联络队(AELT):由4~6人组成的通信小组,通常与医疗机构(MTF)搭配协调航空医疗后送系统的请求。

○ 空降场中负责行政处理、分段运输和进入、经过航空医疗后送系统伤员有限医疗救助的机构和人员。在后送前,伤员正常仅保有 2 ~ 6 h。

◆ 按从前线部署特种部队(SOF)到 100 张病床机构的逐渐递增要素,美国空军部门提供航空医疗分段运输支持。

● 汇报进行航空医疗后送的伤员。初治医生与地方航空军医商量,决定途中救治计划和后送的时间。

> 基于航空医疗后送系统的复杂性,在需要后送前,医生必须确认联系点(POCs)(地方航空军医[FSs]、航空医疗后送联络队、航空医疗分段运输要素、伤员移动需求中心);核实并测试通信线;预演伤员后送疏散演习及其程序。

● 伤员的稳定性。确认由航空医疗后送进行运输伤员的病情必须尽可能稳定(安全的气道、已经控制的出血、经治疗的休克和已固定的骨折)。

○ 只要通信资源许可,要就后送至伤员移动需求中心的伤员情况、航空医疗后送种类(步行或担架)和后送服务类型和时间(见表 4-1)进行交流。

○ 为了确保实施最佳救治,联系接收方医生并提供诊断结果和已进行的救治措施及后续救治计划(24 ~ 48 h)。

○ 确保伤员有耐受转移的充足补给和药物。

● 地方航空军医职责。

○ 有决定伤员的身体状况是否能够进行运输的权利。

○ 拥有航空医疗后送系统信息、通信和协调资源。

四、航空医疗后送步骤

● 请求和需求。航空医疗后送**请求**和伤员后送**需求**是不同的。最初进行救治的医疗机构(MTFs)的医生提交后送请求和后送的时间、目的地、建议进行的支持治疗方法等。只有有资质的航空军医(一般在伤员移动需求中心,而不是地方航空军医)和伤员移动需求中心才能确认这些请求,这样请求才可转变为航空医疗后送需求(表 4-2)。

● 美国空军航空医疗后送确认和许可。

○ 航空医疗后送许可是一个医疗救治事件,而**确认**是一个后勤事件。

　　○ 许可是转介医生和地方航空军医之间通过商讨后做出的决定（表4-2）。

表4-2　航空医疗后送步骤

行为	行为主体
请求航空医疗后送任务（格式见章节末）	初治医生
批准航空后送	伤员移动需求中心（制定航空医疗后送请求）
航空后送许可	医疗机构（MTF）（涉及医生和地方航空军医）

◆ 伤员身体状况的细节。

◆ 伤员通过航空环境后送的存活概率。

◆ 使伤员路途安全需要什么。

◆ 途中医疗能力的需求。

● 美国空军航空医疗后送伤员请求的关键步骤。

　　○ 与地方航空军医和航空医疗后送联络员联系，进行许可咨询。

　　○ 根据伤员的诊断和在航空紧急情况下的自救能力决定伤员的航空医疗后送种类。

　　○ 决定是否需要重症监护空运小组。重症监护空运小组能为 AE 系统中那些病情稳定、需要更高级别医疗的伤员和那些在后送过程中伤势可能恶化的伤员提供更进一步的支持。重症监护空运小组医生是临床权威，负责记录和救治。

　　○ 当需要救治吸入性损伤和（或）严重烧伤时，可在重症监护空运小组中扩增一个四人烧伤运输小队。

　　○ 决定后送中是否有特别需求，如：机舱高度限制和夹板。

　　○ 决定后送中伤员需要的物品（PMI），尤其是呼吸机、脉氧血氧计。航空军医必须核实伤员携带的所有物品都已进行清洁，为途中所用。

　　○ 决定伤员后送优先。

　　○ 提交请求。

五、重症监护空运小组(CCATT)

重症监护医生

● 有提供短期生命支持的能力,包括先进的气道管理、呼吸机管理和微创(非手术)能力。
● 经过危重病医学、麻醉学或急救医学的培训。

重症监护或急救医学护士

● 有管理需要机械通气、有创监护和血流动力学支持的伤员的经验。

心肺技师

● 有管理需要机械通气、有创监护的伤员的经验。
● 有检修呼吸支持和检测系统的经验。

第五章　气道/呼吸

Chapter

5

　　熟练、快速地对气道、通气进行评估和处理对预防残疾和死亡至关重要。呼吸道受损的发生可快可慢,也可能反复发作。经常反复评估很有必要。在创伤所致的气道疾病中,可预防的死因如下:

- 没有意识到要使用导气管。
- 没有插入导气管的能力。
- 没有意识到导气管放置错误。
- 既往已放置的导气管移位。
- 没有意识到需进行机械通气。
- 吸入胃内容物。

一、初步气道处理

　　在任何级别救治点都要进行初步气道处理,尤其在医疗机构(MTF)外。

　　短期目标:将舌头、会厌软组织和分泌物从气道移除。**在正式气道建立前,使伤员保持侧卧或俯卧位(抢救体位)。**

- 抬起下颌、仰头:将手指放在下颌骨顶端,向外抬起下颌。
- 双手托颌:将两手放在双侧下颌角后方,向上抬起下颌。这种方法可用于颈椎受伤的伤员。
- 口咽导气管。
- 在使用压舌板的情况下,垂直插入口腔导气管(推荐)。
- 导气管插入超过舌部后旋转180°。
- 过细的导气管无法缓解梗阻,过长的导气管可能会使会厌末端折叠,加重梗阻。
- 通过测量嘴角到耳垂的距离来估算导气管长短。
- 清醒的伤员不使用口腔导气管。
- 鼻咽导气管。
- 轻柔地将一润滑的鼻咽导气管经鼻插入。
- 可疑颜面或颅底损伤者不能使用鼻咽导气管。
- 清醒伤员能够耐受鼻咽导气管。
- 现场应急方法。
- 将舌头向前拉,用安全别针固定或将其缝在嘴角。
- 环状软骨切开术。

二、机械通气

- 用袋-活瓣-面罩呼吸囊(BVM)的机械通气伤员。
- 将伤员的面部靠向面罩戴好,而不是将面罩扣在伤员面部。
- 除非存在颈椎禁忌证,否则在面罩机械通气中须抬起伤员的下颌使其仰头。

> 通过观察胸廓的起伏、听诊、面罩是否漏气、自动膨胀袋的顺应性和血氧饱和度的稳定性来评估面罩机械通气时的空气流动。

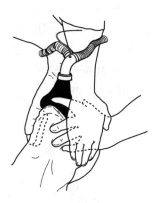

- 如果无法探查气体流动,采用双人面罩机械通气法(图5-1)。
  - ◆ 一个人用力从下颌角将下颌抬起;另一个人拿着面罩和通气装备。
  - 还有另一种方法:一个人用双手抬起并固定下颌骨,同时从两边固定面罩;另一个人给伤员进行通气。
  - ◆ 如果还是没有空气流动,可以建立正式气道。
- 机械通气失败和粗暴的动作会导致伤员胃部膨胀,使伤员呕吐和误吸的风险增加。

图5-1　双人面罩机械通气法

> 正压通气能将单纯性气胸转变为高压性气胸。密切观察并准备好器械进行胸部针刺减压。

三、经口腔气管插管

> 快速诱导插管(RSI)——7个步骤
> 1. 经面罩给予伤员100%的纯氧进行预吸氧。
> 2. 考虑使用芬太尼——滴入芬太尼以维持有效血压和效果。
> 3. 压迫环状软骨——用sellick操作法(指压环状软骨法),直至气管内插管(ETT)的定位准确且球囊膨胀。

> 4. 注射诱导剂:依托咪酯0.1~0.4 mg/kg,静脉推注。
>
> 5. 注射肌肉松弛剂:琥珀酰胆碱1.0~1.5 mg/kg,静脉推注。
>
> 6. 喉镜检查和口腔气管插管插入。
>
> 7. 检查插管位置。
>
> 注:儿童快速诱导插管方法见本书第三十三章。

● 直接喉镜技术。

○ 除颈椎损伤禁忌证外,确保伤员处于理想"嗅探"体位。

○ 用右手拇指和中指呈剪刀状打开口腔。

○ 左手持喉镜,将镜片沿口腔右侧插入,将舌轻轻向左侧推移。

◆ Macintosh(弯曲)镜片:镜片顶端的延伸部分进入舌底部和会厌部之间的空隙(会厌谷)。沿35°~45°方向用力,提起整个喉镜/镜片,无须将其向后转动(图5-2)。

◆ Miller(直)镜片:镜片顶端的延伸部分进入口咽后方后,将舌底部和会厌向前侧方抬起,用力的方向同弯曲镜片。不要向后旋转喉镜(图5-3)。

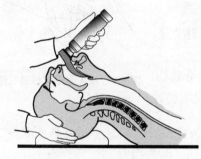 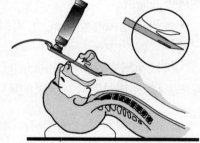

图5-2　使用弯曲镜片喉镜　　　图5-3　使用直镜片喉镜

○ 暴露声带。

○ 当喉镜视野较差时,考虑使用 BURP 手法(图5-4)。

◆ 在喉头上方施加一个向后(Backward)、向上(Upward)、向右(Rightward)的压力(Pressure),也称作喉外操作。

◆ 将右手手指放在喉结处辅助,推动声门开口进入视野中。

◆ 此后助手固定好位置,为插管做好准备。

○ 插入 Eschmann 探针或树胶弹性导管条(GEB)(图5-5)。

◆ 将探针顶端盲插入会厌下方,然后向前通过声带。

◆ 进一步插入探条,置入气管中,直至感觉到支气管发出"咔嗒"声。

当探条通过气管分叉时,要进行旋转。

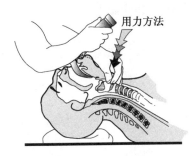

图 5-4　BURP 手法

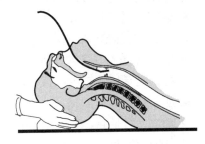

图 5-5　在位的 Eschnamm 探针

◆ 当探针经过气道时,患者可能会咳嗽。

◆ 进入气管后,探针会停在终末支气管处。如果进入食管,探针可能在毫无知觉的情况下进入胃部。

◆ 气管内插管经探针导引进入气道,定位气管内插管。

○ 将气管内插管向下插入至两侧声带间,撤回探针。成年女性探针可深入至牙齿下方 20～21 cm,而成年男性为 22～23 cm。过深插入会导致右主支气管插管。

○ 确定气管中气管内插管的位置。

○ 在腋下听诊,确定呼吸音对称。

直接喉镜最多尝试 3 次。过多的尝试操作会导致气道损伤和水肿。可能将一个"无法插管"的紧急情况转变为"无法插管-无法机械通气"的急诊情况。

四、气道困难

直接喉镜操作 3 次失败后,可改用其他方法。

● 其他插管法。

○ 触感式气管插管。

◆ 无须器械。

◆ 不要使用灯光——最好在光线较暗的环境下进行。

◆ 将手滑入伤员舌上方,向下压舌体。

◆ 中指和食指抬起会厌。

◆ 将气管内插管沿中指和食指指尖的"V"形滑入气道内。

○ 光索引导或"光棒"插管。

◆ 光索可屈曲,顶端带有光源。经气管内插管置入。

◆ 触感引导下将光索置入气管。

◆ 通过透视确定探针进入气管内。

◆ 沿探针插入气管内插管。

○ 可屈光导口腔插管法或鼻腔插管。

○ 逆向导丝插管。

○ 刚性光纤插管。

○ 其他导气管。

◆ 可能不是正式导气管。

◆ 当标准导气管无法置入时,可用其他导气管给氧或进行机械通气。

◆ 插管型喉罩(LMA)。

◆ 食管-气管联合导管(ETC)。

● 建立外科呼吸道。

● 将患者唤醒,可能的话使用唤醒技术。

五、环甲软骨切开术

● 确定环甲膜(位于环状软骨和甲状软骨之间[图5-6a])。

● 大面积备皮。

● 紧抓气管,将其完全固定。

● 在皮肤上做一纵切口,深达环甲膜。

● 钝性分离周围组织,暴露环甲膜。

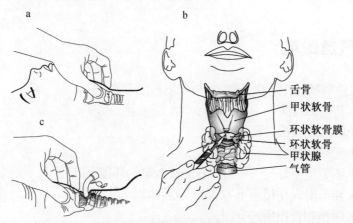

图5-6 环甲软骨切开术步骤

- 在环甲膜上做一横切口(图5-6b)。
- 用血管钳或刀柄打开环甲膜。
- 插入一个内径(ID)为6.0~7.0的带套囊的小气管内插管,直至气管内插管球囊刚好进入切口内(图5-6c)。
- 确定气管插管已经成功。
- 经缝合固定气管内插管(与绕过颈部的带子缝在一起)。

六、喉罩

上呼吸道贯通伤或中心气道梗阻(异物)时,不能使用喉罩。

- 无须喉镜盲插。插管型喉罩置于喉咽部(图5-7)。

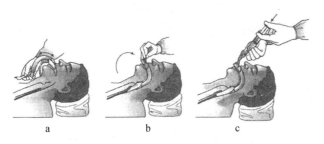

a b c

图5-7 插管式喉罩在气道内的位置
(该图由北美插管型喉罩公司提供)

- 可单独使用,也可经喉罩插入气管内插管。
- 与气管内插管相比,插管型喉罩可承受的气道压较小,吸入保护较弱。
- 检查插管型喉罩套囊,然后放出其中的气体,直至内面光滑平整;润滑插管型喉罩的咽侧(前端)。
- 伤员最好为吸气位,但是插管型喉罩可在伤员不同体位下插入。
  ○ 喉罩前端沿硬腭插入(女性3~4,男性4~5)。向下并旋转进入咽后部——这样能保证喉罩的位置正确,降低套囊折叠的概率。
  ○ **不要**将插管型喉罩直接向后推入口腔——这样会使套囊折叠,使喉镜位置错位。
  ○ 用注射器向套囊内注射20~30 mL空气——可以观察到插管型喉罩管稍有上移。
  ○ 固定喉罩。

七、经鼻盲探气管插管

> 禁忌证：凝血障碍、面中部创伤、颅骨基底部骨折和可疑颅内压升高。

- 经鼻气管插管的耐受性较经口气管插管的耐受性好，且镇静剂用量小，无须麻醉。
- 对鼻咽和咽喉进行准备工作(在环境许可的情况下)。
- ○ 向鼻腔中喷入血管收缩剂，使鼻腔展开、增宽。
- ○ 插入在利多卡因凝胶中浸过的鼻导管，短暂保持在位。
- ○ 向咽喉部喷丁卡因。
- ○ 通过环甲膜经气管注射 4 mL 利多卡因。
- 将气管内插管(成人 ~7.0 ID)垂直于面部缓慢插入鼻腔。
- 将气管内插管向下缓慢插入通过鼻甲，进行旋转，与后咽部弧度一致。
- **不要用力过度！**
- 继续插入气管内插管，直至能在导管远端听到清晰的呼吸音。
- 气管内插管经声门插入气管。如果气管内插管没有插入气管，可以试试多种方法。
- ○ 倾斜头部。
- ○ 从外面向喉头施加向下的压力。
- ○ 给气管内插管球囊充气，使导管居中，然后放气。一旦发现气管内插管位于声门开口处，就向下插入。

第六章　控制出血

Chapter

6

"大动脉破裂导致的出血非常迅猛,伤员一般在救援开始前就会死亡。"

COLH. M. Gray,1919

一、止血

- 出血是战场上可预防死亡的主要死因。
- ○ 90%的战斗死亡发生于医疗救治前。
- ○ 约有半数的上述战斗死亡因出血导致,约有 1/5 因重伤所致(约占所有死亡的 10% ~ 15%)。
- ○ 虽然出血是死亡的主要原因,但是绝大多数伤员没有致命性出血。

> **在战火下**
>
> 将伤员撤离前线——防止进一步损伤。
>
> 一旦撤离前线,立刻对明显的外伤出血进行止血。
>
> 如果无法撤离,用止血带控制外伤出血。
>
> **不要因不必需的治疗将伤员和自己置入险境。**
>
> 需要时一直坚守前线。
>
> **将头低下**

二、出血点

- 外出血。
- ○ 肢体损伤(战争中大量外出血的最常见原因)、头皮和躯干损伤。
- ○ 常伴随开放性骨折或截肢。

> 直接压迫止血对治疗极为重要。

- 内出血。
- ○ 胸部、腹部、盆腔和闭合性肢体骨折。
- ○ 如果伤员没有被迅速撤离并开展急诊手术,那么死亡率极高。
- ○ 可能需进行限制性(低血压)复苏。

内脏出血必须通过手术控制。

三、治疗——现场急救员

- 肢体损伤导致的外出血。
  - 直接压迫出血点是控制出血最有效、最值得推荐的方法。
    - 如果直接压迫不能止血,这意味着可能是深部的大出血或动脉损伤,需要手术治疗或更有效的止血剂。
    - 直接压迫出血点至少5 min 后再观察疗效。
    - 不要取出嵌入体内的异物,否则可能引起大量出血。

陷阱:用绷带包扎不等同于直接压迫!

绷带会被伤口的出血浸染而无止血效果。

绷带会掩盖活动性出血。

现在研制的止血绷带可能能够止血。

- 抬高患肢能够减轻绝大多数出血——这是一种未受重视的止血技术。
- 压迫近端动脉点。

钳夹止血的误区

和控制出血相比,钳夹止血会带来更多的损伤。

风险决策:在钳夹止血前,应判断其他止血方法是否已经失败。不推荐在战场上进行创伤探查术。

- 在尝试更好控制伤口出血时,压迫近端动脉点有助于减少出血。
- 至少按压压迫止血点20 min 才会有止血效果。
  - 表6-1 列举了已公认的压迫止血点。

表6-1 公认的压迫止血点

出血部位	手	前臂	上臂	小腿	大腿
动脉	桡动脉/尺动脉	肱动脉	腋动脉	腘动脉	股动脉
压迫止血点	手腕	上臂内侧	腋窝	膝盖后方	腹股沟

四、止血带

> **战斗中止血带是第一选择**

◆ 如果止血失败,可采用**止血带**。

◇ 早点使用止血带,而不是任由持续性出血。可用作止血带的物品有皮带、布条、纱布和绳子。

◇ 快速控制出血。

◇ 不需要频繁关注;现场急救员可救治其他伤员——资源扩大。

◇ 在出血已被强效止血剂控制前或开始手术前,不要去除止血带。

◇ 前臂或腿部的止血带可能不能压迫到两根长骨之间的血管。上肢的止血带应放置在上臂。如果止血带无法控制下肢出血,那么应将止血带移至大腿,那里的血管更易受到压迫。

> **止血带使用误区**
>
> 使用止血带超过 2 h 会增加截肢风险。
>
> **风险决策:**不要因为害怕截肢而舍弃止血带,最终导致患者死亡!使用止血带不一定会导致截肢。

◆ **钳夹血管:**如果持续出血且受损的血管很容易被找到,可以使用止血钳夹住血管。

◆ 通过调整、固定、恢复肢体长度,**四肢夹板**能够减少因骨折导致的出血和软组织损伤。

◆ 可以使用军用抗休克裤(**MAST**)。

◇ 能够控制下肢严重损伤导致的出血。

◇ 能够暂时固定盆腔骨折。

◇ 固定下肢骨折。

> **军用抗休克裤使用误区**
>
> 不及时使用军用抗休克裤会导致筋膜室综合征和肢体缺血。
>
> 横膈上移会导致呼吸窘迫。
>
> 增加躯干出血。
>
> 飞机舱内的压力变化(因海拔导致)会影响膨胀压力。
>
> 在飞机上使用时须密切观察。

五、内出血

◆ 头皮出血：因头皮血供丰富，所以头皮出血量较大。

◇ 直接压迫出血点能有效止血。

◇ 如果无法进行持续压迫止血，可以使用弹力绷带。

◇ 直接压迫难以进行并难以维持。

◇ 需要环绕头部包扎。

◇ 头皮边缘出血有时必须采用垂直褥式缝合。

◇ 可以钳夹住已发现的出血血管，但是一般不进行伤口探查。

◇ 加压时注意不要将弹片推入脑中，但是即使暴露脑部，也需控制出血。

◇ 用不黏纱布或塑料保护暴露的脑部能够最大限度地减轻伤害。

◆ 内出血。

◇ 腹腔内出血和胸腔内出血无法在战场上控制，需紧急后送抢救或进行根治手术。

◇ 给伤员穿上**军用抗休克裤**或用宽皮带将骨盆紧紧环绕可以稳定骨盆骨折，减少盆腔出血。

◇ 开放性躯体损伤。如果直接压迫不能止血，可以向创口内插入一个带球囊的导管进行填塞，然后给球囊充气，压迫出血点。

六、敷料和绷带

敷料、绷带、止血药和控制高血压。敷料有助于止血，保护伤口免受机械损伤和污染，固定组织，给伤员提供身心支持。

● **敷料和绷带的使用**。

○ 控制所有出血。

○ 使用敷料和绷带前后须评估伤员精神状态和肢体循环情况。

○ 稳定可疑骨折。

○ 尽量保持敷料清洁。

○ 敷料应覆盖整个伤口。

○ 绷带应覆盖整块纱布。

○ 避免皮肤-皮肤接触。

○ 露出手指和脚趾。

○ 加固。

◆ 尽量不要拆开第一层敷料。

◆ 如果敷料完全湿透,再次认真对伤口出血的原因进行评估并直接压迫,考虑使用强效止血剂或近端止血带。根据表 6-2 可以估计敷料上的失血量。

表 6-2　失血量估计

敷料型号	小号	中号	大号	ABD 垫
尺寸	4 in×7 in	7.5 in×8 in	11.75 in×11.75 in	18 in×22 in
饱和含血量(mL)	300	750	1 000	2 500

七、止血剂

○ 凝血障碍。失血、大量液体复苏和体温下降都会导致凝血障碍。

◆ 保暖(>34 ℃)。

◆ 用温的液体。

◆ 晶体液使用量不宜大。

◆ 输新鲜的全血(保存时间不超过 24 h)。

○ 止血剂(表 6-3)。新的药品和绷带有下面几种:

◆ 药粉:洒在伤口上,然后用敷料覆盖。

◆ 敷料:含有止血药。

◆ 注射剂:

◇ 静脉用药:增加人体的凝血级联。

◇ 腔内用药:经伤口给药控制内出血。

◆ 这两种止血剂都属于合成“胶”。

◆ 如果在止血带后使用强效止血剂,那么在止血剂起效后,应缓慢去除止血带,观察伤口出血情况。如果二次出血,则再次使用止血带。

表 6-3　不同止血剂的作用机制与优缺点

产品	来源	作用机制	优点	缺点
HemCon	虾,壳聚糖和醋	黏附于血液形成血栓。	经 FDA 批准,价格便宜。	
QuikClot	火山岩	与水的亲和力强,使血液浓缩。	经 FDA 批准,价格便宜,便于储存,保质期长。	热损伤,需要从伤口清除。
Fibrin-bandage	纤维蛋白原/凝血酶	激活凝血机制。	自然凝血机制反应。	未经 FDA 批准,过敏性强,昂贵。

两种战场止血药

● 美国战斗战术伤亡救治委员会推荐两种止血药：（1）HemCon；（2）Quik-Clot。

● 如果采用抬高患肢、压迫止血等常规方法无效，推荐使用止血带，药物则首选 HemCon。如果这种药物无效且出血危及生命，应将之清除并使用 QuikClot。

● 如果是无法使用止血带的外出血，且传统加压包扎无效，可以使用 HemCon 和 QuikClot。

● 这两种产品仅可用于外出血。

● HemCon 敷料是牢固的 4 in×4 in 大小的敷料，无菌且独立包装。它的作用机制是黏附在出血创面，并有收缩血管的功能。在使用前应清除创面上的血液和血凝块。

● QuikClot 是颗粒状沸石，能够吸收水分、凝血。它的使用性能和沙子相似。使用时，在吸收水分的过程中会产生大量的热。在使用前应清除创面上的血液和血凝块。

● 记住：在使用止血敷料后必须压迫止血部位 3 ~ 5 min。

战场使用止血敷料注意事项

应在传统敷料无效后再使用止血敷料。

轻伤无须使用。

不推荐用于内出血。

使用后必须按压出血部位。

HemCon 有不能与深切伤口充分接触的风险。

QuikClot 会产热。

○ **限制性复苏**（低血压复苏）。

◆ 复苏是控制出血的方法之一。脏器灌注的需要必须与增加血容量后血压升高权衡利弊。过量的液体复苏会加重出血和引发二次出血。在控制出血时，血压必须低于正常。一些因低血压而导致反应迟钝（如：桡动脉搏动减弱或消失）的伤员仍需要小容量液体复苏。

第七章　休克和复苏

Chapter

7

　　液体复苏的目的是维持充足的灌注。在现代战场上,战争伤员的液体复苏仍是巨大的挑战。常规的复苏方法是通过两根粗静脉导管输入2 L晶体液,但这种方法并不适用于所有情况,而且**绝大多数伤员在送至前线医疗机构(MTF)前并不需要任何静脉复苏**。

　　本章对休克进行了简单的讲述,包括休克的识别、分类、治疗、定义和基础病理生理学。本章还将讲述一期液体复苏和持续液体复苏,并对目前可利用的液体和将来可能出现的产品进行论述。

一、休克的识别和分类

　　休克是一个临床症状,其特征是脏器灌注和组织氧合不足,外在表现有皮肤肿胀、苍白,四肢湿冷,毛细血管再充盈时间超过 2 s,焦虑/混乱/意识不清,心动过速,脉搏细弱和低血压。实验室检查结果包括碱缺失 >2,血清乳酸 >2.5 mmol/L。

　　● 低血容量性休克:因失血、腹泻、脱水和烧伤(见第二十八章)导致的血容量不足而导致灌注不足。这是战场战士最常见的休克类型(表7-1)。

> 　　休克时,在失血30%~40%后才会发生低血压。休克早期的症状有心动过速、脉压降低和精神状态改变。但是心动过速作为临床症状不可靠;相对性心动过缓较常见。

表7-1　低血容量性休克的临床相关因素

失血量*	心率	呼吸频率	血压	中枢神经系统
≤15%	轻度心动过速	无变化	无变化	无变化
15%~30%	心动过速	呼吸急促	脉压降低	焦虑或兴奋
30%~40%	明显心动过速	明显呼吸急促	收缩期低血压	精神状态抑制
>40%	明显心动过速	明显呼吸急促	严重的收缩期低血压	昏迷

＊血液体积(L)占人体体重(kg)的7%,所以一个70 kg伤员的血容量约为4 900 mL。

　　● **心源性**休克:因心功能衰竭而导致的心脏泵血功能衰竭,或者因张力性气胸导致的梗阻性心功能障碍,或者伴随颈静脉怒张或单侧呼吸音消失的心包填塞都会导致心源性休克。

　　● **分布性**休克:血管张力丧失导致灌注不足;神经源性休克:伴随低血压的心动过缓(见第二十章)。

　　○ **首先治疗失血性休克。**

　　○ 容量复苏时,维持收缩压 >90 mmHg。

　　○ 考虑使用血管升压药,以解决血管张力的丧失——去氧肾上腺素 (50~300 μg/min) 或多巴胺 (2~10 μg·kg^{-1}·min^{-1})。

　　● **感染性**休克:发热、低血压和大量血管舒张所导致的肢体温热,常见于创伤后 5~7 d。

二、创伤性休克的治疗——控制出血

　　休克的治疗目标是恢复组织灌注和氧气的运输(依靠血红蛋白、心输出量和氧合情况)。

　　● 确保气道通畅,血氧饱和度 <92% 时需要给氧。

　　● 诊断并治疗张力性气胸。

　　● 控制明显的出血,评估未知出血。

　　● 评估循环系统,建立静脉通道。

　　○ 即使没有明显的颈静脉怒张,也要考虑到心包填塞。

　　● 给予静脉输液。

　　○ 失血性休克:立刻静脉输液,可利用现有的任何液体。

　　◆ LR(乳酸林格液):静脉滴注 1 000 mL 乳酸林格液 1 h 后,血容量扩张 250 mL。

　　◆ 6% 的羟乙基淀粉:静脉滴注 500 mL 羟乙基淀粉后,血容量扩张 800 mL,约等同于 3 000 mL 乳酸林格液,且能维持至少 8 h。

　　◆ 7.5% 的高渗生理盐水(HTS)的扩容效果是乳酸林格液或生理盐水的 8 倍。可以分两次静脉输液高渗生理盐水 250 mL。虽然医学研究所(华盛顿特区)和两个部队协作组都推荐这种用法,但是 7.5% 的高渗生理盐水没有成品。可以用 3% 和 5% 的高渗生理盐水替代,它们是规定的储备物品。

　　○ 非失血性休克:可选择晶体液。

　　◆ 在复苏 1 h 内,平均动脉压 >60 mmHg,尿量 0.5 mL·kg^{-1}·h^{-1},血氧饱和度 >92%。

　　● 根据对液体的应答,可将伤员分为三种类型:

　　○ **应答:**对液体一直有应答的伤员可能失血较多,但是已经止血。即使这样,他们仍需进行根治术。

　　○ **短暂应答和无应答**伤员仍在持续失血。他们需要立即手术干预。

◆ 尽早开始输液。

◆ 对无应答者,输液能够维持生命,但是其血压不会恢复正常。根据战术方案,应该考虑到复苏是无效的。

◆ 遵循下列限制性复苏指南:

> 失血是战争中最大的可预防性死因。休克伤员在明确休克原因前应假定其有失血性休克。

● 在失血性休克初步治疗中,升压药无效。

● 液体的选择。

从第一次世界大战开始,对复苏的理想液体已经过了数十年的研究,但是仍存在争议(表 7-1)。

表 7-1　液体的选择

液体/初始剂量	适应证	优点	注意事项
晶体液、生理盐水、乳酸林格液	血容量减少、脱水、出血、休克、烧伤。	便于储存、价廉、确实有效、等张液体。	稀释血液、水肿、凝血病
高渗生理盐水(HTS)3.5%~5% 7.5% * 高渗晶体-胶体组合液、HTS-右旋糖苷、HTS羟乙基淀粉	失血性休克(4 mL/kg 或单次快注 250 mL,可重复一次)。烧伤——初步治疗时仅使用一次。	重量轻、体积小(=效力大)、增加心脏收缩力、比单纯 HTS 疗效持续时间长。	>500 mL——有高钠血症、抽搐的风险。不能用于因呕吐、腹泻、出汗或热损伤所导致的脱水伤员。在没有其他液体的情况下不能重复使用。必须归还丢失的血管外液体。
胶体液、白蛋白、人造胶体、右旋糖苷、6%羟乙基淀粉、10%五聚淀粉、动物胶体	失血性休克(250~500 mL 单次快注)烧伤——第三天	疗效持续时间长,1:1 代替血液,提高血浆胶体渗透压,新的血管外液体较晶体重量轻、体积小。	过量使用时会渗漏到组织中。携带免疫球蛋白和 Ca^{2+}。必须归还丢失的血管外液体。人造胶体:凝血病、过敏反应、渗透性利尿、干扰交叉配血,最大剂量为 $20\ mL \cdot kg^{-1} \cdot d^{-1}$(约 1.5 L)。

续表

液体/初始剂量	适应证	优点	注意事项
口服补液液体	脱水、控制出血、烧伤。	临时使用的液体。无菌配方：4 茶匙糖,1 茶匙盐,1 L水。	腹部创伤和无意识伤员慎用。
血液	出血(O 型为万能供血者)	携带氧气,自体输血法,移动血库。	储存、血型和交叉配血。输血反应、感染、免疫原性。
血代、血红蛋白制品、碳氟化合物制品		便于储存,没有血型,无须交叉配血	尚处于试验阶段,临床未使用。碳氟化合物制品需 补充氧气。

三、限制性(低血压/有限性/平衡性)复苏的概念

● 采用液体复苏升高血压可能使已形成的血凝块脱落,导致更多的出血。在出血得到有效控制前,必须达到下列优先考虑目标之一才能采用限制性复苏恢复并维持充足灌注:

○ 恢复意识(能够听从指令)。

○ 桡动脉搏动明显。

○ 收缩压(SBP) 低于 90 mmHg。

○ 平均动脉压(MAP)低于 60 mmHg。

> 限制性复苏不能替代根治手术。它的作用是在进行根治手术前维持重伤伤员的生命。

● 复苏的终点。

○ 在出血完全控制后,其他的复苏传统终点包括:

◆ 血压:收缩压 >120 mmHg,平均动脉压 >70 mmHg。

◆ 尿量:$>0.5 \text{ mL} \cdot \text{kg}^{-1} \cdot \text{h}^{-1}$(约 30 mL/h)。

◆ 纠正酸中毒:

◇ 碱缺失 <2。

◇ 血清乳酸 <2.5 mmol/L。

◆ 低体温症:保持正常体温非常重要。液体和患者救治区域必须温暖。一般很难提供这种环境。伤员到达医疗机构时常常已是低体温状态。在担架、X 线摄片床和手术台上给伤员盖上被子。所有的伤员治

疗区域都应配备外部取暖设施(如：室内强力暖气设备)，从初步急诊处理区到手术室和重症监护病房都应如此。

与治疗相比，低体温症更容易预防。更多关于低体温症的讨论见第十二章。

四、输血治疗

● 输血。

如果伤员的失血量占血液总体积的30% ~40%，那么他们的复苏中应使用血液。失血量尚未达到30% ~40%，但是仍在持续出血的伤员也需输血。全血免疫反应的风险较浓集细胞高。

前线医疗机构(战地手术队、战争救援医院)储备的血液制品主要是O型浓缩红细胞和新鲜冷冻血浆(FFP)。运作稳定后，前线特殊渠道可供应特殊血型的浓集细胞和血小板。表7-2 列出了这些血液制品的储存、保质期和可得性。

表 7-2　手术室能获得的血液制品

血液制品	单位	储存期	输血保质期	梯队可得性	可得血型 O +/ −	A +/ −	B +/ −	AB +/ −
压缩红细胞液	~250 mL	35 d	35 d	第二和第三(MASH)	100%			
				第三(战争救援医院)和第四	50%	40%	10%	
冰冻解冻去甘油红细胞	~250 mL	10 年	3 d(洗涤后)	第三和第四	100%			
新鲜冷冻血浆(FFP)	~250 mL	1 年	24 d(冷冻复苏)	第三和第四		50%	25%	25%
血小板浓缩液	~60 mL	5 d	5 d	第三和第四	50%	50%	*	*

* 由血库排和医疗机构在手术室内采集血液提供。MASH：陆军机动外科医院。

改编自美国陆军部，医疗服务支持计划，华盛顿特区：司令部，DA；1994 年 1 月批准的终稿，野战手册 8 − 55：8 − 6。

熟悉输血技术、伤员献血袋输血连接点、移动血库连接点非常重要，需要进行常规练习。绝大多数严重的输血反应因床边操作错误所致，而不是血型不合和交叉配血错误。

● 重伤伤员或多发性损伤伤员的输血反应较难识别。溶血（ABO 血型配错）反应出现急骤（＜24 h），表现为发热、畏寒、背痛、呼吸困难和肾衰竭。延迟反应也会发生。出现这种情况时，所有的伤员都应立刻终止输血，轻微反应（荨麻疹、发热、+／-轻度支气管痉挛）可不终止，这种轻微反应可以用苯海拉明（20～25 mg 静脉滴注或口服）、H_2 受体阻滞剂、甲强龙、+／-肾上腺素治疗。

输血反应的战场处理

● 停止输血。经静脉通道继续输入生理盐水。

● 检查是否出现血红蛋白尿，检查血浆血红蛋白。

● 用生理盐水维持血压和尿量。如果伤员尿液过少，在充分输液后可考虑给予甘露醇或呋塞米（速尿）。

● 再次对献血袋的密封性、溶血或感染迹象进行检查，再次核对输血记录是否有笔误。

● 对战场医疗卡片进行标注，写明疑似反应及其治疗方法。

女性伤员 Rh 血型的临床相关性

无论是军人还是百姓，女人在战争中更易受伤。约有 85% 的美国人口血型为 Rh 阳性。男性极少出现严重的 Rh 血型不匹配。据估算，约有 10% 的 O 型血输血将 Rh 阳性血液输给了 Rh 阴性女性受血者。

Rh 阴性女性被输入 Rh 阳性血液后极易（约 80%）产生抗-D（Rh 阳性）抗体。如果 Rh 阴性女性经 Rh 阳性血液输血致敏后妊娠 Rh 阳性胎儿，那么这种血清转化会对妊娠产生危害，导致新生儿慢性溶血性疾病。

任何情况下都不能因 Rh 血型不匹配而中止挽救生命的输血；挽救生命优先于 Rh 免疫反应。

预防：在 O 型血供应许可的情况下，Rh 阴性血液应留给女性。

● **大量输血**。

○ 定义：

◆ 24 h 内输入 >10 个单位浓缩红细胞。

◆ 24 h 内全身换血。

○ 大量失血的后果：

◆ 休克。

◆ 低体温症。

◆ 酸中毒。

◆ 凝血因子减少。

◆ 血小板减少。

○ 大量输血的后果：

◆ 稀释凝血因子。

◆ 稀释血小板。

◆ 低体温症。

◆ 因快速输血导致的低钙血症(柠檬酸盐毒性)。

○ 给予10个单位浓缩红细胞时应同时给予：

◆ 4个单位新鲜冰冻血浆；

◆ 1个单位血小板(6袋为1个净化单位)；

◆ 考虑给予1个单位冷凝蛋白质(10个冷沉淀单位)。

○ 用哪种血?

◆ 如果可能的话,输同型血液。

◆ O型Rh阳性血(优先)给男性和已生育女性使用。

◆ O型Rh阴性血(如果可能的话)给未生育女性使用。

◆ 如果在输8个单位O型血后仍将继续输O型血,那么即使已明确血型,也应继续输O型血,直至伤员前后配型一致。

○ 应该用哪一种新鲜冰冻血浆(FFP)?

◆ 没有需要输新鲜冰冻血浆的紧急情况。

◆ 如果可能的话,输同型新鲜冰冻血浆。

◆ 当不明确血型时,输AB型新鲜冰冻血浆。

◆ A型血浆是第二选择。

◆ 除非明确伤员血型为O型,否则**不要输O型新鲜冰冻血浆**。

五、移动血库

无法进行标准成分输血时,使用新鲜全血能够挽救生命。因为全血含有凝血因子,所以输全血对治疗因大量失血进行液体复苏后的凝血因子稀释很有效。

● 设备。

○ 输血器(袋),间接Tx Y型(NSN 6515 01 128 1407)。

○ 阀门,有鲁尔接口的静脉输液治疗三通管(NSN 6515 00 864

8864)。

　　● 注意事项。

　　○ 战场环境会增加细菌污染的风险。

　　○ 没有条件对血液进行输血病毒疾病的筛查。

　　○ 军用身份识别牌上的血型错误率为2%~11%。

　　○ 献血者的战斗力会因献血而降低。

　　◆ 只能给小部分伤员进行献血——给大量伤员献血会导致两个战斗单位能力下降。

　　◆ 不应拒绝履行标准血液项目计划。

　　◆ 每月只能献血一次。

　　◆ 不要在高海拔地区献血。

> 即使在急诊情况下,也应尽量使用常规下发的血制品。

　　◆ 理想情况下,女性在输血前后应补充铁剂。

　　● 计划。

　　○ 预先部署。

　　◆ 建立一个当前初筛献血者花名册。

　　◇ ABO 和 Rh 血型。

　　◇ 无反应输血传播疾病筛查(可能情况下)。

　　○ 现场。

　　◆ 更新初筛献血者花名册。

　　◇ 帐篷/简易床位置。

　　◇ 职务。

　　● 紧急(无花名册)。

　　○ 现场测定血型或根据既往献血史明确血型。

　　○ 优先选择有献血史的人,因为他们过去进行过感染性疾病的筛查。

　　○ 依靠军用身份识别牌仅是最后手段。

　　○ 在大规模伤亡情况下,仅抽取 O 型万能供血者,这样能够降低输血时的混乱。

　　○ 在仅有一名伤员事故的情况下,抽取万能供血者或特殊血型供血者(美国 O 型血占全国人口的46%)。

　　● 移动血库操作步骤。

　　○ 供血者的胳膊至少用聚维酮碘消毒1 min。

○ 将静脉血从胳膊抽至新鲜密闭商业血袋中。

○ 血袋的容量为 600 mL，其中含有 63 mL 的 CPD 或 CPD-1 抗凝剂。

○ 抽取血液 450 mL，约 1 品脱。所以血袋几乎全满。

○ 抽一管血液测定血型、交叉配血和进行输血传播疾病筛查（在可能的情况下）。

○ 送数管血液至辅助实验室（在可能的情况下）。即使是输血后筛查，也能保证安全或者能对突发事件进行解释。

○ 在血袋上标注清楚血型和供血者身份信息。

● 全血交叉配血。

○ 白瓷砖法：将一滴供血者血液与受血者血清混合在白瓷砖上，在 4 min 内检查结果。

○ 如果没有发生凝集反应，那么血液可以给受血者使用。用放大镜可帮助观察。

● 储存。

○ 室温下保存不超过 24 h。

○ 温暖的环境下保存 24 h 以上后，血液中细菌繁殖和凝血因子的丧失会显著增加。如果血液在室温下保存不超过 8 h，就可以将其放在冰箱内或湿冰上保存 3 周。

○ 全血在寒冷（1 ℃～10 ℃）条件下保存超过 24 h 后，虽然红细胞仍有活性，但是血小板会失活，丧失了全血的一个主要优势。

○ 告知麻醉师、手术医生该血液为紧急抽取，并告知他们这袋血的来源。

○ 24 h 后，销毁室温条件下保存的全血（在美国本土，在 10 ℃ 以上保存 30 min 以上的血液就会被医院销毁）。你可以保存冷藏的血液，直至经筛查的常规血液供应重建。

○ 给供血者和受血者进行记录，这样他们回到美国本土后可进行检查。

○ 记录输血量、供血者姓名和预后。

● 自体输血法。

○ 收集到无菌容器里的血液（如：负压吸引、胸导管等）可以经血液滤过器返回伤员体内。

○ 最好是无菌体腔（如：没有内脏损伤的胸腔和腹腔）内的血液。

○ 使用来自污染腹部创伤的血液会增加系统感染的风险。

○ 作为战场的临时处理方法，可将血液经无菌纱布过滤。

展望未来

因为休克的实质是细胞水平的缺氧,所以最理想的液体应该是能够扩容和携带氧气的液体。由于这些液体要在部署机构中使用,所以它必须在大范围温度内保持稳定且使用风险极低。正在研究的血红蛋白类氧载体化合物(HBOCs)就是这种液体。这些血红蛋白类氧载体化合物源自牛或人,无须冷藏,保质期长达 3 年,不携带疾病,无须交叉配血。

第八章　血管通道

Chapter

8

血管通道是处理创伤的急诊早期措施,应首先尝试外周血管通道。如果没有成功,可选择其他的经皮肤中心通道位置,包括锁骨下静脉、内外颈静脉和股静脉;也可选择切开脚踝或大腿部位的隐静脉。

- 基础设施。
- ○ 止血带。
- ○ 1% ~2%的利多卡因。
- ○ 备好无菌液、消毒单、手套和4×4纱布垫。
- ○ 配有25号针头的3 mL针筒。
- ○ 外科手术刀、止血剂、11号刀片和精细手术剪。
- ○ 静脉插管器。
- ○ 静脉注射导管。静脉注射管(经切除远端连接器改良)和8F鼻胃管可在战场上临时使用。
- ○ 在静脉上固定导管的3-0或4-0丝线。
- ○ 在皮肤上固定导管的2-0或3-0丝线。
- ○ 中心导管装置(打开中心通道时使用)或骨髓腔输注用的骨髓腔输注装置。

一、锁骨下静脉通道或颈内静脉穿刺

- 伤员以特伦伯格卧位仰卧(头部向下15°)。
- 锁骨下静脉区和颈内静脉区备皮消毒,铺消毒巾。术者戴无菌手套。
- ○ 锁骨下静脉通道。
- ◆ 将食指置于伤员的胸骨切迹处,拇指置于锁骨中外1/3交界处。
- ◆ 向皮肤、皮下组织和锁骨骨膜注射1%的利多卡因。
- ◆ 将一根粗针与5 mL针筒相连,针尖斜面向上进针,针尖指向锁骨头部。为了避免发生气胸,应保持针体水平。
- ◆ 在抽血时,缓慢沿锁骨下进针。
- ○ 颈静脉通道。
- ◆ 伤员转头45°朝向对侧,以暴露颈部。
- ◆ 确定由胸锁乳突肌头部构成的颈前三角顶端,以定位颈动脉。
- ◆ 触诊颈动脉,将穿刺针置于颈动脉旁。
- ◆ 将一根粗针与10 mL针筒相连,在颈动脉搏动的外侧沿45°角进针,进入三角区顶部。

◆ 颈动脉穿刺：立刻拔出针头,压迫进针点至少 5 min。

◆ 缓慢进针,针与矢状面平行,后角为 30°(如：朝向同侧乳头)。

◆ 抽出静脉血后,再进针 4 mm(针斜面长度),然后取下针筒,迅速覆盖针毂,以防止空气栓塞。

◇ 如果出现空气或动脉血,立刻停止穿刺,并拔除针具,用力按压进针点至少 5 min。

◆ 如果进针 5 cm 后仍未出现静脉血,一边缓慢向回撤穿刺针一边抽吸。如果失败,改变针的方向。

○ 锁骨下静脉或颈静脉置管。

◆ 一旦穿刺针已进入静脉,经针头置入"J"形导丝(塞丁格技术)。导丝通过时阻力极小。如果导丝进入不畅,撤出全部装置,重新尝试置管。

◆ 撤除穿刺针。

◆ 用外科手术刀或扩张器扩张进针孔。

◆ 固定导丝,将导管套在导丝外进入血管。左侧锁骨下静脉可进入 18 cm,右侧为 15 cm;右侧颈静脉可进入 9 cm,左侧为 12 cm。此后撤除导丝。

◆ 抽吸和冲洗所有端头,此后进行固定,使其在位,涂抹抗生素软膏,局部包扎,保护导管,标注插管日期。

◆ 进行胸片检查,以确定导管位置,排除气胸。

二、大隐静脉切开术

● 禁忌证。

○ 深静脉血栓(DVT)或严重的同侧下肢创伤。

● 步骤。

○ 暴露、备皮并消毒,脚踝或股部铺消毒巾。

○ 如果要切开脚踝部位大隐静脉,就在内踝附近进行局部麻醉。

○ 在大隐静脉区域皮肤上做一浅表横切口,长度要覆盖整个扁平胫骨边缘(约 3 cm)。

○ 用弯血管钳从神经和下方的骨骼中分离大隐静脉。

○ 将血管钳打开形成一个平台,用 11 号刀片在静脉前面切开 1 ~ 2 mm(图 8-1a)。

○ 将静脉内导管(事先在一端剪一个斜面)或留置针插入静脉至少

4 cm(可能需用到静脉插管器)(图8-1b)。

○ 在导管部位扎紧静脉近心端,结扎静脉远端。

○ 用缝线固定导管。

○ 清洁敷料覆盖。

○ 股部大隐静脉切开步骤基本与脚踝相同,切开部位为腹股沟韧带下一横掌,股部中线的外侧。切开皮肤后,手指钝性分离脂肪直至筋膜,手指弯曲、上抬,钩出大隐静脉。

● 也可以进行股静脉、颈静脉和前臂静脉切开术。

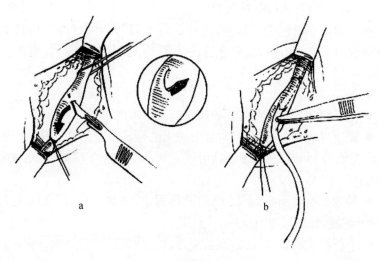

a   b

图 8-1　大隐静脉切开术

三、骨髓腔(IO)输液

● **禁忌证**。

○ 插入部位创伤或感染。

○ 近期已在同一插入位置进行骨髓腔输液。

○ 插入骨骨折。

○ 近期进行了胸骨切开术。

● **装置/步骤**。

○ FAST 输液器、骨输液枪(BIG)、Jamshidi 直针骨内输液器和手转 SurFast 骨内输液器等。

○ 操作步骤因输液对象的不同而不同。除了高渗溶液外,其他液体都可进行骨髓腔输液。

○ 骨输液枪（BIG）、Jamshidi 直针骨内输液器和手转 SurFast 骨内输液器可置于胫骨内侧、胫骨内侧远端或桡骨。

○ FAST 输液器用于胸骨骨髓腔输液，胸骨切迹下 1. 5 cm。

○ 儿科：插入骨髓抽吸针或 14～19 号腰椎穿刺针，尾部刺入外皮质区。常用部位为胫骨、股骨远端。

○ 进行抽吸，以确定位置。

第九章 麻 醉

Chapter

9

战场麻醉主要讲述使用足量麻醉药和心血管不稳定、记忆缺失、镇痛之间的平衡状态,还有技术简陋环境下沉寂的外科领域。根据战场情况,需灵活选择麻醉技术,同时还要结合基础临床技术进行选择。虽然现代监测仪器能提供很多数据,但是听诊器可能是简陋环境下的唯一工具。所以,救治伤员时,不应低估清脆心音和清晰呼吸音的价值。此外,与外科医生的密切合作、沟通也很重要。

一、气道

根据气道的情况、伤员的疾病状态和救治环境,有许多保护受损气道的方法。当需要一个确定气道时,一般最好采用直接喉镜和气管内插管(ETT),它们在气道内很稳固。

确定气道的适应证:

- 窒息/气道梗阻/高碳酸血症。
- 即将发生气道梗阻:面骨骨折、咽后血肿和吸入性损伤。
- 过度通气。
- 休克(收缩压 <80 mmHg)。
- 格拉斯昏迷评分(GCS)<8(见附录2)。
- 持续组织缺氧(血氧饱和度 <90%)。

二次呼吸窘迫的原因:

- 没有意识到要使用导气管。
- 没有插入导气管的能力。
- **没有意识到导气管放置错误**。
- 既往已放置的导气管移位。
- 没有意识到需进行机械通气。

二、全身麻醉的诱导

麻醉师必须对伤员进行下列评估:

- 并发疾病和目前的复苏状态。
- 气道——面部创伤、齿列、舌骨到下颌联合的长度和张口范围。
- 颈椎活动度(既往及与创伤相关的)。

其他困难气道指征:

○ 制动。

○ 儿童。

○ 短脖和下颌骨后退。

○ 上切牙突出。

三、快速诱导插管检查单

● 装置。

○ 喉镜、刀片和电池(每天进行检查)。

○ 吸引器、氧气装置。

○ 气管内套管和探针。

○ 其他导管(口腔导气管、鼻咽导气管、插管型喉罩[LMA])。

○ 静脉通道用品。

○ 监测仪——脉搏血氧、心电图、血压和潮气末二氧化碳。

○ 正压通气(人工呼吸机或麻醉机)。

● 药物。

○ 麻醉剂。

○ 肌松剂。

○ 抗焦虑药和致遗忘药。

○ 诱导药物和镇静剂。

○ 吸入剂。

● 麻醉药。

○ 芬太尼1,2.0~2.5 μg/kg静脉单次快注,观察伤员的反应。

○ 吗啡5~10 mg,静脉单次快注达到最小有效镇痛浓度,然后以每5 min 2 mg的速度维持效果。

○ 盐酸二氢吗啡酮1~2 mg,静脉推注达到最小有效镇痛浓度,然后以每5 min 0.5 mg的速度维持效果。

● 肌肉松弛剂。

○ 去极化。

◆ 琥珀酰胆碱:

◇ 1.0~1.5 mg/kg。

◇ 30~60 s起效。

◇ 维持5~10 min。

◇ 会导致心动过速、肌纤维自发性收缩、胃内压升高、颅内压升高和钾离子释放(尤其是"慢性"烧伤或制动伤员)。

◇ 是恶性高热(MH)的一个有效诱因。

> 琥珀酰胆碱不能用于烧伤或挤压伤超过 24 h 的伤员,也不能用于可能引起高血钾症的慢性神经肌肉障碍伤员——罗库溴铵是下一个最好的选择。

○ 非去极化。

◆ **维库溴铵**:诱导剂量为 0.1 mg/kg 时,2~3 min 后起效,效果持续 30~40 min。

◆ **罗库溴铵**:诱导剂量为 0.6 mg/kg 时,1.5~2.5 min 后起效,效果持续 35~50 min。1.2 mg/kg 剂量时,罗库溴铵的起效时间与琥珀酰胆碱相似,但是效果持续时间超过 60~90 min。

◆ **溴化双哌雄双酯**:诱导剂量为 0.15 mg/kg 时,3.5~6 min 后起效,效果持续 70~120 min。

● 抗焦虑药和致遗忘药。

○ 咪达唑仑:1~2 mg,缓慢静脉注射(2 min 以上)。

○ 东莨菪碱:0.4 mg,静脉注射。

● 诱导剂和镇静剂(表9-1)。

表9-1 诱导剂和镇静剂

药物	常规剂量*	特征	注意事项
氯胺酮	1.0~2.0 mg/kg,静脉注射	解离麻醉剂和致遗忘药。拟交感作用(可用于血容量不足)。强效支气管扩张剂。	尽管镇痛和致遗忘作用很强,但是会出现不同程度的不随意骨骼肌运动。
	4.0~8.0 mg/kg,肌肉注射	30~60 s 起效。与苯二氮联合用药以避免急性谵妄。	唾液分泌增多,可考虑使用止涎药。
巴比妥类药物(如:硫喷妥钠)	3~5 mg/kg	30~60 s 起效。	可能会使血容量减少,血压显著上升。
丙泊酚	1.5~2.5 mg/kg	溶于液体中,必须确保严格无菌。快速起效,快速代谢。30~60 s 起效。	急性失血性休克患者禁用。

续表

药物	常规剂量*	特征	注意事项
依托咪酯	0.2 ~ 0.4 mg/kg	30 ~ 60 s 起效。 持续 3 ~ 10 min。 对心脏影响最小。 对外周循环和肺循环影响最小。 维持脑部灌注。	可能会导致阵挛。

*如果减小使用剂量,所有的诱导剂都可用于严重损伤的伤员(如:推荐剂量的1/2)。

但是,血容量减少伤员的推荐选择顺序应该是:氯胺酮 > 依托咪酯 > 硫喷妥钠 > 丙泊酚。

快速诱导插管(RSI)七步骤

1. 经面罩中给予伤员 100% 的纯氧进行预吸氧。

2. 考虑使用芬太尼:滴入芬太尼,以维持有效血压和效果。

3. 压迫环状软骨:用 sellick 操作法,直至气管内插管(ETT)的定位准确且球囊膨胀。

4. 诱导剂:依托咪酯 0.1 ~ 0.4 mg/kg,静脉推注。

5. 肌肉松弛剂:琥珀酰胆碱 1.0 ~ 1.5 mg/kg,静脉推注。

6. 喉镜检查和口腔气管插管插入。

7. 检查插管位置。

● 气管插管。

○ 口腔气管插管。

◆ 给予诱导剂和神经肌肉阻滞 60 ~ 90 s 后直接插入喉镜。

◆ 第一次尝试成功的可能性最大,但是有以下支持计划:

◇ 伤员和麻醉师处于最佳体位。

◇ 准备好备用物品(探针、细管、备用喉镜镜片、吸引器、喉罩和光芯)。

○ 一般不进行鼻气管插管。

○ 其他注意事项。

◆ 在球囊膨胀、导管位置固定前,持续压迫环状软骨。

◆ 可用短效降压药降低血压,如:β 受体阻滞剂(拉贝洛尔、艾司洛尔)。

◆ 可用小剂量麻黄素(5 ~ 10 mg)或去氧肾上腺素(50 μg)治疗诱导

相关性(短暂性)低血压。但是,如果在诱导剂代谢后血压仍持续较低,可进行输液治疗。由于控制出血变得很紧急,所以麻醉师必须将这一情况告知手术医生。

◆ 在喉镜检查前 1～2 min,敏感性气道可用利多卡因 1.5 mg/kg 进行局部麻醉。

◆ 明确气管内插管位置。

○ 肺部听诊。

○ 测定潮气末二氧化碳。

○ 确定血氧饱和度数值较高。

○ 在胸骨切迹处能够触摸到气管内插管的套囊。

○ 将化学二氧化碳传感器放置在导气管管路中。

> 确定导管的位置至关重要。任何气管诱导插管后的氧合困难或通气障碍都应立刻评估,重新插管。

四、困难气道

对气道进行托颌法面罩给氧初步处理,并对病情进行评估。快速诱导插管失败可能因诱导剂起效时间不充分、肌肉松弛剂起效时间不够、解剖学困难气道或梗阻(分泌物、血液、创伤或异物)等因素所致。

● 再次给氧;考虑临时放置口腔导气管。

● 重新定位伤员和麻醉师。

● 请求帮助。

● 考虑用其他方法代替气管诱导插管。

○ 清醒插管。

○ 喉罩。

○ 区域麻醉或局部麻醉。

○ 外科呼吸道。

五、全身麻醉的维持

插管后用以下方法维持全身麻醉:

● 氧气: 保持血氧饱和度 >92% 。

● 机械通气:

○ 潮气量(TV)10 ~ 15 mL/kg。

○ 呼吸频率(RR)6 ~ 10 次/分钟。

○ 如需 PEEP(呼气末正压通气)达到 5 cmH$_2$O,则必须进行滴定。

● 最小肺泡浓度(MAC)。

○ 0.3 ~ 0.5 最小肺泡浓度:虽然50%的伤员对口令有反应,但是仍有意识丧失。

○ 1 最小肺泡浓度:50%的伤员不会因手术刺激而移动。

○ 1.2 最小肺泡浓度:95%的伤员不会因手术刺激而移动。

○ 常用吸入剂的最小肺泡浓度:

◆ 氟烷:0.75%。

◆ 七氟烷:1.8%。

◆ 异氟烷:1.17%。

◆ 安氟醚:1.63%。

◆ 一氧化二氮(N$_2$O):104%。

◆ 相加作用(如:60%的一氧化二氮与0.8%的七氟烷混合可得1最小肺泡浓度)。

○ 全静脉麻醉(TIVA)。

○ 将咪达唑仑 5 mg、维库溴铵 10 mg、氯胺酮 200 mg 混合于 50 mL 生理盐水(NS)中,以 0.5 mL · kg^{-1} · h^{-1} 的速度静脉滴注(手术结束前 10 ~ 15 min 结束用药)。

○ 将 50 ~ 100 μg 氯胺酮和 500 mg 丙泊酚(50 mL10% 的丙泊酚)混合,体重为 70 kg 的伤员以 50 ~ 100 μg · kg^{-1} · h^{-1}(21 ~ 42 mL/h)的速度给药。

● 复合麻醉(药物和气体)。

○ 0.4 最小肺泡浓度。

○ 咪达唑仑 1 ~ 2 mg/h。

○ 氯胺酮 2 ~ 4 mg · kg^{-1} · h^{-1}。

六、全身麻醉总结

● 如果伤员保留插管,可以停止麻醉。但是镇静剂和肌肉松弛剂必须维持。

● 如果伤员即将拔管,可降低机械通气量,让伤员能够自主呼吸。

○ 手术结束前 5 min 停止使用麻醉剂。

○ 使用格隆溴铵(0.01~0.02 mg/kg 静脉滴注 3~5 min)降低副交感刺激、减少分泌物。可以和新斯的明同时使用或在新斯的明前使用。

○ 用新斯的明拮抗(0.04~0.08 mg/kg 静脉滴注 3~5 min 以上,可与格隆溴铵混于同一针筒中)肌肉松弛剂。

● 拔管标准包括解除肌肉松弛、自主呼吸、对指令有反应、睁眼和抬头持续时间达到 5 s。**如果无法做到,伤员仍需保持插管。**

● 咪达唑仑遗忘疗法和麻醉剂镇痛疗法用量宜小,以免影响自主呼吸恢复。

七、区域麻醉

区域麻醉(RA)是一种"战地喜爱的"麻醉方法,因为它需要的资源最少,且能在战场上提供优质的麻醉和镇痛。RA 在现代战场上的优势列举如下:

● 优质的手术条件。
● 良好的术前镇痛。
● 稳定的血流动力学。
● 特殊的肢体麻醉。
● 其他麻醉需求量小。
● 改良的术后清醒。
● 副作用最小。
● 麻醉后恢复快。
● 所需设备简单,运输方便。

现代战争中,绝大多数创伤为浅表性创伤或四肢创伤。处理这些创伤时,无论作为全身麻醉的辅助或初步麻醉,区域麻醉都很合适。当时间和资源充裕时,鼓励进行基础区域麻醉阻滞。

● 颈丛浅支阻滞。
● 腋路臂丛神经阻滞。
● 静脉区域麻醉。
● 腕部阻滞。
● 指神经阻滞。
● 肋间臂神经阻滞。
● 隐神经阻滞。
● 踝部阻滞。

● 脊髓麻醉。
● 腰椎硬膜外麻醉。
● 腰硬联合麻醉。
● 股神经阻滞。

建议至战地前进行基础阻滞培训。鼓励在适当时应用神经刺激,以提高阻滞成功率。伤员在抵达具备经此训练人员的战争救援医院(CSH)或更高级医疗机构前,一般不会获得更高级的阻滞和连续外周神经阻滞。绝大多数单次注射外周神经阻滞采用0.5%的罗哌卡因等长效局部麻醉药。当伤员等待手术时,常采用外周神经阻滞镇痛(没有麻醉剂的呼吸抑制作用)。

● 神经轴阻滞。
○ 蛛网膜下腔阻滞(SAB)。
○ 硬膜外阻滞。

伤员身体状况允许时,鼓励进行脊髓麻醉或硬膜外麻醉。伤员对该麻醉导致的交感神经切除的耐受性很差,这是使用该技术前必须考虑的因素。外周神经阻滞没有该限制。

● 局部麻醉。

当局部麻醉就足够时,如清创术和创伤缝合术,应选择局部麻醉。

八、战地麻醉设备

目前,前线手术室配备两种麻醉机:蒸馏汽化器和常规便携式呼吸机。蒸馏系统的原理见图9-1。

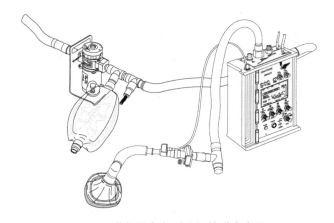

图9-1 蒸馏设备与呼吸机的联合应用

● 蒸馏汽化器。

○ 目前战场型号：欧美达(Ohmeda)便携式麻醉机(PAC)。

○ 需求类型系统(与医院手术室压力通风系统不同)。

● 如果患者没有自主呼吸或自动膨胀袋没有进行挤压,那么就没有气流。没有指令就没有气流。

○ 温度补偿流量直列式汽化器。

○ 在操作手册中,优化最大吸入氧浓度的是一个长约 3.5 ft 的氧气节约管(OET),但维持最佳氧气需要一个比这个 OET 更大的储层。

○ 可用于自发性通气或控制性通气。

○ 整合性能图列出了一些常用麻醉剂(如：氟烷、异氟烷、安氟醚和乙醚)的刻度盘位置。**乙醚高度易燃,谨慎使用**。

欧美达 UPAC 蒸馏设备与 Uni-Vent 鹰牌便携式容量呼吸机联合应用：

● 目前,还没有与 UPAC 蒸馏设备特定同用的机械呼吸机。但是,已经对蒸馏和推动式结构与多种便携式呼吸机联合应用这两方面进行了研究。

○ 呼吸机能够提供均衡的通气和吸入性麻醉剂浓度,所以增加呼吸机能够解放麻醉助手的双手。

○ 蒸馏结构将呼吸机远端与汽化器相连,吸入外界空气,汽化器将空气以与自主呼吸患者相同的方式汽化。不能给鹰牌 IMPACT Uni-Vent754 呼吸机的蒸馏结构中加入压缩空气,因为该呼吸机会优先传递压缩空气,而不是吸入 UPAC 蒸馏装置中的空气或麻醉气体。

○ 驱动结构将呼吸机近端与汽化器相连,有效地将吸入的外界气体驱动经过汽化器,传输给伤员。

● 鹰牌 IMPACT Uni-Vent754 呼吸机(图 9-1)不是 UPAC 结构的一部分,但是它是美国军队的标准设备,曾和欧美达 UPAC 蒸馏结构联合应用。

○ 空气抽吸(侧面进气口)口将气流抽吸/呼吸机连接起来。

◆ 呼吸机侧面进气口内有一个止回阀,能够防止压力回流作用于汽化器,这样会导致麻醉剂浓度不稳定一致。

○ 呼吸机上的伤员气体输出口内也有一个止回阀,这样能防止伤员一端的气体回流进入汽化器。

○ 废气的净化可通过连接波纹麻醉管来完成,波纹麻醉管可连接于加压给氧气囊-E 阀门的出口部位(感应电路)或与外界大气相通的呼吸机管路出口部位(呼吸机管路)。

○ 下列物品可连接在管路上,强化鹰牌 UPAC/Impact Uni-Vent 呼吸机的联合应用:

◆ 大小回路适配器有助于连接多种配件。

◆ PALL 牌热能与水分交换过滤器能够保存热能,限制伤员接触回路。

◆ 可折叠回路扩展器能够减轻患者连接回路的重量。

◆ O$_2$延伸管能够连接补充氧气。

○ 两个分隔的回路应和鹰牌 UPACTM/Uni-Vent 呼吸机联合应用。其中一个用于感应和自发通气,另一个利用便携式呼吸机进行限制性机械通气。

◆ 因为开关回路部件需要多个切断和再连接,这个过程可能比较复杂,有发生错误的潜在风险。

● 常规充气麻醉机。

○ 目前战场上充气麻醉机型号为 Drager Narkomed 和 Magellan2000。

○ 标准 OR 麻醉机的精简版本有类似功能。

第十章　感　染

Chapter

10

> 所有战场上的创伤都会被细菌极大地污染。除非迅速进行适当治疗,否则绝大多数创伤都会发生感染。

战场环境有利于伤口感染的原因有:

● 战场上没有无菌致伤因素。所有的异物(导致创伤的子弹碎片、衣服、灰尘)都会被细菌污染。

● 高能弹创伤(组织失活、血肿、组织缺血)。

● 伤员医疗后送延误。

一、伤口感染的诊断

● 四个"–ors":Dolor(痛苦)、Rubor(发红)、Calor(发热)和 Tumor(肿块)——**疼痛和触痛、发红、发热和肿胀**。

● 分泌物,从显性脓液到梭状芽孢菌感染的酸馊"洗碗水"样分泌物不等。

● 捻发音、X 线下软组织气体影、表皮起泡和(或)表皮坏疽都是软组织感染坏死的迹象,如梭状芽孢菌感染气性坏疽或坏死性筋膜炎。

● 发热、白细胞增多、不明原因的心动过速或低血压等全身反应。

● 通过革兰染色和培养确诊,可能情况下进行组织活检。

二、导致战场感染的常见微生物

● 革兰阳性球菌:葡萄状球菌、链球菌和肠球菌。

● 革兰阴性杆菌:大肠杆菌和变形杆菌属。

○ 假单胞菌、肠杆菌、不动杆菌和沙雷菌属是常见的院内感染病原体,常见于长期住院的伤员,而不是刚从战场上下来的伤员。

● 沙门菌、志贺杆菌和弧菌常见于细菌性痢疾。

● 革兰阳性厌氧菌和革兰阴性杆菌:梭状芽孢杆菌、拟杆菌属和普氏菌属。

● 真菌:念珠菌属常见于长期住院伤员、长期营养不良或免疫抑制的伤员或那些应用广谱抗生素、肾上腺皮质类固醇、肠外营养的伤员。如果推断伤员有真菌感染,可进行适当的经验治疗。

感染对战场受伤伤员的最大威胁是发展为气性坏疽，常由产气荚膜梭菌导致。

三、感染的常见模式

● **皮肤、软组织、肌肉和骨骼感染**：主要因葡萄球菌、链球菌和梭菌感染所致。这些感染包括伤口脓肿、蜂窝组织炎、化脓性关节炎、骨髓炎、坏死性筋膜炎和气性坏疽。

破伤风杆菌可经任何伤口进入人体——即使是细微的创伤和角膜擦伤，所以必须进行预防，以防止出现破伤风毒血症。

● **颅内感染**：脑膜炎、脑炎和脓肿常因葡萄球菌和革兰阴性杆菌感染所致。由于常规抗生素不能渗透脑膜，所以这些感染很难治疗。

● **口面部和颈部感染**：革兰阳性球菌和口腔厌氧菌感染所致。手术和克林霉素一般对其有效。

● **胸腔感染**：积脓症（一般因葡萄球菌感染所致）和肺炎（葡萄球菌、链球菌、假单胞菌），特别好发于长期机械通气的伤员或那些易误吸的伤员（多重感染）。

● **腹腔感染**：包括外伤后或手术后脓肿、腹膜炎。常因肠球菌、革兰阴性杆菌和厌氧菌感染所致。艰难梭状芽孢杆菌常会潜在导致严重的腹泻性肠炎，即使仅使用一次抗生素也可能导致这种肠炎。

● **全身性败血症**：一种因血液感染或严重局部感染导致的全身炎症反应的综合征（发热、白细胞增多、心动过速、呼吸急促和可能出现低血压）。

○ 和感染无关的类似炎症反应可因残留坏死组织所致，或仅因持续严重创伤所致。

○ 所有全身性败血症的致病微生物都无法发现。

○ 虽然一般与革兰阴性微生物有关，但是任何细菌或真菌都会导致败血症。

立刻手术清创是战场伤口感染预防/治疗的基础。

四、治疗

总原则

● 应早期进行手术和抗生素治疗。预防战场创伤感染可多次进行治疗。

● 手术清创在受伤后6 h内进行最佳。

● 在一期伤口探查、清创后,应充分冲洗伤口,确保所有的坏死组织、细菌污染和异物已从伤口被冲走。

● 应避免过度刺激,尤其是压力下过度刺激。因为这样会削弱人体的免疫细胞防线,导致菌血症。

● 皮肤保持敞开,其上覆盖湿润的无菌纱布。

● 受伤后应尽快(as soon as possible, ASAP)进行抗生素治疗,此后持续24 h,根据创伤的大小、破坏的程度和污染的程度而定。

○ 如果从受伤到接受抗生素治疗之间的时间间隔超过6 h,或从受伤到手术之间的时间间隔超过12 h,对已发生的感染要进行抗生素联合应用治疗。

● 依靠人体受伤部位进行抗生素经验用药选择(表10-1)。

表10-1　战场损伤的经验性抗生素覆盖范围

受伤部位	经验性抗生素	覆盖的微生物
头颅/贯通伤	头孢唑啉/Vanc + 甲硝唑	革兰阳性菌 + 厌氧菌
颌面部	头孢唑啉 + 克林霉素	革兰阳性菌 + 厌氧菌
颈部	头孢唑啉	皮肤菌群
胸部	头孢唑啉	皮肤菌群
腹部:		
肝脏	氟喹诺酮 + 二代头孢	革兰阴性菌 + 阳性菌,厌氧菌
胃肠道	严重感染时使用碳青霉素烷/青霉素	革兰阴性菌 + 阳性菌,厌氧菌
胃肠道	无严重污染时,使用二代头孢	革兰阴性菌 + 阳性菌,厌氧菌
泌尿生殖器	氨基糖苷类 + 二代头孢	革兰阴性菌 + 阳性菌,厌氧菌
脾脏	二代头孢 + 氟喹诺酮 + 免疫(脾切除者要治疗芽孢菌)	革兰阴性菌 + 阳性菌,厌氧菌

续表

受伤部位	经验性抗生素	覆盖的微生物
盆腔：		
合并胃肠道损伤	碳青霉素烯或合成青霉素	肠道菌群＋厌氧菌
无胃肠道损伤	二代头孢	皮肤菌群
四肢：		
仅软组织	头孢唑啉＋二代头孢＋氨基糖甙类	
涉及骨骼、血管	头孢唑啉＋二代头孢＋氟喹诺酮	

注：治疗任何残留衣服碎片和环境碎片的严重污染时，不论受损部位，均须使用覆盖革兰阴性菌和厌氧菌广谱抗生素，如头孢唑啉＋青霉素＋庆大霉素；或仅用舒他西林。

● 一旦战场伤口发生感染，必须进行双重治疗——手术和药物。

○ 手术策略相同：打开伤口，清除感染和坏死的组织，检查是否有异物。

○ 脓腔一般要进行引流，以预防过早闭合和复发。

○ 用于抵抗可能的病原体时，经验性广谱抗生素治疗可持续 7～10 d。

○ 进行细菌培养，根据革兰染色和培养结果修正治疗方案，以覆盖实际病原体最为理想。

○ 由于拟杆菌属和梭状芽孢杆菌培养困难，修正抗生素疗法，以覆盖这些微生物。

○ 如果清创过的伤口仍可能有坏死组织或异物残留，伤员应每隔 1～2 d 就至手术室进行再次清创，直至确保伤口组织健康、清洁。

五、特殊感染

● 破伤风。

○ 由于破伤风杆菌高度污染，所以战场创伤容易发生破伤风。

○ 破伤风杆菌在无氧环境下生长，释放神经系统毒素，能够导致肌肉痉挛、牙关紧闭、颈项强直和角弓反张。

○ 除了手术清创外，其他预防破伤风的措施有：

◆ 如果伤员在受伤前破伤风免疫性不确定，或者疫苗接种少于 3 次，或者最后一次疫苗接种已在 5 年前，则肌肉注射破伤风菌疫苗 0.5 mL。

◆ 如果伤员在受伤前破伤风免疫性不确定,或者疫苗接种少于3次,则可单独用针筒注射破伤风免疫球蛋白250~500单位,注射部位不应为破伤风菌感染部位。

○ 已确诊破伤风的治疗措施有:

◆ 静脉滴注抗生素(青霉素2 400万单位/天;或多西环素100 mg,2次/天;或甲硝唑500 mg,每6 h 1次,共服用7 d)。

◆ 注射破伤风免疫球蛋白。

◆ 必要时进行清创术。

◆ 静脉滴注安定可缓解肌肉痉挛。

◆ 将伤员置于黑暗、安静的房间,免受外界刺激。

◆ 可进行气管插管、机械通气和神经肌肉阻滞。

● 软组织感染。

○ 蜂窝组织炎的特征是局限性皮肤红斑、发热、触痛和肿胀或硬化。

◆ 治疗:静脉滴注抗葡萄球菌和链球菌抗生素(静脉滴注萘夫西林、头孢唑啉;对青霉素过敏的伤员可用克林霉素或万古霉素)。

○ **术后伤口感染**的特征是局部疼痛、红肿、发热和(或)腐臭/脓性分泌物,伴随发热和(或)白细胞增多。

◆ 治疗:**敞开创口**,引流出感染液体,清除所有坏死组织。

◆ 保持创口敞开,创口经二期愈合关闭。

○ **坏死性软组织感染**是战场创伤中最可怕的感染。这些感染包括**气性坏疽**和因葡萄球菌、链球菌、肠球菌、肠杆菌、拟杆菌和梭状芽孢杆菌导致的**多重感染**。

◆ 通过分泌导致菌血症、毒血症和感染性休克的外毒素,多种微生物导致的**皮下组织**和(或)**肌肉**感染进展迅速。

◆ 可侵犯所有软组织层,包括皮肤(起疱和坏疽)、皮下组织(脂膜炎)、筋膜(筋膜炎)和肌肉。

◆ 临床特征为局部剧痛、捻发音。如果伴随梭状芽孢杆菌感染,则会出现稀薄、棕色的酸馊分泌物。

◆ 皮肤绷紧发亮,呈苍白色或青铜色。

◆ 全身症状包括发热、白细胞增多、意识不清、溶血性贫血和低血压。不治疗或治疗不充分的伤员会迅速出现多脏器衰竭和死亡。

◆ 不明原因的伤口剧痛、软组织内明显有气体或在X线下显示有气体(气体在皮下组织或肌肉内)等症状或体征有助于诊断。

◆ 软组织内没有气体不能排除坏死性感染的诊断。

◆ 治疗方法为**手术**,包括早期、广泛和反复(每24~48 h)清除创口所有坏死和感染组织,同时应用**抗生素**。

◆ 切除病变组织必须彻底(包括截肢术和关节切断术),清除所有变色、无收缩力、无血流或疑似感染的肌肉。

◆ 确定致病性微生物常比较困难:必须针对所有的可疑微生物进行治疗。

◆ 静脉滴注抗生素进行治疗。

◆ 克林霉素900 mg,q8h(每8 h 1 次);联合青霉素400 万单位,q4h(每4 h 1 次);联合庆大霉素5~7 mg/kg,qd(每日 1 次)。

◇ 克林霉素替代药物:甲硝唑500 mg,q6h(每6 h 1 次)。

◇ 青霉素替代药物:头孢曲松钠2.0 g,q12h(每12 h 1 次),或红霉素1.0 g,q6h(每6 h 1 次)。

◇ 庆大霉素替代药物:环丙沙星400 mg,q12h(12 h 1 次)。

◆ 其他给药方案:青霉素400 万单位,q4h(每4 h 1 次),联合亚胺培南500 mg,q6h(每6 h 1 次)。

● 腹腔内感染。

◆ 预防。

◆ 给药方案(尽快开始,术后持续24 h)。

◇ 单一用药:头孢替坦1.0 g,q12h(每12 h 1 次),或氨苄西林/舒巴坦3g,q6h(每6 h 1 次),或头孢西丁1.0 g,q8h(每8 h 1 次)。

◇ 三联用药:氨苄青霉素2g,q6h;联合覆盖厌氧菌抗生素(甲硝唑500 mg,q6h;或克林霉素900 mg,q8h);联合庆大霉素5~7 mg/kg,qd(每日 1 次)。

◆ 已发生的腹腔内感染(腹膜炎或脓肿)。

◆ 治疗方案同上,但须持续7~10 d。

◆ 引流所有脓肿。

● 肺部感染。

◆ 胸部贯通伤后的积脓症(一般因链球菌感染所致)一般因子弹、胸腔导管或胸腔切开术污染所致。

◆ 诊断:肺部形成小腔,X 线下发现气液平面,胸腔积液穿刺。

◆ 治疗。

◇ 首先放置胸腔导管。如果放置失败,则行胸腔切开术。

◇ 头孢噻肟,或头孢曲松钠,或头孢西丁,或亚胺培南。

◆ 肺炎常因误吸(如伴随头部创伤的患者)和长期机械通气所致。

◆ 通过 X 线下发现新的、胸腔物理治疗不明显的肺部渗出物,伴随:

◇ 发热或白细胞增多。

◇ 痰液分析显示多种细菌和白细胞。

◆ 根据可能的病原体进行经验治疗。

◇ 误吸:可能为链球菌肺炎、大肠杆菌群和口腔厌氧菌。静脉滴注抗生素(如:氨苄西林/舒巴坦、克林霉素或头孢西丁)都有效。

◇ 呼吸机相关性肺炎:葡萄球菌、假单胞菌和其他医源性肠杆菌。应使用亚胺培南、环丙沙星、万古霉素和(或)头孢他啶等广谱抗生素,联合一种氨基糖苷类抗生素。

六、全身性败血症

● 全身性败血症可定义为伴随长期全身炎症反应的感染,全身炎症反应包括下列两种或两种以上情况:

○ 心动过速。

○ 发热或低体温症。

○ 呼吸急促或过度通气。

○ 白细胞增多或减少。

● 进展为感染性休克的特征是全身性低灌注:血压极低/精神迟钝或乳酸酸中毒。治疗分为以下三个方面:

○ 诊断并治愈病因。

○ 静脉滴注广谱抗生素,杀灭可能病原体。

○ 对衰竭脏器(如:心血管衰竭、急性肾衰竭和呼吸衰竭)进行重症监护病房支持。

● 败血症的病因常难以诊断,但是这对预后**意义重大**。难以诊断的感染包括:

○ 未引流的脓液,如:伤口感染、腹腔脓肿、鼻窦炎或肛周脓肿。

○ 机械通气相关性感染。

○ 尿路感染。

○ 弥漫性真菌感染。

○ 中心静脉导管感染。

○ 结石性胆囊炎。

● 败血症的重症特别救治包括强力复苏以恢复灌注,防止多脏器衰竭。这需要优化血流动力学参数(肺动脉栓塞、心输出量和氧气携带)以

纠正无氧代谢和乳酸酸中毒。复苏的终点,如尿量、碱缺失和血液乳酸
水平指示治疗成功。在败血症病因明确病原体并分离出来前,仍需静脉
应用经验性广谱抗生素。恰当的治疗方案应包括:

○ 亚胺培南 500 mg,q6h。

○ 青霉素和三唑巴坦 3.375 g,q6h;或头孢他啶 2.0 g,q8h;或头孢吡
肟 2.0 g,q12h;联合庆大霉素 5～7 mg/kg,qd(必须依从一日一次的用药
方案,伤员没有肾脏损伤);或环丙沙星 400 mg,q12h。

○ 如果病原体可能是甲氧西林耐药性金黄色酿脓葡萄球菌,则联合
万古霉素 1.0 g,q12h。

○ 如果病原体可能是万古霉素耐药性肠球菌(VRE),则联合利奈唑
酮 600 mg,q12h。

小结

战场伤员的感染率极高。由于战场的环境因素、伤口内失活组织和
异物,所以战场创伤的感染可以预见到。避免伤口感染的关键是及时、
彻底探查伤口,清除所有异物和切除所有坏死组织。所有战场创伤都应
保持敞开。在战地医疗机构(MTF),抗生素对伤口和其他感染的作用仅
为辅助作用。特定感染、特定部位的相关病原体知识,同时还有杀灭这
些病原体的最佳抗生素(表 10-2)知识都能辅助战地医生消除和治疗
感染。

表 10-2 所选抗生素的抗菌谱和剂量

抗生素	抗菌谱	剂量
青霉素	化脓性链球菌、青霉素敏感型肺炎链球菌、梭菌属 SP	400 万单位,静脉滴注,q4h(每 4 h 1 次)
氨苄西林	肠球菌属 SP、链球菌属 SP、变形杆菌属、一些大肠杆菌、克雷白杆菌属	2 g,静脉滴注,q6h(每 6 h 1 次)
氨苄西林/舒巴坦	肠球菌属 SP、链球菌属 SP、葡萄球菌*、大肠杆菌、变形杆菌属、克雷白杆菌属、梭菌属 SP、拟杆菌属/普氏菌属 SP	3 g,静脉滴注,q6h(每 6 h 1 次)
萘夫西林	葡萄球菌属 SP*、链球菌属 SP	1 g,静脉滴注,q4h(每 4 h 1 次)

续表

抗生素	抗菌谱	剂量
哌拉西林/他唑巴坦	肠球菌属 SP、链球菌属 SP、葡萄球菌*、大肠杆菌、假单胞菌和其他肠杆菌科、梭菌属 SP、拟杆菌属/普氏菌属 SP	3.375 g,静脉滴注,q6h(每6 h 1 次)
亚胺培南	肠球菌属 SP、链球菌属 SP、葡萄球菌*、大肠杆菌、假单胞菌和其他肠杆菌科、梭菌属 SP、拟杆菌属/普氏菌属 SP	500 mg,静脉滴注,q6h(每6 h1 次)
头孢唑啉	葡萄球菌属 SP*、链球菌属 SP、大肠杆菌、克雷白杆菌属、变形杆菌属	1.0 g,静脉滴注,q8h(每8 h 1 次)
头孢西丁	葡萄球菌属 SP*、链球菌属 SP、大肠杆菌和其他相似的肠杆菌科、梭菌属 SP、拟杆菌属/普氏菌属 SP	1.0 g,静脉滴注,q6h(每6 h 1 次)
头孢他啶	葡萄球菌属 SP*、大肠杆菌、假单胞菌属和其他肠杆菌科。	2.0 g,静脉滴注,q8h(每8 h 1 次)
头孢曲松钠	链球菌属 SP、葡萄球菌*、奈瑟菌属 SP、大肠杆菌和绝大多数肠杆菌科(不是假单胞菌属)、梭菌属 SP	2.0 g,静脉滴注,q12h(每12 h 1 次)
环丙沙星	大肠杆菌、假单胞菌和其他肠杆菌属	400 mg,q12h(每12 h 1 次)
庆大霉素	大肠杆菌、假单胞菌和其他肠杆菌属	5 ~ 7 mg/kg,qd(每日 1 次)(必须依从一日一次的用药方案,伤员没有肾脏损伤)
万古霉素	葡萄球菌、肠球菌和链球菌属(包括 MRSA,不包括 VRE)	1.0 g,q12h(每12 h 1 次)
红霉素	葡萄球菌 SP、梭菌属 SP	0.5 ~ 1.0 g,q12h(每12 h 1 次)
克林霉素	链球菌属 SP、链球菌属 SP、梭菌属 SP、拟杆菌属和普氏菌属 SP	900 mg,q8h(每8 h 1 次)
甲硝唑	梭菌属 SP、拟杆菌属和普氏菌属 SP	500 mg,q8h(每8 h 1 次)

*不是甲氧西林耐药性金黄色酿脓葡萄球菌(MRSA)。

剂量和给药间隔是常规建议,个体剂量有所不同。

第十一章　重症监护

Chapter

11

由于爆炸伤和高速枪弹伤的严重性和致命性，以及需要损伤控制的伤员进行持续复苏的需要，**每个战地重症监护病房都应有一名专业重症监护医生。**

一、损伤控制

损伤控制是指对出血和污染的初步控制，接下来就是腹膜内填塞和快速缝合，然后在重症监护病房进行复苏，恢复正常生理机能。此后才是决定性二次探查。

重症监护病房医生应遵循以下指南：
● 利用详细主次问卷对伤员进行二次**调查**（可能情况下进行二次伤员分类），同时关注"**ABCs**"（呼吸道、呼吸和循环）、潜在致命伤以及在急诊室和手术室复苏时未发现的其他损伤（三次调查）。

在自己进行检查前不要信任任何人的检查，因为伤员的病情可能发生变化，或者之前的诊断不确切或不全面。

● 对伤员的生理机能提供必要的可利用**监测**，对疼痛控制、意识水平和出入量进行定期评估。
● 使用恰当的休克**复苏**终点。
● **提供特殊脏器支持，**如对中枢神经系统损伤、呼吸衰竭、心血管衰竭和肾功能障碍进行治疗。
● **确保充分镇痛。**
○ 静脉滴注（而不是肌肉注射）足量麻醉剂，以缓解疼痛。
○ 机械通气伤员同时需要麻醉剂（吗啡、芬太尼）和镇静剂（丙泊酚、安定、咪达唑仑）。
● 准备将伤员**送离**前线。
● 重症监护专业医生的重要注意事项如下：
○ **"伤员的伤势一般不会突然恶化；只是医护人员突然注意到了！"**
○ **器官系统法。**在该方法中，每个器官系统都要按顺序填写在一张小型SOAP（主观-客观-评估-计划）表格中，确保机体的每个生理系统都进行了全面、综合和完整的记录。
○ **全身炎症反应**（SIRS）是严重损伤的常见代谢性后遗症，不一定与感染有关。

发热和白细胞增多应该立刻进行感染的彻底检查。必须使用抗生素，将这些药物用于短期预防、确定性感染或因败血症导致的快速恶化的经验治疗。

二、休克复苏

休克可定义为因致命性全身低灌注而导致的急性心血管功能不全。失血性休克是重大创伤后休克的最常见类型。因此，一期救治应指向纠正失血。

低灌注意味着人体细胞缺氧。输送氧气是心血管功能、动脉血红蛋白含量和动脉血氧饱和度的职能。所有纠正休克的措施都与优化这三种参数有关。

● 根据复苏的终点，休克复苏分两阶段。

○ 在**第一阶段**，复苏的目标是平均动脉压 > 60 mmHg，尿量为 $0.5\ mL \cdot kg^{-1} \cdot h^{-1}$（至少 30 mL/h），以及动脉氧饱和度 > 92%。

○ 快速达到复苏终点，缓解低灌注，1 h 内最为理想（见第七章）。

○ 在**第二阶段**，主要用液体继续进行复苏，24 h 内缓解代谢性酸中毒（使乳酸恢复正常）。

○ 复苏所选择的液体必须为温和的平衡晶体溶液（生理盐水或乳酸林格液），胶体更好。

○ 复苏时输液的速度应为 15~20 min 内单次快注 500~1 000 mL。必要时重复。

○ 静脉输入 3 L 晶体溶液后，一般以相同的速度输入血制品。

仅在液体单次快注、确定血容量正常后才考虑使用升压药，以获得最低限度血压。

○ 多巴胺、去甲肾上腺素和去氧肾上腺素是首选的血管活性药物，应从低剂量开始使用。

○ 仅在确定存在心功能不全的时候才考虑使用多巴酚丁胺，这种情况可见于败血症、老年人或心肌梗死（MI）患者。

三、特殊器官系统

1. 外伤性脑损伤/中枢神经系统(CNS)

> 一过性血氧不足或低血压会使伴随严重外伤性脑损伤伤员的死亡率或神经系统预后较差的发生率翻倍。治疗的目标是维持大脑灌注压(CPP)和氧合作用。

- 确定急诊开颅手术可能导致的颅内手术损伤。
- 预防血氧不足:维持血氧饱和度 > 92% ,氧分压 > 100 mmHg,格拉斯昏迷评分≤8 时插管。
- 预防低血压。
- 维持收缩压 > 100 mmHg,平均动脉压 > 80 mmHg。
- 平均动脉压 = 舒张压 + 1/3(收缩压 - 舒张压)。
- 预防、监测、治疗颅内高压。
- 维持颅内压(ICP) = 5 ~ 15 mmHg。
- 维持大脑灌注压(CPP) = 70 ~ 90 mmHg。
  大脑灌注压 = 平均动脉压 - 颅内压
- 治疗颅内高压。
- 抬高头部 30°有助于降低颅内高压。
- 认识到高水平呼气末正压通气(PEEP)会导致颅内压升高。
- 控制**血浆渗透压**。
- 首选生理盐水静脉滴注。
- 每天检查血清钠水平两次,保持血清钠水平在 145 ~ 150 mmol/L 范围内。
- 静脉滴注甘露醇(无尿伤员禁用)0. 25 ~ 1. 0 g/kg,每 6 ~ 8 h 1 次,保持最佳血浆渗透压。
- 控制二氧化碳分压。

> 应一直注意预防高碳酸。病情恶化的伤员可短期使用适度的过度换气疗法。

- 对过度换气/低碳酸的有益影响必须进行权衡:它通过收缩血管来降低颅内压,但是也会减少脑部血流。

◆ **不应进行预防性过度换气。**

○ 可通过放置脑室内导管引流脑脊液。

○ 巴比妥类药物的有益作用尚未得到证实,但是在极端情况下可以考虑使用。

○ 切除头骨和脑部的开颅手术是垂死伤员的最后一种极端救生方法。

类固醇对外伤性脑损伤的治疗**没有作用**。

○ 避免过高热,因为它会升高颅内压。

● 总的原则。

○ 应该采取适当的预防措施(H₂受体阻滞剂、肝素和口腔护理)预防应激性溃疡、深静脉血栓和吸入性肺炎。

○ 如果进展为凝血障碍,必要时使用血液制品,以纠正延长的凝血酶原时间。

○ 预防并积极治疗疼痛、躁动、战栗和发热,以避免增加脑代谢和氧气消耗。

○ 高血糖症对预后有不良作用,应该监测血糖,积极治疗,保持血糖水平在 5.6 ~ 8.3 mmol/L 范围内。

○ 预防癫痫。头部贯通伤伤员和伴随癫痫的钝性头部损伤应使用治疗量苯妥英。

2. 呼吸系统和呼吸机

● 复苏的早期阶段必须**补充氧气**。不同给氧方式的最大吸入氧浓度(FIO_2):

○ 鼻套管法 0.35。

○ 文氏管面罩 0.50。

○ 非复吸储氧面罩 0.90。

● **监测:**便携式胸部 X 线摄片、定期动脉血气分析、定期评估镇静情况、气道压力和打开通气报警器。

※ **导气管注意事项**

● **气管插管和机械通气的适应证:**

○ 因创伤、水肿、分泌物过多导致的气道梗阻。

○ 窒息。

○ 过度呼吸做功(如:连枷胸),表现为使用辅助肌肉、乏力、出汗或呼吸衰竭前的呼吸急促。

○ 意识水平降低:格拉斯昏迷评分≤8 分。

○ 组织缺氧:氧饱和度 <90% ,最大吸入氧浓度(FIO_2) >0.50 时氧分压(PaO_2) <60 mmHg。

○ 高碳酸血症:二氧化碳分压($PaCO_2$)骤升, >60 mmHg(呼吸急促的下辨别阈)。

○ 休克。

○ 警告:在进行长时间后送前,没有满足上述标准的伤员仍需进行气道保护和机械通气。

● **战场呼吸机**。

○ 鹰牌 IMPACT Uni-Vent 754 呼吸机。

◆ 基本配置。

◇ 打开呼吸机,用**模式选择开关**设定模式(右下角)。绝大多数伤员使用同步间歇指令通气(SIMV)模式就能够正常通气。

◇ 用**空气/氧气混合控制器**(在模式选择开关上方)设定最大吸入氧浓度。一般来说,重症监护病房伤员初始最大吸入氧浓度为 1.0,然后降至适宜的水平(0.4)。

◇ 用**潮气量和通气频率控制器**设定分钟通气量。潮气量设定为6 ~ 10 mL/kg。初始频率设定为 10 ~ 14 次/分,然后逐渐变化,直至二氧化碳分压正常。

◇ 用**呼气末正压(PEEP)控制器**(在控制面板左上方)设定 PEEP 值。开始时通常将 PEEP 设定为 5 cm H_2O。虽然一般 PEEP 值不会高于 15 cm H_2O,但是严重呼吸衰竭(如:成人呼吸窘迫综合征)时可设定更高的 PEEP 值。

> 机械通气初始典型设置摘要:最大吸入氧浓度 1.0,SIMV 模式, 通气频率12,潮气量800 mL,PEEP 5 cmH_2O。

3. 成人呼吸窘迫综合征(ARDS)

● ARDS 可在受伤数日内发生,出现下列情况的伤员应怀疑 ARDS:

○ 急性血氧不足(肺泡氧分压/最大吸入氧浓度 <200)。

○ 肺顺应性急剧下降(肺部僵硬,气道阻力增加)。

○ 胸部 X 线摄片发现双侧肺泡浸润,而临床上没有通气量高度负荷的表现。

● **ARDS 机械通气优先顺序：**

○ 维持伤员的镇痛、镇静，预防躁动和呼吸机/伤员不同步。

○ 通过升高最大吸入氧浓度和(或)PEEP(最高 15 ~ 18 cmH_2O)保持血氧饱和度 >90%。

○ 避免最大吸入氧浓度长时间 >0.6，以预防氧中毒。

○ 避免呼吸性酸中毒。保持肺泡二氧化碳分压 35 ~ 45 mmHg 和动脉血 pH >7.25。

○ 保持气道峰压(PIP) < 40 cmH_2O，以预防医源性气胸和肺组织破坏。

◆ 将潮气量降至 5 ~ 7 mL/kg。

◆ 增加通气频率。

◆ 如果其他措施失败，通过接受呼吸性酸中毒(肺泡二氧化碳分压 55 ~ 70 mmHg)形成允许性高碳酸血症。用碳酸氢钠维持 pH >7.2。

> 呼吸性酸中毒的风险性小于因高气道峰压(PIP)和高潮气量导致的呼吸机相关性肺损伤。

4. 心血管系统

● 对病情明显稳定一段时间后出现心血管功能恶化的伤员应进行评估，排除下列情况：

○ 组织缺氧或导气管不在位。

○ 高压性气胸。

○ 损伤后手术部位二次出血。

○ 心包填塞和直接心肌损伤。

○ 快速性心律失常。

○ 因"第三间隙"、烧伤、发热、腹泻或呕吐导致的体液丢失。

○ 未确诊的损伤：肠道损伤、胰腺炎或感染。

○ 因脊髓性休克、硬膜外麻醉/镇痛和败血症导致的血管舒张。

○ 药物副作用。

○ 胃肠道出血。

○ 肺栓塞。

○ 腹腔间隔室综合征。

○ 机械通气导致的气道压力过大会直接降低心室功能和静脉前负荷。

- **处理**。
  ○ 通过监测终末器官灌注（尿量、毛细血管再灌注）、使用 4 个血流动力学参数来支持心血管系统：
  - **前负荷**。最佳指标是肺毛细血管楔压（PCWP）。
  - **后负荷**。体循环血管阻力（SVR）=（平均动脉压 − 中心静脉压）/心排出量 ×80。
  - **心率**。
  - **心肌收缩力**。最佳指标是心搏量；心搏量是指每小时心排出量（CO）。
  - 利用可获得的最佳资源"凑合"——在没有聚酰胺导管时用中心静脉压（CVP）。
  - 因败血症而导致血容量减少和心血管不稳定时，应在调节其他参数前通过补充液体来确保充足的前负荷（如：心输出量低时加用强心药），或者在其他心血管不稳定的情况下，变量操作也是主要问题的一个指标。

> 窦性心动过速可能是潜在问题的表现（如：组织缺氧、血容量减少、感染或疼痛）。寻找并治疗原发病，而不是治疗心动过速。

- **心肌缺血/心肌梗死（MI）** 在战场上较少见。
  ○ 当伤员出现心绞痛样胸骨疼痛或不明原因的心功能不稳定（心律失常或低血压）时，需考虑 MI。
  ○ 应根据 12 导联心电图 ST 段抬升或下降和（或）心肌损伤血清标志物（肌红蛋白、磷酸肌酸激酶和肌钙蛋白）进行诊断。
- **心肌梗死的抢救**。
  ○ 给氧。
  ○ 吗啡镇痛，休息。
  ○ 阿司匹林 325 mg，咀嚼吞咽（此后 1 片/日）。
  ○ 硝酸甘油（0.4 mg，口服，每 5 分钟 1 次，直至疼痛缓解，最大剂量为 3 次）或根据病情严重程度静脉滴注。
  ○ 根据诊断每日给予 β 受体阻滞剂美托洛尔（5~15 mg，静脉缓慢滴注，q6h，或 50~100 mg，口服，q12h）或阿替洛尔（50~100 mg，口服）。
  ○ 在资源和伤员情况许可的情况下，经心电图诊断的心肌梗死的治疗应包括优化治疗：在出现症状 6 h 内，静脉滴注肝素和溶栓剂（如：组织纤溶酶原激活物）。

5. 泌尿系统和电解质

- 监测尿量、血尿素氮(BUN)、血清肌酐和血清电解质。
- 急性肾衰竭(ARF)的特征为少尿(<0.5 mL $\cdot$ kg^{-1} $\cdot$ h^{-1})、血清 BUN 和肌酐升高。ARF 最常见的病因有:
  - 血容量减少。
  - 急性肾小管坏死(ATN)。其病因有:
    - 血容量减少。
    - 败血症、静脉滴注造影剂、应用氨基糖苷类抗生素或非甾体抗炎药(NSAIDs)。
  - 挤压可导致大量软组织损伤或筋膜室综合征,两者都会导致横纹肌溶解和肌红蛋白尿。
    - 因横纹肌溶解而导致的急性肾衰竭(ARF)应考虑静脉滴注大量液体(300～800 mL/h),联合应用碳酸氢钠 50 mmol/L,以碱化尿液,使尿量达到 2 mL $\cdot$ kg $\cdot$ h^{-1}。
    - 双侧肾脏或输尿管损伤。

> 重症监护病房(ICU)伤员如果出现少尿(<20mL/h)持续 2 h(几乎都因复苏不足所致),应及时采取积极治疗措施。

- 伴随明显少尿或无尿的血流动力学稳定的重症监护病房伤员应采取下列措施:
  - 冲洗或重置导尿管,以保证其功能正常。
  - 确认没有血管内容量过度负荷(弥漫性肺部湿罗音和 S$_3$ 心音)后,在 30 min 左右静脉单次快注 1～2 L 生理盐水。
  - 复审用药单和病史,找到导致 ARF 的潜在因素;停用任何可能导致 ARF 的药物。
  - 对尿液和血清样本进行实验室检查,计算钠排泄分数(FENA): FENA = (U$_{NA}$ $\cdot$ P$_{CR}$)/(P$_{NA}$ $\cdot$ U$_{CR}$)。FENA <1.0 为肾前因素(如:血容量不足);FENA >2.0 则为肾损伤(急性肾小管坏死、肌红蛋白尿)或肾后因素(梗阻)。
  - 考虑进行肾脏 B 超检查,以排除双侧肾脏梗阻。
  - 考虑使用肺动脉导管,以减轻前负荷(PCWP)。
  - 一旦 PCWP >16～18 mmHg,同时尿量极少或无尿,静脉快速注射呋塞米(速尿),剂量逐渐增加: 40、80、160、240 mg(最大限度)(>100 mg 有耳毒性)。最后一次使用呋塞米时,联合应用氯喹嗪 1.0g,静脉滴注,或在最后一次给药前予美托拉宗 10 mg,口服。也可考虑静脉滴注呋塞米或美托拉宗。

● 如果无效或出现 ARF 其他并发症,安排伤员进行透析作为姑息性肾脏支持,直至肾功能自发性恢复。这意味着医生必须为将伤员送离前线而改善伤员状况,同时特别关注血容量情况、血钾和酸碱情况。

○ ARF 伤员进行透析的适应证:

◆ 8~12 h 以上无尿。

◆ 高血容量。

◆ 高血钾。

◆ 酸中毒。

◆ 并发尿毒症:精神状态变化、心包摩擦音。

◆ 药物有毒性(如:地高辛)。

● **高钾血症**。

○ **确诊高血钾(血清钾浓度 >6 mmol/L)和血清 pH**。

○ 5 min 内静脉滴注 10 mL10% 的氯化钙溶液。

○ 5 min 内静脉滴注碳酸氢钠 50 mmol。

○ 10 min 内静脉滴注右旋糖酐 50 g + 10 个单位常规胰岛素。

○ 复查 K^+ 浓度。

○ 15 min 内吸入 β 受体激动剂沙丁胺醇 10~20 mg。

○ 考虑在山梨醇中加入聚磺苯乙烯 25~50 g 进行灌肠,使肠内钾与之结合。

● **低钾血症**。

治疗:在监测情况下每小时静脉滴注 10~20 mmol 氯化钾。纠正低镁血症前,低血钾难以治疗。

● **高钠血症**。

通常说明缺乏游离水。缺水量(L) =0.6·体重(kg)·[(血清钠值)/140(正常血清钠值)]。应在 12~24 h 内补充一半缺水量,剩下的在 1~2 d 内补充。

● **低钠血症**。

说明自由水或抗利尿激素(SIADH)过多。血清钠水平 <125 mmol/L 也和精神状态变化或癫痫有关。治疗应包括限制游离水或静脉滴注生理盐水,血清钠水平的纠正目标是 24 h 内不超过15 mmol/L,以预防脑桥中央髓鞘溶解症。

- **血磷酸盐过少**。

磷酸盐是重要的能量来源,应在 1 h 内静脉滴注磷酸钾或磷酸钠 30 mmol,使血磷酸盐浓度保持在充足的 2.5 mg/dL。

- **血磷酸盐过多**(通常与 ARF 有关)。

磷酸盐水平超过 6.0 mg/dL 时,应采用肠内结合剂(如:乙酸钙或硫糖铝)进行治疗。

- **低镁血症**。

60 min 内静脉滴注硫酸镁 2 g(溶液),使血清镁水平达到 1.0 mmol/L。

- **代谢性酸中毒**。

主要是乳酸(**常因血容量减少导致**)和酮酸中毒。这两者都不能用碳酸氢盐进行治疗(乳酸性酸中毒禁忌证)。在重症监护病房中,碳酸氢盐的作用很有限,仅用于高血钾症、肌红蛋白尿时碱化尿液、碳酸氢盐有效性肾小管酸中毒(RTA)和胃肠道大量碳酸氢盐丢失(严重的腹泻和肠外瘘)。

- **代谢性碱中毒**。

鼻胃管抽吸胃酸会导致低氯性碱中毒,可用晶体溶液补充经鼻胃管丢失物质进行治疗。过度使用利尿剂也会引起代谢性碱中毒。如果仍需使用利尿剂,给予碳酸酐酶抑制剂(乙酰唑胺 250 mg,静脉滴注,q6h) 1 ~ 2 d。

6. 血液系统

- 最常见的凝血障碍是稀释性凝血障碍。
- 其他凝血障碍包括肝素诱导的血小板减少症、弥散性血管内凝血、因低体温或弥漫性肝损伤而导致的凝血障碍以及血小板减少症。
- 绝大多数患者需要用合适的血液制品进行输血置换。
- 为了预防创伤相关性深静脉血栓(DVT)和肺栓塞,需要采取预防措施(皮下注射肝素或持续加压装置)。

7. 消化系统和营养

- 长时间休克会导致胃肠功能障碍。
- **应激性胃炎**:严重头部损伤或烧伤、机械通气、全身抗凝治疗或败血症都会增加应激性溃疡的发病率。预防措施:硫糖铝、H_2受体拮抗剂(如:雷尼替丁)或质子泵抑制剂(如:奥美拉唑)。
- **无结石性胆囊炎**:出现右上腹疼痛、肝功能指标异常或不明原因的发热/白细胞增多时,应怀疑无结石性胆囊炎。胆囊炎症在超声下显示为胆囊壁增厚或胆囊内积脓。可应用广谱抗生素和经皮穿刺引流术或手术治疗。

○ **肝功能衰竭**提示预后极差。其最初症状有高胆红素血症、凝血酶原时间延长、低白蛋白血症、严重的低血糖、思维迟钝。需要输入大量新鲜冰冻血浆,以预防因凝血酶原异常而导致的出血。

● 战地重症监护病房伤员的营养问题。

○ 严重损伤导致的全身性炎症常会导致分解代谢和蛋白质消耗,必须进行早期营养支持。

○ 营养支持应在损伤后 24 ~48 h 内进行。

○ 肠内营养优于肠外营养(TPN),肠内营养感染率低,伤员在重症监护病房的时间较短。

○ 下列目标可用于指导营养措施:

◆ 碳水化合物需求: 25 ~30 kcal $\cdot$ kg^{-1} $\cdot$ d^{-1}。

◆ 蛋白质需求: 1.0 ~1.5 g $\cdot$ kg^{-1} $\cdot$ d^{-1}。

◆ 总碳水化合物摄入的 30% ~40% 应为脂肪。

○ 营养应包括内含钾、钙、镁、磷酸盐、多种维生素和微量元素(锌、铜、锰、铬)的平衡溶液。

○ 两种最常见的肠内营养问题是腹泻和误吸。

◆ 误吸会导致严重的肺炎,可通过下列方法预防:

◇ 摇起床头。

◇ 将食物喂至空肠或十二指肠,而不是胃。

◇ 每 4 h 检查一次胃内残留。如果残留 >200 mL,则应停止喂食。

◆ 下列措施可缓解腹泻:

◇ 降低肠内溶液的摩尔渗透压浓度。

◇ 增加纤维摄入。

◇ 小剂量给予洛派丁胺等药物。

8. 免疫系统和感染

● **重症监护病房感染的鉴别诊断**。

○ 肺炎(院内感染或误吸)。

○ 中心静脉导管——如果怀疑,应拔除导管。

○ 泌尿系统疾病(UTI)。

○ 伤口或软组织感染。

○ 腹腔内脓肿（尤其是剖腹术后）。

○ 全身真菌感染。

○ 鼻窦炎。

○ 无结石性胆囊炎。

○ 胰腺炎。

● 预防性应用抗生素。

○ 战场贯通伤后应短期预防性应用抗生素 24～48 h。

○ 此后，若无明确感染或无临床病情急剧恶化提示发生败血症，则应停用抗生素。

○ 败血症伤员应短期应用第四代广谱抗生素，但是如果没有培养出微生物病原体，那么应在 72 h 内停用抗生素。

○ 仅出现发热和白细胞增多并不一定需要使用抗生素。

9. 内分泌系统

● **高血糖症。**

○ 控制高血糖症，预防酮症酸中毒、高渗性非酮症昏迷和因渗透性利尿而导致的血容量减少。

○ 高血糖症两个最常见的病因是未控制或未发现的感染以及 TPN（肠外营养）的应用。

○ 控制高血糖症最好的技术是静脉滴注胰岛素，一般每小时 1.0～10 个单位。

◆ 由于伤员的灌注经常出现问题，所以重症监护病房伤员一般不进行皮下注射。

◆ 由于高渗性利尿，伴随严重高血糖症和血容量不足的伤员（血清葡萄糖 >44.8 mmol/L）在给予胰岛素前应进行晶体液复苏，预防因血液内血糖升高而导致的血管内容量增加。

◆ 控制血糖纠正的速度为每小时 5.6 mmol/L（39.2 mmol/L 需用7 h 纠正），预防降血糖所致的低血糖症。

● 严重创伤后不建议使用皮质类固醇。

○ 尚未证实类固醇能够治疗闭合性头部损伤或败血症。

○ 类固醇可用于治疗肾上腺皮质损伤（一种罕见的战场损伤）和伴随神经功能不全的脊髓损伤。

10. 骨骼肌肉系统

● 监测筋膜室综合征、血管缺血和横纹肌溶解的进展。

● 应定期评估四肢末端的神经血管状况,例如有无动脉搏动,以及感觉、运动、温度和肤色等情况。

11. 准备后送

● 战场伤员在送离前线前伤势稳定是最佳情况。

○ 应维持自然气道或机械通气。

○ 血压能够稳定维持器官灌注至少8 h。

○ 已发现所有出血部位并已控制出血。

○ 已完成第一阶段和第二阶段休克的复苏。

○ 在24 h内无须进行救生性手术或决定性手术。

● 从战地重症监护病房后送需要美国空军(USAF)重症监护空运小组(CCATT),同时医生与医生之间、护士与护士之间应进行交流,对伤员病情、开展的手术、给予的治疗及飞行中需要给予的支持(特别是需要吸氧、机械通气、吸痰、输血和监测)进行沟通。

● 病例副本、放射片、3 d内的静脉输液量和所有的药物都应随伤员一起携带。

第十二章　损伤控制性手术

Chapter

12

战争损伤救治的传统方法是手术探查、修复所有损伤。当损伤部位不多时,这种方法是有效的。手术时间过长、持续性出血会导致致死性三联征:凝血功能障碍、酸中毒和低体温症,其死亡率为90%。

一、总论

损伤控制是指快速初步控制出血和污染、临时缝合、在 ICU 内进行复苏、恢复正常生理机能,以及此后的再次探查和决定性修补。在一些民营机构,这种方法将死亡率降至50%。

● 应用上述损伤控制概念可提高战场上生命机能良好伤员的存活率和肢体保存率。

● 战术性简单手术控制(TASC)。

○ 战术环境下的损伤控制技巧。

○ 对可能存活伤员的外周血管损伤、多处严重骨骼与软组织损伤、胸腹部贯通伤进行简单、目标明确的手术介入,而不是对每个伤员都进行决定性手术。

○ TASC 能保存珍贵的资源,如:时间、手术台和血液。

● 这种 TASC 理念以下一救治梯队的进一步决定性手术救治为基础。

对所有部队系统伤员都应考虑损伤控制技巧。如果开始未考虑,当有意外发现或手术合理中断、初步决定进行决定性修补时,应再次考虑损伤控制技巧。

损伤控制的目标是恢复正常的生理机能,而不是恢复正常的解剖结构。可用于腹部、血管、泌尿生殖系统、神经系统、整形外科和(或)胸部**有 3 处不同部位和不同阶段损伤的多重损伤伤员**:(1)一期手术和控制出血——手术控制出血和清除污染;终止剖腹手术,进行腹腔填塞和临时缝合,延迟最终修补。(2)临床救治注意事项——通过体中心复温、纠正凝血障碍和恢复正常血流动力学来恢复正常生理机能。(3)预期二次手术——进行二次探查,以完成决定性手术或医疗后送。

损伤控制的一般注意事项如下:

● 损伤控制的理念是"生存高于一切"。

○ 避免低体温。

○ 快速完成止血。

○ 仅进行必要的肠切除。

○ 缝合或引流中空脏器损伤,仅在伤员病情稳定且能耐受长时间手术时才考虑二次手术重建。

● 什么时候进行损伤控制。

○ 对病情正在发展或有发展风险的伤员应进行损伤控制。

◆ 多重致命性损伤。

◆ 酸中毒(pH <7.2)。

◆ 低体温(体温低于 34 ℃)。

◆ 正处于低血压和休克中。

◆ 合并中空脏器和血管或血管化脏器损伤。

◆ 凝血障碍[凝血酶原时间 >19 s 和(或)活化部分凝血激酶时间 >60 s]。

◆ 大规模伤亡时。

○ 考虑控制出血、严重肝损伤以及相关损伤的能力。

○ 在大量出血(10 ~15 单位红细胞)前进行填塞。

○ 一般需进行损伤控制性手术的损伤如下:

◆ 并非单纯脾脏损伤的上腹部损伤(十二指肠损伤、大面积肝损伤、胰腺损伤等)。

◆ 涉及一个以上系统的盆腔重大贯通伤。

◆ 任何腹膜后血管损伤。

再次重申,损伤控制可分为以下三个阶段:(1)一期手术和控制出血。(2)重症监护复苏。(3)预期二次手术。

二、阶段 1：一期手术和控制出血

损伤控制第一阶段包括 5 个不同的步骤：(1)控制出血。(2)进行探查,明确损伤的程度。(3)控制污染。(4)治疗性填塞。(5)关闭腹部。

● 控制出血/血管损伤修复

○ 最好的控制出血方法是结扎、分流、修补已发现的受伤血管。

○ 主要目标是控制出血,而不是维持血流。

○ 对那些肢体损伤的伤员,建议钳夹或分流大血管,而不是修补。

◆ 思考：结扎/引流➡筋膜切开术。

○ 控制出血的其他方法有球囊导管压迫血管或实质脏器损伤。

- 进行探查,明确损伤的程度。
○ 损伤控制性剖腹手术。
◆ 快速止血。
◆ 仅进行基本切除术或实质性脏器填塞,以减少失血。
◆ 缝合或引流中空脏器损伤。
◆ 快速终止或纠正血容量不足、低体温症和酸中毒,以预防凝血障碍。
◆ 仅在伤员病情稳定且能耐受长时间手术时才进行决定性重建手术。
- 控制污染。
○ 损伤严重、进行钳夹、一期修补或切除而没有再吻合时,也需要进行污染控制。
○ 多处肠切开时,如果受伤部位不足小肠长度的50%,可以进行一期切除。
○ 在手术的这个阶段,手术医生必须决定是否对已明确且已控制住的损伤进行决定性修补。与麻醉医生进行仔细交流对做出决定非常关键。
◆ 如果积极复苏已经成功维持正常体温、凝血功能、酸碱平衡,则可以进行决定性修补。
◆ 如果这些互相影响的因素中有任一项异常,应中止手术(控制污染而不再吻合),将伤员送至重症监护病房进行进一步复苏。
◆ 当决定伤员残留生理储备的多少时,应考虑是否存在腹壁外损伤及其状况。
- 治疗性填塞。
○ 复苏与治疗性填塞。
◆ 复苏性填塞是指人工压迫出血部位,将它作为控制或减少出血的初步措施。
◆ 治疗性填塞是对肝脏、盆腔和腹膜后出血的长期填塞。
○ 当伤员正在进行肝脏填塞和复苏时,不要应用"填塞和窥视"手法。去除填塞是为了明确出血部位,但是在明确出血部位前就会出现二次出血;此后不断循环。
○ 确定性治疗性填塞以三个基本原则为基础:
◆ 压力能够止血。
◆ 压力矢量能够闭合组织创面(尽量再建由实质性脏器薄膜所形成

的压力矢量或填塞脏器空间,而不是随意填塞)。

　　◆ 必须保存组织功能。

　　○ 6－12 剖腹手术用纱垫是最常用的填塞物质。

　　○ 可在填塞物和被救治组织间插入中间层,如肠袋、无菌巾、可吸收网片或网膜,使填塞物易于在二次剖腹手术时取出。

　　● 关腹。

　　○ 敞开腹膜。

　　○ 真空敷料(首选方法——操作简单,保持伤口干燥,可膨胀)。

　　◆ 腹膜敞开,将全塑封(肠袋、X 线盒包、Ioban 薄膜)无菌手术巾放置在腹膜边缘周围,以覆盖脏器组织。中间留几个小孔,使液体能够向外引流。

　　◆ 在全塑封上方皮下组织层放置闭式引流(JP 引流管、改良的气囊导尿管、细胸管),经不同的刺伤或创伤下部穿出。

　　◆ 用纱布垫填塞创伤。

　　◆ 用一大块 Ioban 薄膜覆盖整个创面。

　　◆ 将引流管固定于皮肤,低负压吸引。

　　○ 将硅酮片或容积为 3 L 的输液袋缝于皮肤或腹膜,这样任何时候都能完成关腹。

　　○ 不建议缝合皮肤,但是可以用缝合器、布巾钳(足够有力)或连续单丝缝合快速关闭皮肤伤口。

> 缝合皮肤可能会导致腹腔间隔室综合征。

三、胸部损伤

　　● **简单胸廓切开术的目的是止血,恢复生存生理机能;污染一般不是问题。**

　　● 对一个大量出血的伤员来说,正式的肺切除术已被使用大缝合器的肺楔形切除术所取代,后者能快速止血,控制气体渗漏。

　　● 在肺束切断术中,可以用两把长钳夹住创道之间的肺组织后将其打开,也可以用线性缝合器。这样可以直接检查创道,有选择性地结扎出血点,控制气体渗漏。

　　● 血管损伤可用腔内分流或**福加蒂球囊**来治疗,这样可对不可探及的区域进行远端控制。

● 气管损伤可采用经损伤处气道控制来治疗。

● 肢体损伤的伤员不可以进行广泛支气管修补术，因此快速切除受累肺叶或肺是最佳选择。

● 处理食管损伤时，进行改道、充分引流是最佳方法，而不是进行确定性修补。

● 胸壁进行单丝全层缝合最佳，因为用布巾钳闭合伤口会导致肌肉组织大量出血。

四、阶段2：重症监护复苏

● 战术性简单手术控制（TASC）术后的生理支持对伤员的存活至关重要。

○ **体中心复温**：温暖的复苏液体、毛毯、通风器空气和环境，或 **Bair Hugger** 升温仪、**Chill Buster** 病人保暖系统等商品。

○ **纠正酸中毒**：采用晶体、胶体、血制品进行适当/积极的复苏。

○ **纠正凝血障碍**：在许多地方，只有新鲜的全血可用于纠正凝血障碍。

● 腹膜间隔室综合征。

○ 腹膜间隔室综合征是指增高的腹腔内压不利于循环，并导致脏器的功能和活性受到影响。

○ 采用膀胱内压测定腹腔内压力（正常压力=0）。

◆ 膀胱内压测定有数种方法。

◇ 向膀胱内注入100~150 mL生理盐水，然后夹住球囊导尿管。

◇ 将导尿管的针口接在压力测定仪（中心静脉压力传感器）上。

◇ 拿起针口，用普通输液导管形成垂直水柱，或用腰椎穿刺包里的测压表。

◇ 如果没有针口，在导尿管的引流端夹住导尿管的近端和常规输液导管的远端，直至牢固在位。

◆ 膀胱内压测定操作检查测量准确，但是在怀疑或临床显示腹膜间隔室综合征（ACS）时就要进行干预。

○ 发生于伴随脏器水肿、血肿或腹腔填塞的腹部创伤。

○ 腹膜间隔室综合征的生理变化：

◆ 心输出量和静脉回血量减少。

◆ 肝脏、肠道、肾脏血流量减少，导致无尿。

◆ 横膈上抬,胸腔容量降低,导致气道压力峰值增大。

◆ 腹腔内压增高导致中心静脉压、肺毛细血管楔压和右心室压力增加(会导致 PA 导管压力失真)。

◆ 由于气道内压力增加和呼气末正压(PEEP)及更严重的通气/灌注异常,二氧化碳分压(PCO_2)降低。

◆ 腹压增高的临床影响见表 12-1。

表 12-1 腹压增高的临床影响

腹压	上升程度	临床影响
10 ~ 20 mmHg	轻度	不明显
20 ~ 40 mmHg	中度	少尿和器官功能障碍
>40mmHg	重度	需要立刻治疗

五、阶段 3: 预期二次手术

● 应保留填塞直至伤员血流动力学稳定及所有主要出血部位已充分凝固。

● 当完成确定性器官修补和腹膜完全关闭的成功概率最高时,才考虑计划进行二次手术。

● 必须在低血压、酸中毒、低体温症和凝血障碍纠正后才能安排二次手术时间。一般来说,在损伤后 24 ~ 48 h 内快速利尿、液体负平衡、腹围缩小和外周性水肿缓解都表明内脏和腔壁水肿缓解。

● 该手术应在下一救治梯次编队进行。

○ 独立个体战略撤离应进行仔细权衡,因为在撤离运输中进行手术救治的可能性极小。撤离运输中一般不会有外科手术专家,且运输时间一般超过 24 h。

● 但是,有时候会根据其他临床急症确定时间安排,如腹膜间隔室综合征、肢体缺血和一期手术控制出血不理想。

● 伴随严重肠道污染的十二指肠、胰腺、肾脏、膀胱填塞、引流或肝脏损伤的伤员应在 36 ~ 48 h 内重新填塞。

● 由于伤员的心肺功能不足以支持到手术室,所以有时候该类手术必须在床边进行。

六、二次剖腹手术的管理

● 有些损伤可能被遗漏。

● **探查遗漏的损伤时一定要进行彻底的剖腹手术。**

● 由于伤员一般仍处于生命垂危和极度分解代谢状态,这使得伤员吻合口愈合较慢,甚至不能耐受出血和未控制的瘘管,所以外科医生必须谨慎操作,并在完整重建胃肠道前做出正确判断。

● 应在此时放置鼻饲管或腹饲管。

● 如果其他方法止血失败,可再次进行填塞。

● 应进行腹部摄片,确定已清除所有腹腔填塞。在这种情况下,清点纱布并不可行。

● **急诊二次探查。出现下列情况时应进行急诊二次探查:**

○ 体温正常的伤员出血不止(>2 个单位红细胞/小时)。

○ 进展为严重腹膜间隔室综合征的伤员。

○ 术后输血 >10 个单位红细胞的伤员。

○ 持续性乳酸酸中毒的伤员。

七、简陋的条件和战场手术注意事项

● 因严重生理损伤,典型的平民损伤控制伤员至少需要 2 名外科医生和 1 名护士在其床边 6 h。举个例子,重症监护病房可能遇到的一个头等问题是一名伤员需要 1 根肺动脉导管、3 次手术、33 个单位红细胞以及在重症监护病房内住院 23 d。在大规模伤亡时,这种伤员的人数会比预期增加 3 倍。

> 战术性简单手术控制的原则是使外科医生在资源贮备不足和战术环境下应用损伤控制技巧,而不仅仅针对那些生命垂危的伤员(经典损伤控制方案)。

摘要

● 损伤控制并不是最后一手方法。应在对任何外伤伤员进行手术干预的开始阶段就考虑损伤控制技巧,且在任何手术发现更严重损伤的过程中再次予以考虑。

● 对严重肝脏损伤、血管和中空脏器同时损伤、多发性出血、生理储备衰退和多脏器严重损伤(如：中枢神经系统、皮肤、肌肉、骨骼、血管或胸腹部损伤)的伤员考虑损伤控制。

● 伤员创伤严重程度评分(ISS) > 35、pH < 7.2、体温 < 34 ℃、休克或凝血障碍时,应尽早考虑损伤控制。

● 应避免低体温、"填塞和窥视"、彻底关腹、腹膜间隔室综合征、延误因手术出血而进行二次剖腹手术、陷入传统思考模式。

● 应思考关于血管分流/筋膜切开术、腹腔填塞、外固定、血管造影术栓塞(在有条件时)、临时关腹、非解剖部位切除、漏诊的损伤等问题。

● 当计划进行后期手术的稳定伤员出现不稳定状况时,可以考虑应用损伤控制。

第十三章　面部和颈部外伤

Chapter

13

> 及时发现、恰当处理呼吸道损伤对存活至关重要。

● 在战区,面部和颈部外伤是医护人员最难处理的创伤。**紧扣"ABC"优先顺序至关重要**。

　● **控制呼吸道(Airway)**时,应保持直接损伤伤员的颈椎固定(神经完好的面部和颈部创伤中极少有不稳定颈椎损伤)。

　● 一开始就要直接压迫控制**出血(Bleeding)**。如果出血无法控制,必须立刻手术干预。

　● **彻底评估(Complete assessment)**其他损伤(骨折、撕裂伤、食管损伤、眼睛损伤)。

一、立刻处理面部损伤

1. 呼吸道
○ 因声带以上的上呼吸道梗阻而导致的呼吸道窘迫的特征是吸气性喘鸣。

◆ 因损伤而导致的出血和水肿。

◆ 下颌骨骨折时,伤员的舌头会导致呼吸道梗阻。

◆ 骨折后可自由活动的上颌骨会后坠,导致呼吸道梗阻。

◆ 移位的牙齿碎片也会成为异物。

○ 解除上呼吸道梗阻的方法。

◆ 清除异物(尤其是强力抽吸、曲柄钳)。

◆ 前托下颌手法。

◆ 放置辅助气道装置(鼻咽通气道或口咽导气管)。

◆ 气管插管和辅助通气。

◆ 可能需行环甲软骨切开术或急诊气管切开术。

● 颈椎。

○ 有10%的严重面部钝性损伤伤员同时合并颈椎损伤。

◆ 清醒伤员可通过压痛点触诊进行临床诊断。

◆ 非清醒面部钝性损伤伤员应该进行颈椎固定治疗。

2. 血管损伤
○ 面部损伤常伴随**大量出血**。

○ 控制面部血管损伤应从少量出血的简单伤口压迫到大量出血的血管结扎不一。

仅在仔细识别出血血管后在直视下进行血管结扎。应避免盲目钳夹出血区域,因为面神经和腮腺管等面部重要结构极易受损。

◆ 将球囊导尿管盲插至创口中可能有快速止血的作用。

○ 必须控制口腔内出血,以保证呼吸道安全、通畅。

◆ 不要对清醒的伤员进行口咽填塞,因为这样会导致呼吸道受损。首先应用气管内导管保持呼吸道通畅。

◆ 面部贯通伤伤员应进行充分冲洗并大量使用革兰阳性抗菌谱抗生素。

● **评估**。

○ 一旦伤员伤势稳定,应轻柔清除伤口部位的血痂和异物,以便评估损伤的深度和程度。

○ 应对骨性眶、上颌骨、前额和下颌骨进行触诊,检查有无骨折塌陷或游离碎片。

○ 一次彻底的口腔内检查应包括视诊并触诊所有撕裂伤的黏膜、瘀斑、塌陷、咬合不正和牙齿完整性。

○ **对清醒伤员而言,牙齿咬合异常标志着可能发生骨折**。

○ 进行脑神经检查,评估视力、总听力、面部感觉、面部肌肉运动、舌头移动、眼外肌运动,排除眼球挤压伤。

○ 就总视野测试、复视或眼球活动度下降咨询眼科医生。

○ 如果眼角间距 >40 mm(伤员的眼宽度),则可能为鼻-眼窝-筛骨(NOE)骨折,应进行评估并治疗。

● 如果存在 NOE(鼻-眼窝-筛骨)骨折,尽量不要对鼻子进行器械操作。因为硬脑膜可能有撕裂伤,器械操作会经筛骨污染脑脊液(CSF)。

3. 面骨骨折的处理

骨折修复的目的是将骨折碎片按解剖位置用牙用不锈钢丝(品质差,但操作简单)或底板螺丝重新排列和固定。

除了严重改变正常牙齿咬合或损伤呼吸道(下颌骨骨折)的骨折外,面部骨折的修复可滞后 2 周。

● 下颌骨骨折。

○ 面部第二常见骨折。

○ 骨折最常发生在下颌髁突区域。

○ 约有 50% 的伤员为下颌骨多处骨折。

○ 伤员出现下颌活动受限或咬合不正。

○ 牙科全景片是最佳单张平片(但是在战场环境下无法应用)。

○ 精细(1~3 mm)CT 能够显示下颌骨骨折。

○ 根据骨折的位置、骨折的严重程度和齿列情况决定治疗方案。

◆ 仅拔除严重松动或发生骨折、牙髓暴露的牙齿。

◆ 即使牙齿位于骨折线上,但是如果没有松动且不影响咬合时,就不应拔除。

○ 咬合正常的无移位下颌髁骨折可仅简单采用软食和通过限时佩戴凯拉夫头盔、防毒面具来治疗。

○ 将绝缘跨接线(24~25 号)划圈缠绕在骨折两侧至少 2 颗牙齿上,这样能够立刻复位骨折,纠正咬合。

○ 导致咬合不正的严重骨折需用颌间固定(MMF)制动 6~7 周。

○ 在上下颌牙齿颜面侧放置弓形夹板。

◆ 将弓形夹板用牙周线(24~25 号)简单固定在牙齿上(图 13-1)。

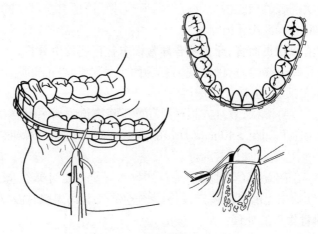

图 13-1　弓形夹板的应用

◆ 恢复正常咬合后,可用金属线或塑料线将上颌弓形夹板与下颌弓形夹板固定。

◆ 如果伤员的上下颌被金属线固定在一起,那么该伤员必须**随身携带剪线钳**。

◆ 如果部分下颌已撕脱或下颌碎片已被严重污染,应采用二相性外钢板维持下颌骨结构。

○ 切开复位术和上腭板跨骨折外固定可代替颌间固定(MMF)。

● **鼻骨骨折**。

○ 鼻骨骨折是最常见的骨折。

◆ 控制鼻出血：前鼻腔填塞纱布、球囊和棉条。

○ 临床通过症状和鼻骨移动进行诊断。

> 应对伤员鼻中隔进行鼻中隔血肿评估。如果存在鼻中隔血肿，则应立刻切开引流，然后进行填塞。

○ 在骨折 7 d 后才能用闭合复位术将骨折骨骼和鼻中隔恢复正常解剖位置。

◆ 在鼻腔内放置一个钝性剥离器，抬起骨折的鼻骨段，同时手术医生用拇指从外面进行骨折复位。

○ 此后可用布条或夹板固定鼻子，保持复位状态（图 13-2）。

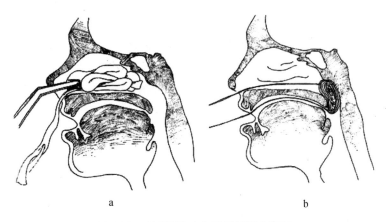

a　　　　　　　　　　　b

图 13-2　前鼻腔（a）和后鼻腔（b）填塞

● **颌面部创伤**。

○ 因可能导致气道缺失、出血或脊髓损伤，所以颌面部创伤可能致命。

○ 上颌窦粉碎性创伤很常见，需手术清除残留碎片（可延期至有专科医生时再做手术）。

● 出血。

○ 常为鼻出血、口腔出血和混合性出血。

○ 鼻骨骨折——最常见的骨折。

◆ 采用前鼻腔填塞（纱布、球囊和棉条）控制鼻出血。

○ 下颌骨骨折固定（金属线/弓形夹板，**病床边备剪线钳**）。

○ 颜面和头皮裂伤。

○ 面中部骨折(Le Fort)——出血最难控制。

◆ 需要"极其严重"的创伤才会导致面中部骨折。

◆ 注意相关中枢神经系统损伤和眼眶损伤。

◆ 因上颌动脉(IMA)及其分支撕裂,所以会导致大量出血。

◇ 出血难以控制。

◇ 可能威胁生命。

◇ 治疗方法为控制呼吸道,复位骨折,加压填塞或球囊填塞止血。

◆ 水肿导致的气道梗阻可能立刻发生,也可能滞后发生。

◆ 诊断困难。诊断标准如下:

◇ 固定颅骨时硬腭和面中部游离。

◇ 贯通伤不一定遵循传统面中部骨折(Le Fort)模式,但是可能会合并大量软组织损伤(舌基底部、软腭)。

● **治疗**。

○ 控制呼吸道、控制出血、彻底评估(ABCs)。

○ 检查中枢神经系统和视力。

○ 可将下颌骨代替夹板固定上颌骨(金属线/弓形夹板,**病床边备剪线钳**)。

○ 填塞控制出血。

◆ 鼻咽、鼻腔。

◆ 口咽。

● 手术修补。

○ 一旦出血被控制,就不属于急诊。

○ 需要耳鼻喉科、口腔科、整形外科和眼科专家联合手术。

○ 耗时长。

○ 战地一般没有切开复位和闭合复位所需的硬体。

● 面骨骨折。

○ 因可能导致气道缺失、出血或脊髓损伤,所以面骨骨折可能致命。

○ 上颌窦粉碎性创伤很常见,需手术清除残留碎片(可延期至有专科医生时进行)。

○ 面中部骨折(Le Fort)——控制出血最困难。

◆ 需要"极其严重"的创伤。

◆ 注意相关中枢神经系统损伤和眼眶损伤。

◆ 因上颌动脉(IMA)及其分支撕裂,所以会导致大量出血。

◇ 出血难以控制。

◇ 可能威胁生命。

◇ 治疗方法为控制呼吸道,复位骨折,加压填塞或球囊填塞止血。

◆ 水肿导致的气道梗阻可能立刻发生,也可能滞后发生。

◆ 诊断困难。

◇ 固定颅骨时硬腭和面中部游离。用一只手的拇指和食指固定鼻骨两侧,然后将另一只手的拇指放在牙槽上,食指放在上颚,轻轻地沿前后方向牵拉,明确上颌骨的可动性。

◇ 贯通伤不一定遵循传统面中部骨折(Le Fort)模式,但是可能会合并大量软组织损伤(舌基底部、软腭)。

◇ 运用全身触诊和视诊的原则,寻找捻发音、压痛、内部和外部瘀斑以及可能提示骨折的结膜下出血。

○ 面中部骨折(Le Fort)分类见图13-3。

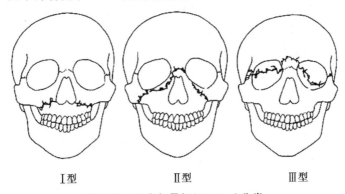

Ⅰ型　　　　　　Ⅱ型　　　　　　Ⅲ型

图13-3　面中部骨折(Le Fort)分类

◆ Ⅰ型骨折:指整个牙槽突与上颌骨分离。

◆ Ⅱ型骨折:指面中部(包括鼻骨)与眼眶分离(呈角锥状)。

◆ Ⅲ型骨折:指面部从颅骨剥离(颅面分离)。

○ 治疗。

◆ 控制呼吸道、控制出血、彻底评估(ABCs)。

◆ 进行鼻腔插管时**一定要极其谨慎**,避免筛状板或颅前窝穿孔。

◆ 用面中部骨折(Le Fort)分类法进行分类。

◆ 检查中枢神经系统和视力。

◆ 可将下颌骨代替夹板固定上颌骨(金属线/弓形夹板,**病床边备剪线钳**)。如果已使用鼻腔导气管或已进行气管造口术,那么就很容易固定上下颌。

◆ 用前述方法采用棉条控制出血。

◇ 鼻咽、鼻腔。

◇ 口咽。

○ 确定性外科修补手术。

◆ 一旦出血被控制，就不属于急诊。

◆ 需要耳鼻喉科、口腔科、整形外科和眼科专家联合手术。

◆ 耗时长。

◆ 战地一般没有切开复位和闭合复位所需的硬体。

二、软组织损伤

● 一般处理原则。

○ 不要损伤周围组织，如面神经或腮腺管。

○ 用生理盐水或柔和洗涤液清洗伤口；在缝合前应仔细清除伤口异物。

○ **最小范围**的锐性清除无血供创缘。

○ **面部撕裂伤应在 24 h 内逐层缝合。**

◆ 使用 4 - 0 或 5 - 0 可吸收线缝合皮下组织/真皮层。

◆ 使用 5 - 0 或 6 - 0 非可吸收线缝合面部皮肤。

◆ 5 ~ 7 d 后拆线。

● 面神经损伤。

○ 仔细检查面神经 5 个分支的功能（图 13-4）。

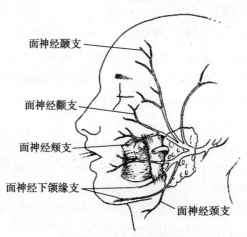

图 13-4　面神经分支腮腺管损伤

如果面神经分支的撕裂处在目外眦垂直线之前,那么损伤的分支较细小,且面神经能够自主恢复,无须手术缝合。

○ 3 d 内,可以用神经刺激器在伤口处定位神经的断端。

○ 神经断端应通过用 9－0 尼龙缝线缝合神经外膜而缝合起来。

○ 如果因组织缺失而导致面神经断端间有间隙,可用一节耳大神经缩小间隙,进行插入移植。

○ 如果伤口污染严重,无法进行一期缝合,应进行神经断端定位标记,以利于识别,在伤口缝合时再进行修补。

● 腮腺管损伤。

○ 评估腮腺/面颊部位贯通伤是否存在因腮腺管撕裂而导致的唾液滴漏(图 13-5)。

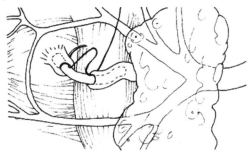

图 13-5　修补腮腺管

◆ 可用手压迫伤口,检查唾液滴漏。

◆ 如果面部撕裂伤损伤腮腺管,可经腮腺管口腔内开口(近上颌第二磨牙处)插入泪道探针,识别腮腺管远端(图 13-4)。

◆ 压迫伤口,查看唾液滴漏区域可以识别腮腺管近端。

○ 用可吸收 6－0 缝线修补(图 13-5)。

○ 可在腮腺管中放入支架,以促进腮腺管愈合、预防腮腺管狭窄。

◆ 可使用支架的有泪道支架、粗聚丙烯缝线(0 号)或长静脉留置针。

◆ 支架需缝合固定在面颊黏膜上,7 d 后拆除。

三、颈部贯通伤

● 介绍。

○ 有 20% 的颈部贯通伤伤员发生血管损伤,10% 发生上呼吸道和上消化道损伤。

○ 死亡原因主要是大量出血。

○ 食管损伤会导致纵隔炎和难治性败血症,也可能致命。

● **解剖**。

颈部分为三个区域,可辅助决定诊断性测试和手术方案。在每个区域,易损伤的基本结构不同(图13-6)。

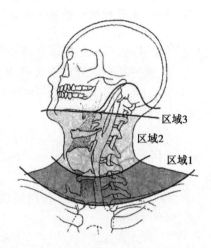

图13-6 颈部区域

○ 区域1(锁骨到环状软骨膜):需要关注的结构包括胸廓出口处的大血管(锁骨下动静脉、颈总动脉)、肺部和臂神经丛分支。

○ 区域2(环状软骨膜到下颌角):需要关注的结构包括颈总动脉、颈内静脉、食管和气管。

○ 区域3(下颌角到颅底):需要关注的结构主要是颈内动脉。

● 紧急处理方法。

○ 初步处理同上。

○ 进行胸部和颈部软组织X线摄片。

○ 注射破伤风类毒素,预防性应用抗生素。

● 手术方案。

○ 如果没有损伤颈阔肌,不建议进行手术干预。

○ 贯通颈阔肌的区域2损伤时,应在胸锁乳突肌前缘做一切口进行常规探查,排除致命性血管、食管或气管损伤(图13-7)。

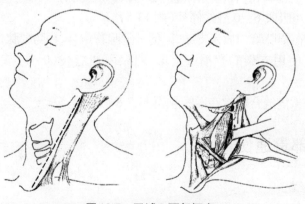

图13-7 区域2颈部探查

○ 区域1和区域3的损伤需根据临床症状和胸部 X 线摄片结果进行选择性处理,在最容易受损的血管处做一切口进行探查。

◆ 可对没有临床症状的区域1和区域3贯通伤进行评估,无须手术干预。

○ 指示可能损伤的最重要临床症状(和3个区域都有关):

◇ 血管损伤的症状。

◇ 有大出血的现病史或既往史。

◇ 血肿增大。

◇ 颈部杂音或震颤。

◇ 低血压。

◇ 呼吸困难、声音嘶哑或喘鸣。

◇ 颈部或手臂无动脉搏动或动脉搏动减弱。

◇ 局灶性神经功能缺损或精神状态改变。

◇ 胸部 X 线摄片发现血胸或纵隔增宽。

◆ 呼吸道与消化道损伤的症状(食管、气管、喉头):

◇ 捻发音或皮下气肿。

◇ 呼吸困难或喘鸣。

◇ 伤口有气体逸出。

◇ 气管压痛或疼痛;吞咽痛。

◇ 声音嘶哑或嗓音异常。

◇ 吐血或咯血。

四、手术原则

● 应进行腹股沟或大腿部手术准备,用大隐静脉插入移植或进行修补血管成形术。

● 对颅底受损血管大量出血(区域3),可用导引导管(福加蒂导管,球囊导管)膨胀进行控制,保留48～72 h,然后在手术台控制可视化条件下放出气体,预防二次出血。

● 单层修补食管损伤并放置密闭引流管。在修补的食管和气管损伤间应插入肌瓣,预防瘘管。修补7 d 后,在进食前进行口服造影剂 X 线摄片。

● 用单层单丝可吸收缝线修补喉气管损伤。必须探查是否伴随食管损伤。

● 对无法重建的气管损伤(组织严重缺损,或缺损直径 > 50%),应经损伤处插入气管内导管。

五、颈动脉损伤

● 如果进行颈动脉压迫后,颈部伤口后外侧仍持续出血,则应考虑颈动脉损伤。

● 术前血管造影确定损伤部位,建立通畅的对侧椎静脉,一般左侧椎动脉可能不通畅。

● 暴露椎动脉比较困难。当对侧椎动脉无损伤时,必须结扎受损椎动脉的近端和远端。

● 骨蜡和球囊导尿管可能能够控制出血。

六、口腔内损伤

扁桃体窝侧面口腔贯通伤导致隐匿性颈内动脉损伤的风险很高。神经功能检查/监测非常重要,可考虑进行 CT 扫描血管造影术。如果伤员在口腔侧面贯通伤后仅少量出血并停止,那么这可能是一种"前哨性"出血,此后颈动脉可能爆裂。

七、颈内动脉损伤

○ 除非出现伴随格拉斯昏迷评分为深昏迷(GCS <8)的严重偏瘫,一般首先进行修补。可结扎所有其他颈动脉分支。

○ 修补术中进行颈动脉分流没有用处。

○ 对小穿孔应进行最小范围清创,然后用 6 – 0 聚丙烯缝线缝合。

○ 如果血管组织缺失,需进行静脉血管成形术。

○ 如果损伤严重,可进行颈内动脉血管部分切除,通过以下方法恢复血流:

◆ 端对端吻合术(在血管弹性许可的情况下)。

◆ 进行静脉移植。

◆ 颈外动脉吻接至颈内动脉。

◆ 采用临时(24 ~ 48 h)分流进行损伤控制。

○ 严重神经功能损伤的伤员死亡率很高。关闭整个颈动脉系统时应采用颈动脉结扎,并取决于伤员分类情况。

○ 在分流器插入前或手术前可用球囊导管轻柔操作,去除远端血凝块。

八、颈内静脉损伤

○ 最好进行外侧缝合修补。

○ 如果对侧颈内静脉通畅,结扎就可以了。

○ 喉部。

○ 如果通过插管或气管切开术(非经喉头伤口!)已及时控制呼吸道,可通过直接喉镜和支气管镜对呼吸道进行彻底评估。

○ 喉气管损伤清创术必须仔细、谨慎。应将喉头或气管碎片用可吸收线进行腔外缝合,而喉部骨折则应使用非可吸收线或微型板。

○ 喉部创伤的处理方法有立刻复位和固定骨折、黏膜对黏膜缝合。如果软骨大范围损伤,支撑组织不足或创伤累及前联合,可进行软支架植入术。支架可临时放置4~6周,以维持正常的解剖结构,且需后续进行气管切开术。

○ 一定要避免切除过多软骨和黏膜,以预防气管和喉部狭窄。

九、喉气管损伤

○ 如果怀疑"稳定"的呼吸道发生喉气管分离(喉部/气管上方大范围的捻发音),则不应进行气管插管术,因为这项操作可能使喉气管部分分离转变为完全分离,和(或)气管内导管插入盲道(因喉气管完全分离而引起的呼吸道紧急情况所致)。

○ 最好在局麻而非麻痹的清醒状态下进行气管切开术/环甲软骨切开术。用4%(40 mg/mL)的利多卡因喷雾就可以获得令人满意的麻醉效果。可将2 mL利多卡因与3 mL生理盐水混合,清醒气管切开术(还需要皮肤和皮下组织局部浸润麻醉)时直接给予气管4%的利多卡因。当缓慢向呼吸道滴注麻醉剂时,应抽吸空气,确保注射前空气已进入针筒。

十、支气管的损伤与重建

○ 前侧支气管的小损伤可在清创后经创口放置气管造口管。

○ 简单撕裂伤可用可吸收单丝线缝合。

○ 最多切除支气管 5 cm,再将近端和远端连接起米。

○ 将前后支气管连接起来,保持侧支血供。

○ 术后尽早撤除气管内导管。

○ 可能会将下巴固定于胸壁 10 d,以防止进一步损伤。

十一、食管的损伤与修复

○ 诊断困难。

○ 25% 的伤员没有症状。

○ 漏诊是后期死亡的主要原因。

○ 通气量不足能在探查过程中辅助诊断。

○ 清除坏死组织。

○ 用可吸收线分两层缝合伤口。

○ 用有活性的肌瓣保护修补处,防止撕裂。

○ 用闭合引流管引流。

○ 术后 7 d 经口腔进食前进行钡餐检查。

○ 口腔进食后拔除引流管。

○ 严重的损伤可能需要进行侧颈部食管造口术。

○ 颈部食管造口术最好在张力下闭合。

十二、混合型损伤

所有合并呼吸道或血管损伤的食管损伤都需要与健康组织分离。带状肌最理想,但是如果带状肌坏死,也可以使用胸锁乳突肌蒂部。

十三、食管瘘

○ 发生率为 10% ~ 30% 。

○ 因清创不彻底、残留食管壁无血供、在张力下缝合或感染所致。

○ 治疗。

◆ 维持营养。

◆ 确保引流通畅。

◆ 每周进行钡餐检查，确定愈合情况。

◆ 经口腔进食后再拔管。

十四、颅底、颞骨和耳朵损伤

● 确定已对清醒伤员进行面神经评估并记录，恢复意识的伤员应尽早进行该项评估。面神经瘫痪的延时发作和急诊发作的描述对治疗和面神经损伤的预后至关重要。描述神经损伤在末梢还是近端同样至关重要。如果是神经末梢损伤，可能累及一个或两个分支。

○ 即使技术上不精确，也要对面神经运动进行最简洁的描述。越靠近近端的损伤（接近面神经腮腺丛），越会累及所有分支。精确的病历书写可以使伤员免受无根据探查整根面神经的手术干预。应该精确描述每个面神经分支的运动。眼睑的运动并不能保证面神经的完整，因为上睑提肌受动眼神经支配，即使在面神经受损的情况下，动眼神经也能保持完整。

○ 如果没有全身性类固醇禁忌证，在怀疑面神经瘫痪时，可以使用这类药物。面神经挤压伤导致的瘫痪可能延时发作，局部麻痹的严重程度和病程会随着全身性类固醇的应用而改善。

● 颅底骨折常难以发现。应对伤员进行颅底骨折的评估（乳突瘀斑征和熊猫眼）。

● 确保已经对外耳道进行检查。但是，不要用仪器探查外耳道。如果伤员颞骨骨折且硬脑膜已经不完整，仪器会将细菌和（或）异物带入脑脊液（CSF）。

● 应检查外耳道有无耳道黏膜撕裂伤。耳道黏膜撕裂意味着颞骨骨折。

○ 如果怀疑颞骨骨折，评估面神经至关重要。

● 鼓膜穿孔可以进行期待疗法。绝大多数鼓膜穿孔可以自愈，但是必须对伤员进行随访，查看有无因鳞状上皮创伤性移植而形成胆脂瘤。胆脂瘤可能在受伤数月至数年后发生。并不需要使用抗生素滴耳液，应该指导伤员保持耳朵干燥（避免被水污染）。

● 内耳骨和颞骨损伤会导致鼓室积血。这类伤员会出现听力丧失。

如果可能,用音叉进行总听力评估。伴随听力丧失的鼓室积血应在6周内治愈。

　　○ 在战场上,可用一个512音叉完成听力检查。

　　◆ 将音叉放在乳突骨顶端,然后交替放在外耳道前方(骨导气导比较试验)。记录为"A > B(空气 > 骨骼)"或"B > A(骨骼 > 空气)"就足够了——不要报告为"阳性"或"阴性"。

　　◇ 512音叉检查出空气传导大于骨传导是正常的。

　　◇ 骨传导大于空气传导意味着传导性耳聋。

　　◆ 将音叉放在额骨、鼻梁或中切牙处(最佳)(骨导偏向试验)。

　　◇ 如果骨导气导比较试验提示传导性耳聋,则512音叉应向侧面移动到传导性耳聋侧。

　　◇ 如果骨导气导比较试验结果正常(A > B),则512音叉应向侧面移动至感音性耳聋的那侧耳朵。

　　● 任何耳朵爆炸性损伤或颞骨损伤都会导致耳鸣。采用期待疗法,耳鸣能够自愈。但是,准确的病历记录对这些患者将来的救治至关重要。

　　● 如果在爆炸性损伤或噪音创伤后怀疑并记录感音性耳聋,建议使用类固醇。合适剂量为泼尼松1 mg/kg。如果5 d后没有改善,则应停用类固醇。如果病情改善,应逐渐减量3~4周。注意:类固醇会影响伤员的情感并降低判断力。

　　● 头晕和眩晕可能源于声创伤。如果耳朵损伤后出现真性眩晕(观察到眼球震颤),伤员可能合并因镫骨压迫与前庭窗或圆窗撕裂所导致的外淋巴瘘。这些伤员在头晕的同时还会出现耳鸣和耳聋。如果怀疑外淋巴瘘,应尽快请耳鼻喉科医生诊治,以防止进一步内耳损伤。

第十四章　眼外伤

Chapter

14

对军人来说,保存眼睛和视力是一个极其重要的目标。尽管眼睛只占人体总表面积的 0. 1% ,但是眼外伤占所有伤员的 5% ~ 10% 。在越南战争中,约有 50%眼部贯通伤伤员的伤眼失明。近 30 年来眼科救治技术的进步有望减少未来战争中失明伤员数。

一、眼外伤伤员分类

● ABCs(控制呼吸道、控制出血、彻底评估)和致命伤优先,然后救治眼睛和肢体损伤。

● 轻度眼外伤伤员由非专业人员进行治疗并重返战场。

● 严重眼外伤伤员应后送,以挽救视力。

● 轻度眼外伤和重度眼外伤很难区分。

● 在 FST(战地手术队)级别,由于时间和环境受限,外科医生会进行"包扎和后送"。

二、识别严重眼外伤

● 合并伤。

○ 面部弹片伤——考虑眼内异物(IOFB)。

○ 眼睑撕裂伤——检查潜在的眼球撕裂伤。

● 视力。

○ 用印刷书、药物说明书、数手指等类似方法评估视力。

○ 将受伤眼与未受伤眼进行比较。

○ 失明是严重损伤的一个重要指标。

● 眼球结构。

○ 明显的角膜或巩膜撕裂伤。

○ 结膜下出血会覆盖在破裂的眼球表面。

○ 黑眼色素层组织出现在眼球表面提示眼球破裂。

○ 异物是否贯通眼球?

○ 眼前房积血提示严重的钝性创伤或贯通伤。

● 眼球突出。

○ 提示可能眼球后出血。

● 瞳孔。

○ 瞳孔变形可能与眼球破裂有关。

- 活动度。
  ○ 一侧眼睛活动度减弱可能因眼球破裂导致。
  ○ 活动度异常的其他病因有肌肉损伤、眼眶骨折和眼眶出血。

三、眼球破裂

- 可能与眼部贯通伤或眼球钝性创伤有关。
- 可能因眼部结构破坏或继发感染(眼内炎)而导致失明。
- 头部双平面摄片或 CT 扫描有助于识别严重失明伤员的眼内金属异物、眼前房积血、大面积结膜下出血或其他怀疑伴有眼内异物(IOFB)的眼球破裂。

四、眼球破裂的急诊处理

- 在眼睛上覆盖硬性眼罩(不是加压包扎)。
- 处理时不能用力。
- 不要使用任何局部药物。
- 开始口服或静脉滴注喹诺酮类抗生素(如：环丙沙星 500 mg，2 次/天)。
- 紧急送至眼科专家处就诊(24 ~ 48 h)。
- 视伤员病情给予破伤风类毒素。
- 预防呕吐(异丙嗪 50 mg 或丙氯拉嗪 10 mg，口服或静脉滴注)。

五、结膜下出血

- 少量结膜下出血(SCH)可能自发发生或与钝性创伤有关。这种情况无须治疗。
- 结膜下出血可能与结膜下的巩膜破裂有关。
- 眼球破裂的警示症状包括伴随球结膜水肿(结膜向前突起，与眼球分离)的严重结膜下出血、确定眼部贯通伤时出现的任何结膜下出血。视力正常的爆炸伤伤员无须特殊治疗。
- 怀疑眼球破裂的伤员应按上述眼球破裂急诊处理方法进行治疗。

六、角膜化学性损伤的治疗

● 立刻用生理盐水(NS)、乳酸钠林格液(LR)或平衡盐溶液充分冲洗(30 min)。

● 仅有无菌液体的时候也可以用它来冲洗。

● 可能情况下,冲洗前进行表面麻醉。

● 测定眼泪 pH,以确定眼内是否有酸性物质或碱性物质。持续进行冲洗,直至 pH 恢复正常。不能用碱性溶液中和酸性溶液,反之亦然。

● 清除所有残留物质。

● 采用荧光素试验确定上皮缺损。

○ 如果没有上皮缺损,那么轻度的化学损伤或异物可以用人工泪液治疗。

○ 如果存在上皮缺损,使用广谱抗生素眼膏(Polysporin 三联软膏、红霉素或杆菌肽软膏),4 次/天。

● 非腐蚀性化学性损伤通常能够治愈且没有后遗症。

● 严重的化学性损伤需用1%的类固醇滴眼液4～9 次/天和0.25%的东莨菪碱滴眼液 2～4 次/天进行治疗。

● 如果存在大面积上皮缺损,则在使用滴眼液或眼药膏的间歇期进行加压包扎。

● 监测角膜溃疡(每天都进行局部荧光素评估),直至上皮完全愈合。

● 眼睛严重的酸碱损伤[通过严重的球结膜水肿、眼缘漂白和(或)角膜混浊识别]会导致角膜感染、青光眼,并可能导致失明。在 24～48 h 内将伤员送至眼科专家处就诊。

● 眼睛芥子气损伤可用眼用软膏进行治疗。例如,5%的硼酸软膏有润滑和最大抗菌效果。在眼睑间涂上无菌凡士林,这样有润滑作用,并能预防眼睑粘连。

● 用1%的硫酸阿托品眼用软膏治疗神经毒剂眼部症状,按需间隔数小时反复使用,共使用 1～3 d。

七、角膜擦伤

- 诊断。
- 警惕合并眼球破裂的可能性。
- 眼睛会出现明显的疼痛、流泪和畏光等症状。
- 视力可能因擦伤本身或严重的撕裂而降低。
- 用表面荧光剂和钴蓝色光(伍德灯)诊断。
- 表面麻醉剂可用于诊断,但是不应作为镇痛剂持续使用——这样会使愈合延迟,导致其他并发症。
- 治疗。
- 使用广谱抗生素眼膏(Polysporin 三联软膏、红霉素或杆菌肽软膏),4 次/日。
- 镇痛的选择。
- ◆ 加压包扎(几乎对所有擦伤都有效)。
- ◆ 0.1% 的双氯芬眼药水,4 次/日。
- ◆ 较严重的擦伤需要温和的睫状肌麻醉剂(1% 的托吡卡胺或**赛克罗奇**),并加压包扎。
- ◆ 更加剧烈的不适可用 0.25% 的莨菪碱(1 滴,2 次/日)进行治疗,但是这会导致在 5~6 日内瞳孔散大,视力模糊。
- 小的擦伤通常愈合良好,无须包扎。
- 如果眼睛未进行包扎,可用抗生素眼药水(氟喹诺酮或氨基糖苷类)代替眼药膏,4 次/日。
- ◆ 太阳镜有助于缓解畏光。
- 佩戴隐形眼镜的伤员应去除眼镜,且不应进行包扎,因为这样细菌性角膜溃疡的发病风险较高。
- 擦伤一般在 1~4 日内痊愈。
- 角膜热灼伤的初步治疗与角膜擦伤的治疗类似。

> 对所有的角膜擦伤在完全愈合前都需每日检查一次,以确定擦伤是否合并继发感染(角膜溃疡、细菌性角膜炎)。

八、角膜溃疡和细菌性角膜炎

● 诊断。

○ **角膜溃疡和细菌性角膜炎比较严重,可能会导致失明甚至失去眼睛!**

○ 有角膜擦伤或隐形眼镜佩戴史。

○ 眼睛疼痛和发红加重。

○ 视力下降。

○ 持续性或进行性上皮缺损(荧光素试验阳性)。

○ 电诊笔或直接检眼镜可发现角膜上出现白色或灰色斑点。

● 治疗。

○ 用喹诺酮滴眼液(如:氧氟沙星)滴眼。初起每5 min 1 滴,共5滴;然后每30 min 1 滴,共6 h;此后每小时1 滴。

○ 用0.25%的东莨菪碱滴眼液滴眼,1 滴,2 次/日。这有助于缓解因睫状肌痉挛而导致的不适。

○ 推荐进行包扎,并用局部麻醉药镇痛(见上述镇痛措施)。

○ 若伤势在48 h 内有所改善,尽快在3 ~ 5 d 内将伤员送至眼科医生处。感染可能恶化,导致永久性损伤。

九、结膜和角膜异物

● 诊断。

○ 突然发作的不适感和(或)既往有异物的疑似病史。

○ 如果怀疑眼球破裂,按上述讨论的方法进行治疗。

○ 需要看到异物才能明确诊断,有时很困难。

◆ 一柄手持放大镜或一副老花镜有助于寻找异物。

◆ 用荧光素进行眼部染色,查找角膜擦伤。

○ 在局部麻醉前,可询问伤员感觉异物的位置,让伤员帮助定位异物。

○ 用棉签翻转眼睑有助于检查位于睑板上的异物。

● 治疗。

○ 可进行冲洗,以清除结膜或角膜异物;也可在局部麻醉下用湿润的无菌拭子进行清除。

○ 可用扁平手术刀或装在结核菌素注射器上的无菌 22 号皮下注射针头清除黏附在角膜上的异物(手持针头,与眼球相切)。

○ 如果没有发现异物但又高度怀疑异物,可用人工泪液充分冲洗,或在局部麻醉下用湿润的棉签清除结膜穹隆异物。这两种方法都能成功清除异物。

○ 如果清除异物后出现上皮缺损,按上述讨论的角膜擦伤疗法进行治疗。

十、眼前房积血:眼前房内出血

● 治疗(预防因眼压升高而导致的失明)。

○ 警惕眼球破裂的可能性。如果怀疑眼球破裂,需进行治疗。

○ 预防二次出血是治疗的主要目标。

◆ 禁用阿司匹林或非甾体抗炎药(NSAID)。

◆ 14 d 内不能剧烈运动,应卧床休息。

◆ 7 d 内不能阅读。

○ 1% 的泼尼松滴眼液,4 次/日。

○ 0.25% 的东莨菪碱滴眼液,2 次/日。

○ 防护罩覆盖眼睛。

○ 半卧位,帮助前房内红细胞(RBC)沉淀。

○ 25 ~ 48 h 内将伤员转至眼科医生处,观察是否出现眼压升高(可能对视神经造成永久性损伤),并评估是否出现相关性眼球破裂。

○ 如果发生延误,24 h 后才进行眼科评估,可外用 β 受体阻滞剂(噻吗洛尔或左布诺洛尔),2 次/日,以预防眼压升高。

○ 如果眼压明显升高(用眼压笔或其他便携式张力测定仪测定,眼压 > 30 mmHg),还可采取的其他降低眼压的方法是:乙酰唑胺 500 mg,口服或静脉滴注,以及 45 min 内静脉滴注甘露醇 1 ~ 2 g/kg。

十一、眼球后(眼窝)出血

● 诊断要点:眼睛剧痛、眼球前凸、失明、眼球运动度下降。

○ 严重的眼睑水肿会掩盖眼球前凸。

○ 漏诊可能导致因眼压升高而导致的失明。

● 立刻进行外眦切开术。

● 在24~48 h 内紧急送至眼科医生处。

● 如果发生延误,24 h 后才进行眼科评估,可外用 β 受体阻滞剂(噻吗洛尔)进行治疗,以降低升高的眼压。

● 如果眼压已经升高(> 30 mmHg),可按上述讨论的方法进行治疗。

十二、外眦切开术/眦切开术

如果眼球结构已经遭到破坏,不能行外眦切开术。如果眼球已经被切开,则用狐狸眼罩保护眼睛,并立刻进行眼科手术支持。

● 向目外眦注射2% 利多卡因和1∶100 000 肾上腺素(图14-1a)。

● 用直头止血钳钳夹目外眦,钳口指向侧穹隆方向(图14-1b)。

● 用直剪在压痕中点处外眦肌腱上做一个 1 cm 长的横切口(图14-1c)。

● 用大鼠齿钳抓住下眼睑,并将其远离面部拉开(图14-1d)。牵拉使得下脚(外眦肌腱)拉紧,这样就能轻松从目外眦将其切断(图14-1e)。

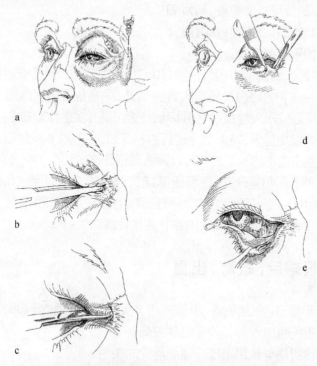

图14-1 严重眼窝出血伤员可进行外眦切开术和下眦切开术

○ 用钝头剪刀切断下眦。

○ 剪刀与面部水平,剪刀头朝向下巴。

○ 将剪刀内叶置于结膜前方,外叶置于皮下。

○ 应将眼睑拉离面部,以缓解眼球压力。

○ 如果不能拉开眼睑,则应切除残留的外眦连接组织。

○ 不要担心切开 0.5 cm 结膜或皮肤。

○ 切开下眼睑,以缓解眼球压力。如果已经完整暴露角膜,应多次大量使用红霉素眼膏或润滑眼膏,预防毁灭性角膜干燥和感染。必须在角膜润滑保护和急诊眼科手术支持下再降低眼压。不要在暴露的角膜上贴敷可吸收辅料。

十三、眼底(爆裂性)骨折

眼底骨折通常因眼球或眼眶钝性损伤所致,常与头部和脊柱损伤有关。根据眼球下陷、复视、眼球运动度下降、三叉神经 V2 分支感觉迟钝、相关性结膜下出血或眼前房积血可诊断爆裂性骨折。急诊治疗方法:假麻黄碱 60 mg,q6h;应用广谱抗生素 7 d;置冰袋冰敷;指导伤员不要击打鼻部。

明确诊断需进行轴位和冠状位 CT 扫描。需进行修补的指征有:严重的眼球内陷、第一眼位或阅读注视位复视。损伤后 1~2 周进行手术。

十四、眼睑撕裂伤

眼睑撕裂伤的治疗指南不包括睑缘撕裂伤。

● 丰富的血供——无须进行延期一期缝合。

● 主要考虑眼睑的功能(覆盖眼球)。

● 开始时进行冲洗、消毒(任何外用溶液)、检查残留异物。

● 不累及睑缘的眼睑浅表撕裂伤可用 6-0 丝线(推荐)或尼龙缝线连续或间断缝合。

● 水平撕裂伤应同时修补眼肌和皮肤。

● 如果皮肤缺失,可做一个皮瓣来填补缺失。可在睑缘进行牵引线外固定 7~10 d 后治疗眼睑垂直或放射状撕裂伤。

● 外用抗生素软膏,4 次/日。

● 5 d 后拆除皮肤缝线。

侵犯睑缘的眼睑撕裂伤治疗指南。

● 组织缺失不足 25% 的下睑缘撕裂伤的修补如图 14-2 所示。

○ 可将不规则撕裂的睑缘修剪成五边楔形新鲜伤口——尽可能地少切除组织(图 14-2b)。

○ 在睑缘缝上用 4－0 丝线或尼龙缝线缝合(距伤缘 2 mm,穿过睑板腺出口,深 2 mm),并打个活结。对称位置缝合对术后睑缘平整至关重要(图 14-2c)。

○ 线结打的较松,在伤口内侧放置 2 根或 3 根可吸收(薇乔线或肠线) 5－0 或 6－0 缝线以缝合睑板。该内缝合不应包括结膜和皮肤(图 14-2d)。

○ 前后睑缘缝线(6－0 丝线或尼龙线)应置于先前放置的 4－0 缝线的前后侧(图 14-2e)。

○ 中部和后侧缝线应留长,在前侧缝线下方打结,确保伤口边缘充分翻开(图 14-2f)。

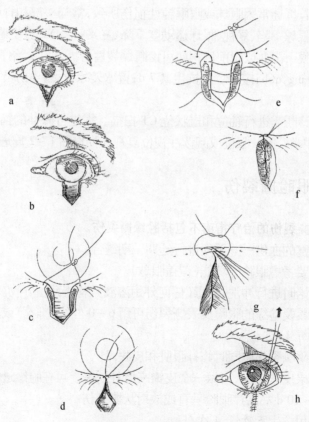

图 14-2 睑缘修补

○ 用 6-0 丝线或尼龙缝线缝合皮肤。至少牵引眼睑 5 d。3~5 d 后拆除皮肤缝线,睑缘的缝线在 10~14 d 后拆除(图 14-2g)。

眼睑撕裂伤修补的其他要点。

● 组织缺损超过 25% 时需要皮瓣或移植。

● 如果伤口内出现眶隔脂肪,或上睑撕裂伤合并上睑下垂,应考虑眶隔损伤或上睑提肌筋膜损伤。

● 如果眼睑被撕脱,应找到缺失的组织,并将其裹在湿润的 Telfa 敷料(一种防粘连敷料)中,在冰面上保存。在缝合前,组织应浸在稀释的抗生素液体中。如果出现坏疽,应进行最小范围的清创,以防止组织进一步丢失。应确保撕脱的组织按上述睑缘修补方式放置在正确解剖位置上。

○ 内侧睑缘损伤可能会导致泪小管系统损伤。如果疑似泪小管损伤,应由眼科医生进行修补,以预防泪液引流的继发性问题。

十五、激光眼外伤

● 战地激光可导致眼外伤,也可是其他武器或传感器系统的一部分。

● 预防是最好的选择! 在已知激光威胁的情况下,佩戴针对适当光波段的护目镜。

● 眼部损伤的类型取决于激光的光波段。最常见的激光损伤是视网膜损伤。

● 激光损伤的主要症状是失明,这种失明可能在看见闪光或光线前发生。一般不会导致疼痛。

● 角膜激光灼伤的治疗方法与角膜擦伤的治疗方法相似。

● 虽然有报道皮质类固醇能够改善激光视网膜灼伤,但是目前还没有已证实疗效的治疗方法。

● 需要常规后送进行眼科评估。

十六、眼球摘除术

除非眼球结构已经完全被破坏,否则前线医疗队的外科医生不能摘除受创眼球。仅在伤员的眼睛受到非常严重的损伤、对可利用最强光源没有光感且无法后送至有眼科医生的医疗机构时,才考虑进行眼球摘除术。如果受到严重创伤后失明的眼睛没有被摘除,会导致交感性眼炎,这种情况会导致另一只眼睛失明,但这种情况极少发生于受伤后21 d以内。**在眼科医生对伤员进行检查前,延迟眼球摘除术相对比较安全。**

第十五章 头部损伤

Chapter

15

对简单指令有反应、没有深昏迷、伤情未恶化的脑损伤伤员预后较好,而那些立刻昏迷(尤其是脑部贯通伤)、长时间无意识的伤员预后较差。任何受伤后的神经功能改善都意味着伤员可救治,应该及时二次后送。

神经外科损伤控制包括早期控制颅内压(ICP),以维持脑血流量(CBF);预防因缺氧、低血压和体温过高而导致的继发性脑损伤。

对最具可救治性的严重脑损伤伤员的运动检查能定位中枢刺激,这些伤员需快速进行治疗。对严重头部损伤伤员立刻进行插管以保证充分通气是最关键的一线治疗。将伤员后送至最近的神经外科医生处、避免延迟诊断和初步脑复苏为最终功能的恢复提供了最好的机会。

一、战争头部损伤类型

- 钝性损伤(闭合性头部损伤)。
- 贯通伤。
- ○ 合并残留弹片的贯通伤。
- ○ 穿孔伤。
- ○ 沟槽伤(颅骨凹槽)。
- ○ 切线伤。
- ○ 颅面部脱套伤(外侧颞叶、双额)。
- 爆炸性超压中枢神经系统(CNS)损伤。
- ○ 力量自胸部大血管传递至脑部;伴随无意识、思维混乱、头痛、耳鸣、头晕、震颤、受惊吓反应增强,和偶尔(最严重伤员可能发生)ICP升高。可能会发生多处出血,包括口、耳和鼻。

战争相关性脑损伤一般为混合型的多发性损伤。这些损伤一般累及面部、颈部、眼眶或颞骨;射入伤一般经过颈部上段、面部、眼眶或颞骨(图15-1)。

枕骨后、枕骨和耳后区域是最容易被忽视的地方。由于弹片经过颅底,所以这些区域的损伤可能提示后颅窝、大静脉窦或颈动脉的潜在损伤。根据平片和计算机断层扫描(CT)修复弹道很困难。

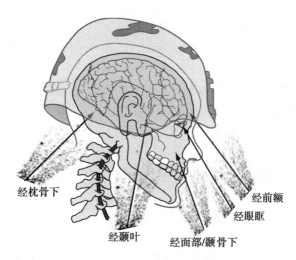

图 15-1 贯通伤常见矢量图

在经眼眶、经颞骨贯通伤或跨越中线贯通伤中,如果出现相关性假动脉瘤、夹层或静脉窦损伤,则需考虑潜在性颅内血管损伤。

爆炸会导致弹片乱飞,伴随可能出现的车辆碰撞相关性钝性损伤。根据距离爆炸的远近,也可能会导致爆炸超压现象。严重脑损伤伤员的实际损伤要比 CT 扫描中发现的严重,这可能因头臂动脉潜在损伤、剪切损伤或爆炸超压效应导致的脑血管痉挛所致。贯通伤的平片效果比钝性损伤好,能够发现颅骨的爆炸性骨折,这提示了贯通子弹的巨大射孔力。经脑室的双侧弹片道提示预后极差。

严重的头部损伤常同时伴有严重的胸部、腹部和四肢损伤。非头颅损伤的首要治疗措施是快速控制出血;利用损伤控制概念,将注意力集中在头部损伤。所有的措施都应指向头部损伤的早期诊断和干预。

二、头部损伤的传统分类

● **开放性**损伤是战争中最常见的脑部损伤。

● **闭合性**损伤更多见于民营医院,军事行动中的发生率比战争中的高。

● **头皮**损伤可能是闭合性的(如:撞伤),也可能是开放性的(如:贯通伤、撕裂伤或撕脱伤)。

○ 任何头皮损伤都可能与颅骨骨折和(或)潜在脑损伤有关。

○ 开放性头皮损伤的出血很严重,几乎到了致命性出血的程度,但是经恰当缝合后通常愈合良好。

- 颅骨骨折可能是开放性的或闭合性的,可被描述为线性骨折、粉碎性骨折或凹陷性骨折。
- 颅骨骨折一般都会伴随某种程度的脑损伤,程度从轻度脑震荡到致命的弥漫性脑损伤和颅内血肿不等。
- 如果不给予恰当的治疗,开放性颅骨骨折极易发生感染。

三、损伤机制

- **原发性**损伤能量经侵犯物传递至脑部。
- 医务人员对原发性损伤的治疗措施极少。
- 发布命令,强制执行个人保护措施(如:戴头盔和系安全带)是重要的保护方法。
- 继发性损伤是因脑部和全身生理机能受到创伤性事件干扰所致。

> 低血压和组织缺氧是两种最紧急且最容易进行治疗的继发性损伤。

- 其他病因学包括痉挛(30% ~ 40% 脑部贯通伤伤员会出现)、发热、电解质紊乱(尤其是低钠血症和高血糖症)和感染。
  - **所有上述情况都可进行治疗。**
  - 颅内压(ICP)升高可因占位性血肿早期发病,也可因脑水肿、脑积水逐渐发病。
  - 正常 ICP 值为 5 ~ 15 mmHg,而大脑灌注压(CPP,平均动脉压 – 颅内压)正常值为 70 ~ 80 mmHg。
  - 全身性低血压、升高的颅内压逐渐引起脑功能改变(出现意识障碍),导致灌注压下降,这可能使整个大脑缺血。如果不积极治疗,可能导致死亡。

四、伤员评估和分类

在初步和二次评估中,应把注意力放在头皮和颈部的彻底检查上。当弹片经颞骨、眼眶或跨越中线进入颅顶时,应怀疑伴随相关神经血管损伤。伤口一般会被头发、灰尘和碎片污染,应该在控制头皮出血后进行充分冲洗,**但是不应耽误确定性神经外科手术治疗。**

　　头部包扎、头皮夹或外科缝合器都可用于控制头皮出血；只有在排除颅内损伤后才可以进行仔细的整形外科缝合。

● 最重要的评估是生命体征的评估。

● 其次是意识水平，最好用格拉斯昏迷评分表（表 15-1）进行测定和记录。

表 15-1　格拉斯昏迷评分表

项目	反应	评分
运动反应 （四肢最佳）	完成口头命令	6
	能指向疼痛部位	5
	刺痛时回缩	4
	刺痛时屈曲（去皮质）	3
	刺痛时伸展（去大脑）	2
	刺痛时无反应	1
	小计	1~6
睁眼	自行睁眼	4
	呼之睁眼	3
	刺痛睁眼	2
	无反应	1
	小计	1~4
语言反应	能对答，定位准确	5
	能对答，定位有误	4
	能说话，不能对答	3
	仅能发音，不能说话	2
	不能发音	1
	小计	1~5
合　计		3~15

● 颅脑外伤伤员的分类决策应在入院时格拉斯昏迷评分（GCS 评分）的基础上进行。

○ GCS 评分 <5 意味着即使进行积极的综合治疗，伤员的预后也极差，应将其考虑为准死亡类别。

○ GCS 评分 >8 意味着伤员经恰当处理后能够恢复。

◆ 总的来说,神经系统稳定的头部贯通伤伤员可在重症监护病房内进行积极治疗,进行导气管和通气支持,使用抗生素,在等待手术时应用抗痉挛药。

◆ 在 CT 扫描上看见大面积出血(伤情恶化)的伤员是一种例外——这种情况应考虑进行急诊手术。

○ **进行控制颅内压(ICP)、保持脑血流量(CBF)等积极神经外科处理,GCS 评分为 6 ~ 8 的伤员最易好转。**

● **瞳孔反应性是另一项重要评估方法。**

> 单侧瞳孔散大或无反应提示病情更加紧急,可能出现伴随脑移位的单侧占位性损伤。出现这种情况应立刻手术。

○ 在确定意识是否可逆转方面,双侧瞳孔散大或无反应是预后极差的表现。

● 放射性评估。

○ 可开展的标准 ISO(国际标准化组织)层数的 CT 扫描在战场环境中越来越多见了。**为了保持 CT 扫描运行,应给扫描仪配备一名有资质的维护组长("组员-组长"概念)。**

◆ CT 是脑部损伤的确定性放射性评估仪器,应大规模应用,以极大地改善诊断的准确性和医疗机构的救治水平。

○ 头部 X 线摄片对评估头部损伤也有一定的作用(尤其是贯通伤)。

◆ 在没有 CT 时,颅骨 X 线前后位和侧位片有助于定位贯通伤伤员的异物,也可以证实颅骨骨折。

◆ 有助于指导侧头部确定性骨折的一期干预,避免盲目手术。

○ 在头部贯通伤伤员中,颈椎损伤不常见。

◆ 闭合性头部损伤常与颈椎损伤有关。

◆ 在标准前后位、侧位片和张口 X 线摄片排除颈椎损伤前,要假设存在颈椎损伤,并用硬领将颈椎固定。

◆ CT 可用于高度怀疑脊柱损伤伤员的评估。

五、处理

● 内科处理。

○ 主要原则基础,但很重要;包括清理呼吸道、确保充分通气、评估并治疗休克(应避免输入过多液体)。

○ 总的来说,格拉斯昏迷评分≤12 分的伤员应在重症监护病房内接受处理。

○ **重症监护病房处理的目标是预防并治疗继发性脑损伤。**

◆ 氧分压最低应维持在 100 mmHg。

◆ 二氧化碳分压应维持在 30 ~ 40 mmHg。

◆ 头部应抬高约 30°。

◆ 对伤员进行镇静和(或)药物麻痹,防止呼吸机"呛咳"及颅内压急剧升高。

◆ 对贯通伤伤员应采用广谱抗生素(第三代头孢菌素、万古霉素或头孢唑啉,怀疑不动杆菌感染时用舒他西林、盐酸酚苄胺)进行治疗。

◆ 当伤口污染严重或治疗已延误 18 h 以上时,用甲硝唑对抗厌氧菌。

◆ 以 17 mg/kg 剂量给予苯妥英,苯妥英可置于生理盐水中,静脉滴注 20 ~ 30 min 以上(由于快速滴注会导致心脏传导功能障碍,所以用量不能大于 50 mg/kg)。

◇ 维持剂量为 300 ~ 400 mg/d,可分次使用或睡前一次性使用,充分维持血清浓度在 10 ~ 20 μg/L。

◆ 每日监测血清化学物质水平,以监测低钠血症。

◆ 监测并治疗凝血障碍。

◆ 推荐对格拉斯昏迷评分 >8 分的伤员进行颅内压监测(实际上这种方法替代了神经检查)。

◇ 简单的液路监测器就能够进行颅内压监测,同时能够引流脑脊液。这种液路监测器能和中心静脉导管或动脉管路一样,可以与血压计或多功能心脏监视器结合在一起。

■ 预防性给予抗生素。

■ 在冠状缝上或冠状缝前做一个切口,位于中线一侧 2.5 ~ 3 cm 处(图 15-2a、图 15-2b)。

■ 进行螺旋钻穿颅术,颅骨下方的硬脑膜被切开,将脑室导管置入侧脑室前脚(进入 5 ~ 6 cm 后)(图 15-2b、图 15-2c)。导管应在冠状面朝向内眦赘皮内侧,在矢状平面朝向耳珠。

■ 将导管顶端在冠状平面对准鼻根,即使是小脑室,也能轻松插管。

■ 极力推荐使用脑室导管;可接受的替代品是 8F 罗氏导管或小儿喂食管。

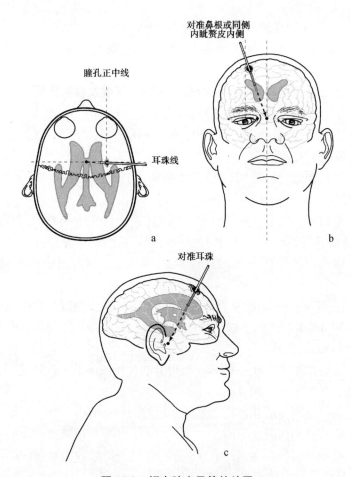

图 15-2　颅内脑室导管的放置

■ 该技术的关键特征是经原有 2 ~ 3 cm 的单独切口建立通道引流，这样降低了感染的风险。

◇ 处理的目标是维持大脑灌注压在 60 ~ 90 mmHg。

◇ 颅内压持续超过 20 mmHg 时应进行治疗(图 15-3)。

■ 镇静、抬高头部和麻痹。

■ 如果放置脑室导管，则进行脑脊液引流。

■ 仅在其他措施起效后才可使伤员过度通气至二氧化碳分压30 ~ 50 mmHg(长时间低于此水平会使小血管收缩、缺血，造成损伤)。

■ 难治性颅内高压应用甘露醇治疗，初始剂量为 1 g/kg 单次快注，接下来按需给予 0.25 ~ 0.5 g，q4h。

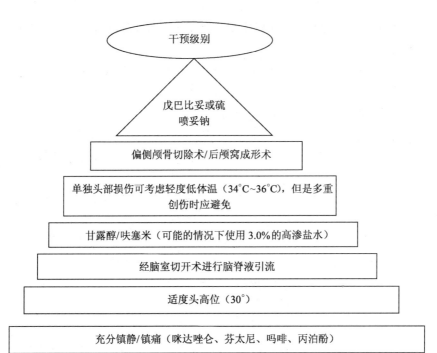

图 15-3 降低颅内压的干预级别

□ 由于可能继发血容量减少,所以在应用甘露醇积极治疗的同时应插入中央静脉导管甚至聚酰胺导管。

■ 任何发生颅内高压或伤情恶化的伤员都应立刻复查 CT。

◇ 仅有头部损伤可考虑轻度低体温(34 ℃ ~ 36 ℃),但是多重创伤时应避免应用。

◆ 用白蛋白、生理盐水、高渗盐水或其他扩容剂治疗低血容量,使伤员处于正常血容量高渗状态(290 ~ 315 mmol/L)。

◆ 爆炸超压中枢神经系统损伤。

◇ 内科支持治疗通常有效。只有极少数情况下需要进行颅内压监测、脑室切开术和颅内减压术。在没有血肿的情况下,镁对伤情有益。特别敏感的结构有眼睛、海马和基底神经节。也有关于迟发性颅内出血的报道。此外,这些伤员极易发生继发性损伤,应在 4/5 级医疗机构中进行评估。反复损伤和接触爆炸性超压都会导致不可逆的认知障碍。

● **手术**。

○ 目标:预防感染,缓解/预防颅内高压。

○ 急诊探查指征:

◆ 伴随神经功能改变的占位性损伤(如:急性硬膜外/硬膜下血肿、脓肿)。

◆ 导致中线移动超过 5 mm 或类似皮质抑制的颅内血肿。

◆ 伴随神经功能改变的混合型凹陷性骨折。

◆ 伴随神经功能衰退的贯通伤。

○ 采用偏侧颅骨切除术/后颅窝成形术/脑室切开术来降低颅内压。

◆ 伴随严重潜在幕上水肿的大面积病变伤员在后送时应准备大片创伤骨瓣。

◆ 骨瓣至少应延伸至外耳道后方 4 cm、距中线 3~4 cm 处。根据脑水肿情况暴露额骨、颞骨和部分顶骨,预防穿颅术边缘形成脑疝。

◆ 应在硬膜下电感耦合等离子体/脑室导管在位的情况下进行大容量后颅窝成形术,这样能对损伤的大脑半球进行监测和引流。

○ 头部大面积备皮,并用碘附消毒。

○ 对严重创伤伤员进行全身麻醉。

○ 给予抗生素经验用药(第三代头孢菌素)。

○ 头的位置可用一个圆环或马蹄状头箍充分固定。对一些不常用的头部体位,如为了能够探及枕骨后,可用标准三钢针固定器。

○ 在头皮上做一个大切口,以获得足够皮瓣。

◆ 皮瓣必须有充足的蒂部,以防止缺血。

◆ 将头皮皮瓣卷在剖腹手术海绵卷上能够预防皮瓣扭曲,皮瓣扭曲可能导致皮瓣缺血。

○ 通过多个钻孔进入颅内(图 15-4),然后将这些钻孔连起来,形成穿颅术骨瓣(图 15-5a)。

◆ 钻孔本身就不足以治疗血肿,但能在没有 CT 扫描的情况下发挥诊断功能。探查性钻孔会漏诊额叶下和大脑半球间血肿(图 15-6)。

◆ 如果有强力开颅器更好,但一般骨骼的工作由哈德森支架和季格利锯进行(图 15-5a)。

○ 应用开颅器的整个跨度打开硬脑膜(留下足够的边,以便在手术结束时缝合硬脑膜)。

◆ 打开硬脑膜的基础是避开附近所有大静脉窦,防止损伤大的引流静脉,使脑水肿恶化。

○ 利用抽吸、冲洗和机械清除等综合方法轻轻排空血肿(图 15-5b)。

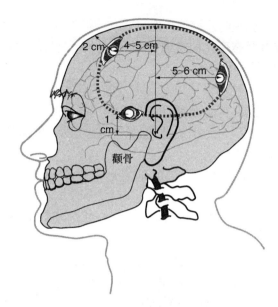

图 15-4　颅骨标志和标准钻孔位置

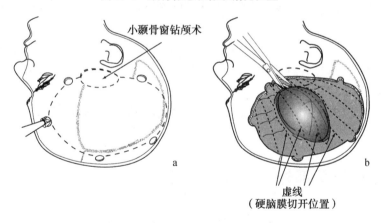

图 15-5　钻颅术骨瓣和暴露的血肿

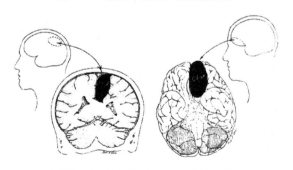

图 15-6　常规钻孔探查漏诊的血肿

　○ 在关闭硬脑膜时应谨慎止血。

　○ 伴随**神经状态变化的贯通伤**的治疗目标是清除失活的脑组织和明显的异物。

　◆ 用抗生素溶液(如：杆菌肽)进行充分冲洗,然后一起尽量严密缝合硬脑膜(如果需要,可二次使用颅骨膜)。

　◆ 无张力头皮缝合也很关键,但是在战地机构,更换多处颅骨碎片以重建颅骨缺损并不合适。

　◇ 后送出前线并进行足够的延迟最小化感染,头颅整形术预后较好。

　○ 如果需要进行后颅窝成形术,可能会使用颅骨膜、颞肌或阔筋膜张肌。

　○ 对边缘进行兜底缝合,同时对暴露的硬脑膜中间也进行兜底缝合,以关闭无效腔,预防术后硬膜外血肿的形成。

　○ 更换骨瓣,用金属线或粗线固定。

　◆ 如果严重的脑水肿不能进行骨瓣替换,则可放弃骨瓣,也可将骨瓣置于腹壁袋中保留。

　○ 头皮的帽状腱膜应该用可吸收缝线单独缝合,并用订皮肌缝皮。

　◆ 除了帽状腱膜外,其他可用粗单丝尼龙线进行单层缝合,至少10 d后拆线。

　◆ 外科医生应根据情况进行帽状腱膜下或硬脑膜下引流。

　○ 用绷带卷柔软包扎整个头部。

六、严重头部外伤伤员的后送

　　后送的时间一般比预期的要长。由于无法预期的延误、路线改变或战术情况转移,仅对能在12~24 h路程中存活的伤员进行后送。穿颅术术后的伤员在后送前应观察12~24 h。立刻后送可能无法治疗滞后发生的术后血肿。

　○ 对所有格拉斯昏迷评分<12分的伤员都应进行机械通气。

　○ 对格拉斯昏迷评分<8分的伤员应进行颅内压监测。

　○ 应进行脑室引流术,在出发前应固定导管位置,确保工作正常。

　○ 重症监护后送队应有能力治疗颅内压升高,并能在脑室引流出现问题时进行纠正。

　○ 在航空后送中颅内压增高的内科处理有限,包括采取头高位

（30°~60°）、加强镇静、应用硫喷妥钠、脑室引流和轻度过度通气。伤员水平位首先就限制了对颅内压降低的起始作用。

○ 除了能够处理颅内压和脑血流量外，严重头部创伤伤员的护送者必须能够处理导气管、机械通气、静脉输液泵、静脉滴注的药物、抽吸。

○ 对飞行后送途中可能发生恶化的颅内病变伤员，应于后送前在地面上尽量进行神经外科处理，例如进行脑室造口引流或抽吸血肿。

○ 如果一名头部损伤（格拉斯昏迷评分 > 12 分）伤员在飞行后送途中伤情恶化且尚未进行插管，则应计划并进行插管。确保快速诱导插管药物、静脉通道和导气管设备（尤其是急救包、机械通气）在位并运行正常。

○ 后送过程中最困难的是从 CSH（战争救援医院）到 **CASF（混合空军攻击部队）/MASF（流动空运医疗中转机构）**。一般来说，机械通气和监测仪器的电池寿命和氧供在伤员至 **CASF（混合空军攻击部队）/MASF（流动空运医疗中转机构）** 前就已耗竭。虽然黑鹰和 FLA（地面救护）有电池储备，但是极少使用。

○ 在从 CSH（战争救援医院）后送前，护卫者必须遵循下列预防措施：

◆ 确保了解伤员病情和临床特点（手头上有病案要点和伤员的放射线检查报告）。

◆ 确保具备至少 3 d 的药量。

◆ 确保监测仪器、机械通气和吸引器、静脉泵都电力充足。

◆ 确保足够的氧供，护卫者能够熟练打开氧气罐。

◆ 有备用电池、战术光源，以便在后送过程中阅读监测仪器。

◆ 将伤员置于担架上，避免造成肢体医源性损伤，同时避免组织导管、管线、电引线和金属线在移动过程中构成障碍（在允许的情况下，在担架上使用 SMEAD 搁板，确保监测仪器的使用和抬高伤员的身体）。

◆ 在后送路途中，确保肢体（脚趾和手指）和躯干被覆绝缘巾单，预防低体温。

◆ 在移动中确保中央导管、a 管和脑室导管在位，确保通道和导管缝合于皮肤固定或采用其他固定方法。

◆ 确保脑室切开引流不会导致空气栓塞，可用 21 号针给导管排气。

第十六章　胸部损伤

Chapter

16

约有 15% 的战争损伤为胸部损伤。其中 10% 为浅表损伤（仅损伤软组织），仅需进行基础创伤处理；剩下的 90% 几乎都是贯通伤。

这些损伤累及胸部中心轴柱（心脏、大血管和肺门），在战场上一般是致命的。肺门损伤（绝大多数）的治疗包括插入胸腔导管和基础创伤处理。虽然贯通伤极其普遍，但也有钝性胸部损伤。除了导致胸壁损伤外，钝性胸部损伤同时也会导致胸腔内脏器的破坏。除了弹片造成的贯通伤外，爆炸性损伤会导致含气脏器（肺）的破裂。

> 张力性气胸的及时诊断和治疗是战争胸部损伤中唯一一项最重要且能挽救生命的医疗干预措施。

随着防弹衣的出现，我们希望能够避免以往战争中出现的大部分胸部损伤。但是不幸的是，还有人没有配备这种防御措施，也有一些人虽穿着防弹衣，但胸部仍受到损伤。

一、解剖注意事项

● 胸腔上界的前侧是锁骨，后侧是 C_7-T_1 椎体连接处。胸腔的入口位于容纳大动脉（颈总动脉、椎动脉）、静脉（颈前静脉和颈内静脉）、气管、食管和脊髓的水平面。

● 胸腔内部器官有心脏和大血管。其中大血管包括动脉（主动脉、主动脉弓、无名动脉、右锁骨下动脉、颈总动脉、左锁骨下动脉和降主动脉）、静脉（上下腔静脉、奇静脉、无名静脉）、肺动静脉、末梢支气管和主支气管、肺和食管。

● 胸腔下界为膈肌，它的前方附着于 T_6（第 6 胸椎）水平，然后逐渐倾斜，后方附着于 T_{12}（第 12 胸椎）水平。

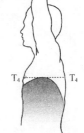

> T_4（第 4 胸椎）水平（乳头线）以下的胸部贯通伤累及腹腔结构的概率很高（图 16-1）。

图 16-1　腹腔组织的胸部切口

二、评估和诊断

损伤机制的知识（如爆炸、弹片等）有助于增加特别损伤的可疑指征。由于战争创伤机构诊断工具有限,所以做出完整、准确的诊断很难。尽管如此,由于胸部损伤会极大地影响呼吸和循环(极罕见情况下会影响呼吸道),所以必须完整、快速地对每例损伤进行评估。

- 如果伤员还能说话,那么完全可以认为呼吸道是完整的。

三、致命性损伤

> 损伤刚开始时伤情不是特别明显,但是需要紧急干预,以防治张力性气胸、大量胸腔积血和心包填塞。

- **张力性气胸**。
  ○ 在明确排除前,合并呼吸道开放和呼吸困难的胸部损伤伤员应怀疑张力性气胸,需要进行快速胸腔减压,插入胸腔导管。
- **大量胸腔积血**。
  ○ 胸腔积血意味着严重的胸腔内损伤。一般来说,胸腔积血1 500 mL就需进行胸廓切开术(尤其是1 h内发生的创伤)。刚开始出血量不多,但是如果在4 h左右损失200 mL血液,也需要进行胸廓切开术。
  ○ 大量胸腔积血的伤员需要应用损伤控制技术(见第十二章)。
- **心包填塞**。
  ○ 颈静脉怒张(严重缺血时不明显)伴随明显呼吸音和低血压时,意味着有致命性心包填塞的可能。
  ○ 液体复苏能够暂时性稳定心包填塞伤员的病情。
  ○ 伤情稳定时可进行超声(US)检查。
  ◆ 如果超声检查提示阳性,需进行手术(心包膜开窗术、胸骨切开术和胸廓切开术)。任何心包积血都要行正中胸骨切开术/胸廓切开术。
  ◆ 如果超声检查提示阴性,根据临床疑似程度,可复查超声或行心包膜开窗术。
  ○ 心包穿刺术仅作为等待确定性手术修补时的暂时措施。
- **开放性气胸**。
  开放性气胸(胸壁穿孔)的治疗方法包括放置胸腔导管和修补穿孔。其他方法有单向阀门胸部敷料或用方形塑料敷料贴在胸壁的三边。
- **连枷胸**。
  连枷胸是指因多根多处肋骨骨折导致的局部胸壁浮动。需根据潜在肺部损伤情况进行治疗(气管插管或观察)。当不需要插管时,可用布比卡因等长效局部麻醉药进行多次肋间神经阻滞,这样有助于缓解疼痛、限制肺不张和其他肺部并发症。

四、手术处理

绝大多数获治的胸部贯通伤仅用管状胸廓造口术(胸腔导管)就能得到充分治疗。

1. 管状胸廓造口术(胸腔导管)

- 适应证。
- 确诊或疑似张力性气胸。
- 气胸(包括开放性气胸)。
- 胸腔积血。
- 任何需要后送的胸部贯通伤(航空医疗后送时必须行管状胸廓造口术)。
- 步骤(图16-2)。
- 发生张力性气胸时,立刻用粗针头减压能够挽救生命。将静脉输液管(14/16/18号,至少5.1~7.6 cm长)插入第2肋间隙锁骨中线处(成年男子为锁骨下两横指处)。导管中有气流声就能确定已进入胸腔。在插入胸腔导管后,必须快速进行此项操作。
- 在污染环境下,建议静脉滴注1 g头孢唑啉。
- 时间充裕时,可用聚维酮碘消毒受损胸壁面和侧面。
- 确定切口位置位于腋前线与第5肋或第6肋的交点处。
- 在情况允许时,给清醒伤员进行局部麻醉。
- 沿着肋骨在其上方做一个3~4 cm长的横切口,并向下扩展至肋骨。
- 垂直于肋骨向切口内插入弯头血管钳,经胸膜直接进入胸腔。在进入胸腔时会有突破感,需要适度用力才能进入。气流经切口冲出就可以明确张力性气胸的诊断。血管钳插入的深度应由外科医生的手来控制,仅可进入3~4 cm,确保血管钳不会进入胸腔太深,以免对下方结构造成损伤。

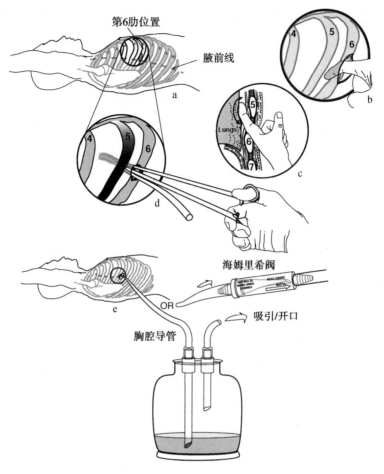

图 16-2　管状胸廓造口术步骤

○ 轻轻扩张切口后取出血管钳,然后将手指插入切口内确认入口。

○ 向入口插入胸腔导管(34～36F 胸腔导管)。胸腔导管的所有侧孔都必须位于胸腔内。如果没有胸腔导管,可以使用成人气管内导管。

○ 将胸腔导管与海姆里希阀门、密闭的胸膜腔或瓶子连接起来。在物资不足时,可将剪断的手套或潘氏引流管连接在胸腔导管的末端。

○ 如果有条件,将导管缝在胸壁上固定,同时贴上敷料,以防被污染。

2. 复苏性胸廓切开术

> ・危急胸部贯通伤或短时间丧失生命体征是复苏性胸廓切开术仅有的适应证。
>
> ・即使资源充足且不伴随其他重大损伤,这些伤员一般也无法挽救。
>
> ・如果进行复苏性胸廓切开术,必须快速评估伤情。如果伤情无法挽救,必须立刻终止操作。

步骤。

● 伤员仰卧,在左乳房下褶皱处自胸骨左缘向腋中线做一切口(图16-3)。

● 如果发现心脏和大血管有毁灭性损伤,则应终止操作。

● 如果左侧胸腔没有发现损伤,快速用 Lebsche 胸骨刀延伸切口经胸骨跨越中线,进行镜像胸廓切开术(反折,图16-4)。进行该项操作时,将同时切断双侧乳内动脉,可能导致大量出血。

● 抬高前胸壁将暴露几乎所有的纵隔内结构。

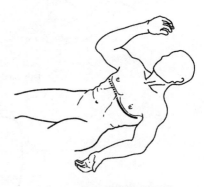

图 16-3　复苏性胸廓切开术

● 打开心包,暴露心脏。

● 必须优先止血和恢复中央灌注。

○ 心脏和(或)大血管上的破口应临时封堵。

◇ 可以用手指、侧边抓钳或气囊充气 30 mL 的气囊导尿管进行封堵。任何其他合适的无菌器材都可以使用。

○ 十字夹闭所有重大肺门损伤。

○ 确定降主动脉位置并阻断,进行电除颤或按摩,以恢复心脏功能(确定在主动脉上方打开纵隔胸膜,以安全使用血管钳)。

○ 如果不能快速恢复心脏功能,则放弃手术。

● 如果心脏功能得到恢复,应对创伤做进一步的确定性修补。

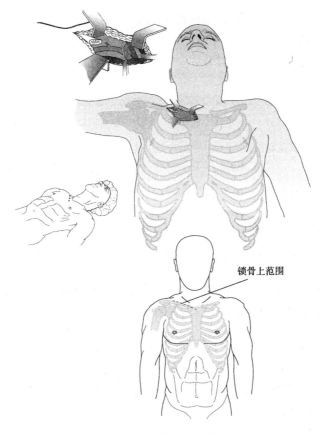

锁骨上范围

图 16-4 锁骨上入路

3. 心包开窗探查术

> 不稳定伤员不应进行心包开窗探查术。对怀疑有心脏损伤的胸部贯通伤、伤情不稳定的伤员,应立刻进行正中胸骨切开术/胸廓切开术。

步骤。
- 伤员仰卧,在剑突下做一纵切口,切开皮肤和筋膜。
- 向心脏方向钝性分离组织,暴露心脏下方的心包膜。
- 在心包膜上缝入两根留置缝线,然后在留置缝线间锐性切开,注意避开心脏,打开心包膜,暴露其下方正在搏动的心脏。

4. 正中胸骨切开术

- 适应证。
- ○ 怀疑有心脏损伤的不稳定伤员。

○ 心包穿刺术/心包开窗探查术阳性。

○ 怀疑胸腔内大血管损伤。

○ 怀疑远端支气管损伤。

● 步骤。

○ 伤员仰卧位,沿中线自胸骨切迹至胸部剑突切开皮肤。

○ 进行钝锐性分离,在上胸骨下方和下胸骨下方同时形成一个数厘米的平面。

○ 用胸骨锯或 Lebsche 刀分离胸骨,保持胸骨锯或 Lebsche 刀的尖端朝向胸骨的下表面,以避免心脏损伤。胸骨切开边缘的出血可用骨蜡止血。

○ 用胸骨牵开器分开左、右两边胸骨。

○ 小心分离心包膜表面,避开无名动脉,暴露心脏和大血管基底部。

> 总的来说,最好通过正中胸骨切开术暴露心脏和血管。对接近左锁骨下动脉的损伤,必须增加组织暴露。

○ 距离切缘 2 cm 左右,用金属缝线直接将左、右两边胸骨缝合起来。也可经肋间隙用金属缝线将胸骨环形捆扎起来。

○ 放置一根或两根纵隔导管进行引流。就引流管的出口而言,纵隔皮肤切口优于中线创口。

5. 其他方法

● 锁骨上切口。

○ 适应证。

◆ 锁骨下动脉中段至远端损伤。

○ 步骤。

◆ 在锁骨上方 2 cm 平行于锁骨处,自胸骨切迹向侧旁开做一个 8 cm 长的切口。

● **天窗术**。

○ 适应证。

◆ 左锁骨下动脉近端损伤。

○ 步骤(图 16-5)。

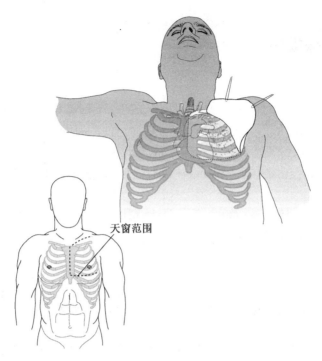

天窗范围

图 16-5　天窗术步骤

◆ 如上所述打开锁骨上入路。

◆ 至第四肋间隙做部分正中胸骨切开术。

◆ 在第四肋间隙,自乳房下皱褶横向切开皮肤,直至腋前线。

◆ 横向分离胸骨,继续分离第四肋间隙(ICS)直达腋前线。这样乳内动脉就被分离,必须对其进行控制。

◆ 为了充分暴露左锁骨下动脉近端,必须折断或切除部分锁骨。

◆ 经锁骨上切口到达左锁骨下动脉损伤处。

● **胸腹切开术**。

○ 适应证。

◆ 胸腹部同时受伤。

○ 步骤。

◆ 复苏性胸廓切开术能够沿中线向下,越过肋缘进入腹部中线,形成胸腹部切口。

◆ 也可以做一个单独的腹部切口。

◆ 伴随右侧下胸部损伤时,可采用右侧胸腹部切开术,充分暴露肝脏和肝后段下腔静脉。

五、特殊损伤

● **血管**。

○ 一般来说,血管破口应进行精细修补。暂时性措施包括放置福加蒂导管或球囊导管、侧边抓钳;静脉损伤时可使用海绵棒。

○ 为能继续复苏和恢复心脏功能,暂时需完全阻断或钳夹血管。

○ 如果心功能在 5 ~ 10 min 内没有恢复,应放弃该操作(手术台上伤员分类)。

○ 修补血管时,应遵循血管修补中详述的原则: 在可能的情况下进行一期修补术;如果一期修补术不可行,则进行修复术。有时也可以进行分流。

● **心脏**。

高速度损伤一般会导致心脏肌肉无法修补的破坏。

○ 发生单一穿孔时,应暴露心脏(打开心包膜)并用手指按压。也可以利用球囊导尿管或缝合器。

○ 在做确定性修补时,用锥形针进行纱布水平褥式缝合(2 - 0 聚丙烯缝线)。**一定注意不能损伤冠状动脉**。必须极其小心,不能撕裂心肌。

○ 动脉修补包括简单结扎、缝合器修补或连续缝合(图 16-6)。

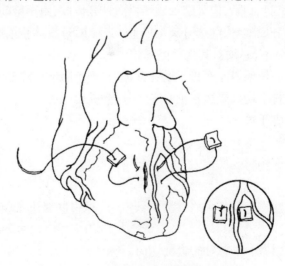

图 16-6　贯通性心脏损伤的修补

○ 临时阻断有助于修补。

○ 在没有心脏外循环时,不可能进行更复杂的修补。

● 肺。

○ **仅用管状胸廓造口术就能够充分治疗绝大多数简单性肺实质组织损伤。**

○ **发生大量空气外泄时,并不需要放置胸腔导管**;大量空气外泄导致通气不足时,应进行损伤修补。

○ **单独肺部损伤时,建议进行后外侧开胸术**,也可进行前外侧开胸术。

○ 用锥形针、可吸收线控制简单性出血。也可用缝合器治疗出血性肺撕裂损伤。

○ 呼吸道切开术:打开任何出血的呼吸道(经肺部贯通伤),采用GIA缝合器并结扎出血点。

> 不要简单关闭肺部贯通伤的出入口。在正压通气情况下,可能的风险是空气栓塞。损伤部位越靠近中心,风险就越大。

○ 严重的肺实质损伤造成出血时,应行切除术。不建议进行解剖式肺叶切除,推荐进行简单楔形切除术。

○ 对于未得到控制的肺实质/肺门出血或伴随大量空气外泄的肺门损伤,应进行肺门钳夹并尽力修补。只有在万不得已时才进行肺切除术(死亡率为90%)。

● **气管支气管树**。

○ 发生大量空气外泄、泡沫样咯血和纵隔气肿时,应考虑器官支气管树损伤。

○ 经支气管镜确诊。

○ 控制呼吸道很重要。

○ 正中胸骨切开术是最佳途径。

○ 在支气管导管支撑下,用可吸收线修补——可能需要进行节段切除术。用胸膜或肋间肌肌瓣进行支撑。

○ 临时措施包括简单肺通气和经受伤处控制呼吸道。

● **食管**。

○ 单独胸段食管损伤极其罕见。一般在与其他胸部损伤同时发生时被附带诊断。

○ 诊断性线索包括疼痛、发热、白细胞增多、食管颈部水肿、黑曼征以及胸部 X 线检查发现气胸、纵隔气肿和胸膜积液。通过消化道钡餐检查能够明确诊断。

○ 一旦怀疑食管损伤,就应立刻静脉滴注抗生素。术后也应持续使用抗生素,直至发热和白细胞增多缓解。这仅是一项辅助治疗方法。**手术是确定性治疗方法。**

○ 在前线,应对伤势稳定的伤员进行胸腔导管引流,并在损伤水平以上放置鼻胃管,这些都是暂时性措施。理想状态下,应在损伤后 6 ~ 12 h 进行一期修补。如果超过 12 h,必须切除受损食管段。

> 胸段食管损伤的最佳探查途径是后外侧开胸术。上段食管损伤需进行右侧后外侧开胸术,而下段食管损伤需进行左外侧开胸术。

○ 通过固定食管确定损伤部位。用 3 - 0 可吸收线单层缝合进行一期修补,并用胸膜或肋间肌肌瓣覆盖。

○ 推荐用胸腔导管进行引流(一根置于胸腔顶端,另一根置于胸腔背部)。

○ 如果无法进行一期修补(大面积组织缺失或严重污染/旧伤),则将损伤上下端封闭,向上段残端插入鼻胃(NG)管,然后向胃内置入胃造口管。按上述方法进行胸腔引流。在前线医疗机构,不推荐进行复杂的排除手术。

○ 如果食管损伤比较陈旧,不适于进行一期修补,此时应用大号 T 形管封闭伤口,将伤口转变为可控制的瘘管。此后在 T 形管旁放置胸腔导管或密闭吸引管进行纵隔膜广泛引流。当建立成熟瘘管后,将 T 形管缓慢推进,此后缓慢推进纵隔引流。

● 横膈。

○ 所有横膈损伤都应关闭。

◆ 小的撕裂伤(< 2 cm)可用 0 号或 1 - 0 号非可吸收线进行间断缝合。

◆ 大于 2 cm 的撕裂伤应用上述方法进行缝合,然后连续缝合加强。

◆ 处理横膈中央肌腱区时,应注意避免在修补过程中损伤心脏。

○ 如果胸膜腔因肠道损伤污染严重,强烈建议进行前侧胸廓切开术,充分冲洗胸膜腔,并放置两根胸腔导管进行引流。

◆ 冲洗及引流不充分会使积脓症的发病风险增高,尤其是真菌类感染。

第十七章　腹部损伤

Chapter

17

尽管致命性武器不断增加,但是由于战争模式的变化以及人体防弹服的使用,躯干损伤的发生概率、严重程度和死亡率都在下降。尽管有这些改进,但仍会出现贯通性腹部损伤,且这些创伤的治疗一直是战争创伤的重要组成部分。

无论是腹部钝性损伤还是贯通伤,都会导致隐匿性损伤。如果不治疗,会导致灾难性后果或致命。通常直接对伴随腹部损伤的不稳定伤员进行手术,并在做出决定后尽快进行手术。对一些大量出血的胸腹部损伤伤员,必须快速决定先进腹腔还是先进胸腔。本章节将对其中的几个问题进行讨论。

> 乳头下方、耻骨联合上方、两侧腋后线之间的贯通伤必须按腹部损伤进行治疗,并进行剖腹探查术。

● 从肩胛骨顶部至骶骨之间的躯体后侧贯通伤可能也会导致腹膜后和腹腔内损伤。由于没有其他诊断方式,所以对这些伤员进行剖腹探查术的指标比较宽。

一、腹部损伤的诊断

● 书写病历时要重点突出,内容包括损伤时间、损伤机制、既往的治疗和所有使用的药物。
● 体格检查中最值得信赖的是胸部和腹部检查,尤其是贯通伤。
● 明确伤员是否需要进行剖腹探查术,而不是明确诊断。

二、剖腹探查的指征(对象、时间和地点)

确定谁需要进行剖腹探查是第一要务。
● 下列伤员需进行剖腹探查:
○ 上面方框中所描述的腹部贯通伤。
○ 伴随潜在腹膜贯通伤和腹腔内贯通伤的临床症状/体征的躯体其他部位贯通伤。
○ 表现为休克的钝性腹部损伤。
● **时间和地点。**
○ 无法确定航空医疗后送且距离较远时,生命垂危或可能失去肢体的不稳定伤员应在最近的战地手术队(FST)进行剖腹手术。

○ 应对能耐受 6 h 左右后送或延误的稳定伤员进行一期控制性复苏和术前治疗(包括抗生素),并送至下一医疗级别进行手术。

> 当战术环境没有变化、有航空医疗后送且战地手术队(FST)与战争救援医院(CSH)之间距离不远时,包括不稳定伤员在内的所有伤员都不必经战地手术队,直接被送至高级别医院。

三、辅助诊断

微创辅助诊断方法包括计算机 X 线断层扫描(CT)、诊断性腹腔灌洗(DPL)和超声(US)检查。在和平时期,通过对伤员的积极随访,这些方法可用于降低医疗机构中伤势稳定的钝性腹部创伤伤员探查术阴性结果的数量。在高度考虑没有腹腔内损伤时,其中的一些方法已被用于代替剖腹探查术,对贯通伤伤员进行评估。

这些方法存在漏诊的可能性,主要用于损伤机制提示腹部损伤但又没有明显手术指征的稳定性伤员。只有在能进行积极随访时才能依靠这些辅助诊断方法。在一定程度上,US 和 DPL 也有助于指导治疗不稳定伤员时应先进哪一个腔。在大规模伤亡时,US 和 DPL 也可用作伤员分类工具。

四、腹部超声

● 优点: 无创,可多次反复进行,快速、简便,能准确探查腹腔积液。

● 缺点: 诊断依靠检查者,可能会漏诊与中空脏器损伤相关的少量积液。

● 超声波检查已成为腹部体格检查的延伸。在任何有条件的情况下,怀疑腹部损伤时应做超声检查。

○ 3.5 ~ 5 MHz 曲面探头最佳。

○ 经 4 个标准超声窗检查腹部。

● 腹部创伤定点超声检查(FAST)能够辅助手术医生确定钝性损伤伤员是否需要进行剖腹探查,但是不能明确诊断。

○ FAST 检查不能够对实质性脏器或中空脏器的损伤做出明确诊断或进行分期,但是能够可靠探查腹腔内游离液体。

● FAST 能够辅助确定贯通伤伤员进行手术的优先顺序。

● FAST 能够辅助确认应该先打开胸腹部损伤患者的哪个体腔。

● FAST 能够确认心包积液,可辅助诊断血气胸。

五、超声视图

图 17-1 展示了典型的便携式超声设备。图 17-2 标出了超声窗的标准位置。图 17-3 至图 17-6 为超声检查的阳性和阴性结果。

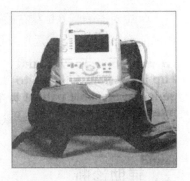

图 17-1　典型的超声设备

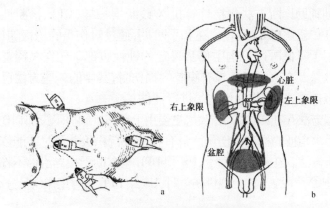

图 17-2　超声窗的四个标准定位

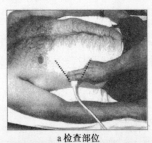

a 检查部位

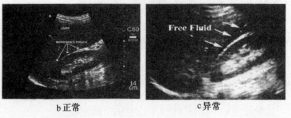

b 正常　　　　　　c 异常

图 17-3　右上腹超声检查正常和异常图

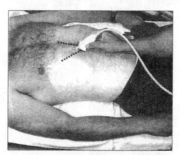

a 检查部位

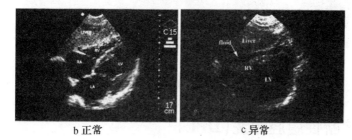

b 正常　　　　　　　　　　c 异常

图 17-4　心脏窗口超声检查正常和异常图

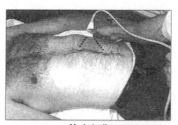

a 检查部位

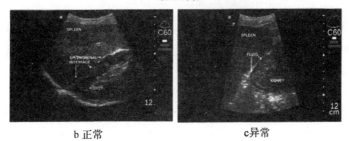

b 正常　　　　　　　　　　c 异常

图 17-5　左上腹超声检查正常和异常图

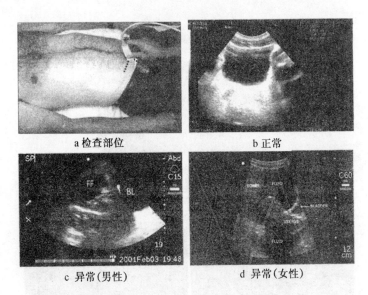

a 检查部位　　　　　　b 正常

c 异常(男性)　　　　　d 异常(女性)

图17-6　盆腔窗口超声检查正常和异常图

六、诊断性腹腔灌洗(DPL)

　　多年来,钝性腹部创伤主要依靠诊断性腹腔灌洗(DPL)进行诊断。不幸的是,1级到3级前线医疗机构并不常规配备显微实验室功能,无法进行细胞计数或测定液体中的酶。因此,从DPL中唯一可获得的可靠信息就是抽到10 mL肉眼血。在DPL的阳性标准中,肉眼血是最不常见的,而且这项价值已经被FAST所代替。

　　● 当没有US(超声)和CT时,可进行DPL,或可作为伤员分类的工具。

　　● 高敏感度需要实验室检查。

　　○ 钝性伤:抽到10 mL肉眼血,红细胞数 > 1 000 000/mL,白细胞数 > 500/mL,粪便样物质。

　　○ 贯通伤:不推荐用DPL排除(R/O)战场贯通伤。

　　● 有助于确定先进入不稳定躯干损伤伤员的哪个体腔。

　　● 优点:对少量液体较敏感,包括中空脏器撕裂伤;诊断速度相对较快。

　　● 缺点:有创,不可重复,比超声慢。

　　● 可以进行股动脉穿刺术的装备:

　　○ Arrow动脉穿刺针(AK-09000)。

○ 巴克斯特公司 Lazarus-Nelson 导管(MLNK9001)。

● 现场应急方法：在脐下做一个纵向小切口，然后用任何导管(静脉滴注管、直形或球囊导尿管)插入。

七、CT 扫描

● 优点：明确伤势稳定伤员的损伤部位。

● 缺点：速度慢；需要使用造影剂和设备；容易漏诊中空脏器的小撕裂伤；需从重症监护区转移；诊断依靠操作员或阅片人；难以反复检查。

八、伤口探查

● 爆炸性损伤和简易爆炸装置(IEDs)会产生许多低速碎片，这些碎片会穿过皮肤，但是不会进入腹腔。用手术方法对稳定伤员进行常规或可疑性伤口探查有助于确定是否需要进行剖腹探查术。

○ 在可能的情况下，伤口探查应在器械及光源充足的手术室内进行。

○ 如果在腹壁发现弹片，则无须进行剖腹探查术。

○ 如果无法完全确定位置或找不到在平片上看见的弹片，则应进行剖腹探查术。

九、手术规划和暴露技巧

● 术前24 h 内给予广谱抗生素。

○ 在术中再次给予半衰期短的抗生素，且在使用抗生素时应考虑到大量失血的因素。

● 经正中切口进行剖腹探查术。

○ 当需要进行广泛探查时，可延伸切口，上至胸骨，下至耻骨联合。

● 在寻找明显损伤时，快速填塞所有四个象限。

● 控制出血。

● **评估生理状态**。

○ 考虑伤员的生理机能，制定手术规划，以控制污染，完成探查。

◆ 早期并经常考虑损伤控制(见第十二章)。

◆ 如果伤员病情稳定或好转,可进行确定性手术。

● 明确所有脏器和中空内脏的损伤。

● 取出小肠,以增加手术空间。

● 分离肝脏的附着韧带,以加强对右上腹或中上腹的探查。

● 向右下折叠肝脏左叶外侧,以加强对胃食管连接处的探查。

● 将切口延伸至剑突下并绕进胸部右下侧(胸腹腔),以加强对肝脏的探查。

十、胃部损伤

● 胃是一种中空脏器,进行任何修补后几乎都能恢复良好。

○ 常需进入网膜腔,以确定是否存在胃后壁损伤。

● 用潘氏引流管环绕食管远端进行牵引,能增加中线上端损伤的视野。

● 胃部损伤时,应尽量少地进行清创,并一期缝合。

十一、十二指肠损伤

十二指肠损伤一般与严重上腹部损伤有关。必须认真考虑早期进行损伤控制性手术(见第十二章)。

● 十二指肠损伤漏诊会导致极高的死亡率。

● 十二指肠组织胆汁浸染或血肿时,应彻底探查十二指肠(科克尔手法)。

● 轻伤可进行一期缝合。

● 对十二指肠内腔狭窄不超过50%的重伤,应进行修补。狭窄超过50%的闭合性损伤有如下选择:

○ 围绕十二指肠管状切除术切缘缝合十二指肠壁。

◆ 使用2-0可吸收线(薇乔)。

◆ 使用最大号的菊花头导管。

○ 提起肠吻合术空肠袢,在肠袢和损伤之间形成一个造瘘口(图17-7)。

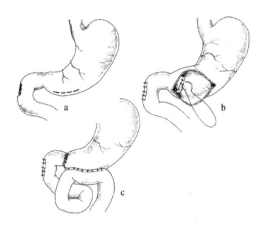

图 17-7　幽门结扎(a)、十二指肠损伤(b)与肠吻合术(c)

　　○ 最后的方法是胰十二指肠切除术。

　　● 严重创伤时,可进行胃造口术来改变胃内容物的流动方向,同时缝合幽门。缝合幽门有两种方法:

　　○ 进行胃切开术,用 0 号可吸收线结扎幽门。

　　○ 使用非切割缝合装置缝合,但**不分离幽门**。在这种可控性重建时,用空肠造口术进行喂养,补充营养。

　　● 用密闭抽吸引流对所有损伤进行广泛性引流。

　　● 任何用于关闭幽门的方法仅能维持 14～21 d。当损伤累及十二指肠第二段或胰头时,需考虑胆管和胰腺管损伤的可能。

十二、胰腺损伤

　　● 任何胰腺或胰腺管的损伤都必须进行引流。

　　○ 甚至在没有发现胰腺管损伤时,也要怀疑并进行引流。

　　○ 切除明显没有活性的胰体/胰尾组织。

　　● 胰腺管横断或近横断时可用下列方法进行治疗:

　　○ 将近端胰腺段的远端缝合起来。

　　○ 将远端胰腺段的近端缝合起来,保持整个胰腺远端在原位。

　　○ 切除胰腺远端(一般称为脾切除术)。

　　○ 通过肠吻合术进行远端胰腺-肠道引流。

　　胰头重大损伤需进行胰十二指肠切除术。**在简陋环境下禁止进行该手术**,而代之以损伤控制性手术的原则——**引流、引流、再引流。**

十三、肝脏损伤

● 经积极复苏和纠正凝血障碍后,绝大多数肝脏损伤都能通过直接按压和填塞进行治疗。

● 需早期、积极进行广泛探查。

○ 移动三角韧带和冠状动脉,以完全暴露肝脏。

○ 在需要时将切口延伸至右侧胸腔。

○ 在肝脏圆顶上方放置数块剖腹手术用纱垫,使肝脏圆顶进入手术视野。

● 在进行其他控制时,可能需短时间钳夹肝脏动脉和门静脉(普林格尔手法)。如果实施普林格尔手法后仍有出血,尤其是肝脏后方的出血,则可能有肝后静脉或肝后腔静脉损伤。这种损伤只有在拥有最丰富资源的最先进医疗机构才能探查。在手术台上应进行伤员二次分类或积极填塞和重症监护病房(ICU)复苏。

● 用手指折断肝实质,以暴露深层出血血管。

● 肝实质暴露性重伤可通过下列方法进行控制:

○ 必须缝扎暴露的大血管和管道。

○ 用圆头肝针、0 号铬肠线重叠褥式缝合可快速、有效地控制创面边缘出血。

○ 在创面上放置止血纱布并用高功率电刀进行"焊接"也有效。

● 肝脏内创道出血时,可将潘氏引流管末端打结后穿过出血创道,然后向引流管内注入生理盐水,使之膨胀,填塞通道。

● 极不建议进行急诊手术切除。

○ 仅在填塞/压迫止血失败后才可进行手术。

○ 根据功能或受损模式进行手术,而不是根据解剖结构。

● 肝脏大面积损伤时,可利用带蒂网膜减少坏死面。

> 若想成功处理肝脏重大损伤,避免凝血功能障碍、低体温症和酸中毒非常关键。**早期应用损伤控制技术。**

● 肝后腔静脉和肝静脉损伤需要的资源极多(血制品、手术时间、设备),一般前线手术机构都不具备(在大规模伤亡时进行术中伤员分类)。

○ 填塞是最好的方法。

○ 如果填塞失败,考虑进行门腔-心房分流（图 17-8）。

● 在肝脏主要损伤组织周围进行广泛闭合性抽吸引流。

十四、胆道损伤

● 胆囊损伤时采用胆囊切除术进行治疗。

● 用 T 管进行胆总管修补术。

○ 用 4 − 0 或更细的可吸收线进行胆道系统修补。

● 胆道大部分缺失时,需行胆肠吻合术或 T 管胆总管造口术。

● 广泛引流。

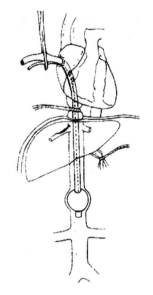

图 17-8　门腔-心房分流

十五、脾脏损伤

● 野战外科不进行保留脾脏的手术。

● 如果胰腺没有受损,那么脾脏切除术后不常规放置引流管。

● 脾脏损伤时,应立刻探查有无相关性横膈、胃、胰腺和肾脏损伤。

● 术后进行肺炎球菌、嗜血杆菌和脑膜炎球菌疫苗接种（可延缓至 3 级医疗单位或本土医疗机构,但是不应忘记）。

十六、小肠损伤

● 对伤口边缘进行清创,直至流出鲜血的组织。

● 单层或双层缝合小肠破损（缝合器是快速缝合的最好选择）。

● 如果一段小肠有多处破损,但总长不到小肠全长的 1/2 时,可采用一期吻合术进行简单切除。避免多段切除。

十七、结肠损伤

单独结肠轻伤不常见。对我方和敌方战斗人员中无法进行后送的伤员,可选择进行结肠切除术,尤其是 2 级医疗单位。通常情况下,这些

人员的营养状况不佳,无法耐受一期修补。出现下列任何一种并发症都提示进行结肠造口术:

- 独立、单纯性结肠损伤应一起修补。
  - 清除创伤边缘,直至正常、无损伤组织。
  - 进行双层缝合或肠吻合术。
- 强烈建议对复合性损伤进行结肠造口术/改道,尤其合并下列情况时:
  - 需要大量输血。
  - 进行性低血压。
  - 组织缺氧(严重的肺部损伤)。
  - 再灌注损伤(血管损伤)。
  - 合并多重其他损伤。
  - 高速度损伤。
  - 局部组织大量损伤。
- 合并胰腺损伤时,修补或吻合口潜在破裂的风险最高。
- 损伤控制技术:通过结扎/订住肠管,延迟至确定性手术再行造口,以控制污染。
- 清楚记录所实施的治疗有利于在不同级别医疗机构进行最佳随访。
- 在进行肠成形术时,结肠造口应该已经成熟。

十八、直肠损伤

除非特别明显,直肠损伤的诊断较困难。任何因邻近器官损伤、直肠指检或腹部平片检查结果而怀疑的直肠损伤都必须进行直肠镜检查。在进行刚性直肠镜检查时,通常需用稀释的聚维酮碘对直肠末端进行冲洗。检查结果可能是直肠壁的严重破坏,但更多见的是黏膜的针尖样细微出血。所有的异常发现都需立刻进行纠正、干预。

- 考虑传统的直肠损伤 4"Ds":改道(Diversion)、清创(Debridement)、末端冲洗(Distal washout)和引流(Drainage)
  - 当然,改道是最重要的。
  - ◆ 经腹乙状结肠造口术最简单。
  - ◆ 在损伤没有侵犯腹膜的情况下,如果没有相关性非肠道损伤,在进行剖腹手术时不应进行腹膜外直肠探查。

○ 如果已经进行改道和引流,那么无须对这些伤员的直肠小、中型创伤进行清创和缝合。除了直肠最末端的损伤,其他直肠损伤的清创和缝合都很困难、麻烦。

○ 评估直肠损伤时通常需要进行末端冲洗。冲洗时动作轻柔,尽量减少直肠旁间隙的污染。

○ 直肠旁间隙粪便污染提示需进行骶前引流。伤员即时救治结束前的任何时间都可以放置骶前引流。

◆ 引流管经会阴置入直肠后隙(图 17-9)。

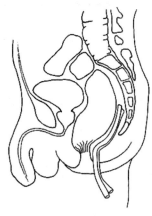

图 17-9 胰腺引流

● 腹膜化直肠损伤很容易经腹进行评估,应进行修补,并通过改道保护直肠。

● 直肠旁间隙血肿的引流有两种方法,一是敞开伤口进行腔内引流,二是放置骶前或腹腔内引流。

十九、腹膜后损伤

● 将内侧内脏向左旋转,移走结肠、胰腺和小肠,快速暴露主动脉。压迫裂缝部位或进行左胸压迫或钳夹主动脉能够快速控制近端大动脉。

● 将内侧内脏向右旋转(结肠加上科克尔手法以提升十二指肠),暴露肝下腔静脉。

● 腹膜后间隙的三个区域见图 17-10。

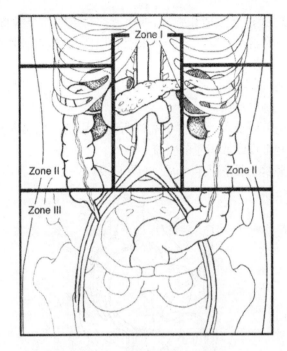

图 17-10　腹膜后腔的三个区域

○ Ⅰ区——中央,结肠上区。探查所有损伤。

○ Ⅱ区——中央,结肠下区。探查贯通伤;探查钝性损伤时增大的血肿。

○ Ⅲ区——横向。钝性损伤时,如果探查可能导致稳定的血肿破裂并因此而必须切除肾脏,则应避免探查;贯通伤必须进行探查。

● 在进入血肿前,控制近端血管。

二十、关腹

● 在可能的情况下关闭筋膜。

○ 严重水肿伴随大量失血和复苏、重伤时,可能迫使进行临时关腹(见第十二章)。否则,通常都可以关腹。

● 有少数战场贯通伤为单发性、小创面且没有内脏污染,这时缝合皮肤可能是安全的。**但是绝大多数战场贯通伤并非如此,这些伤员可能快速地从一个外科医生转移至下一个外科医生,所以误诊和致命性感染的风险增加,不应缝合皮肤。**

● 同理,推荐保留缝合线。

第十八章　泌尿生殖道损伤

Chapter

18

泌尿生殖器(GU)损伤约占整个战场损伤的5%。这些损伤的治疗遵循已建立的止血、清创、引流等手术原则。因严重的泌尿生殖器损伤而进行剖腹探查时,术前进行恰当的放射线评估可代替广泛性腹膜后探查。

> *除了外生殖器损伤外,泌尿生殖器损伤一般伴随严重的内脏损伤。*

一、肾脏损伤

● 除了肾蒂外,绝大多数肾脏损伤不会即刻危及生命。但是,漏诊或未恰当治疗的肾脏损伤会导致极高的死亡率。

● 虽然经观察和保守治疗后,绝大多数肾脏钝性损伤都能安然痊愈,但是战场绝大多数肾脏损伤是贯通伤,需要进行探查。

> *可疑肾脏损伤评估的基础是损伤的类型、体格检查和尿液分析。*

● 肾脏损伤的伤员一般会出现血尿,成年伤员出现肉眼血尿则考虑严重损伤。**但是,没有出现血尿并不能排除肾脏损伤**。当伤员并发持续严重的损伤(如:多发性肋骨骨折、椎体或横突骨折、胸部挤压伤或体侧、胸部、上腹部贯通伤)时,必须怀疑是否有肾脏损伤。

● 损伤后任何时间出现伴随休克的肉眼血尿或镜下血尿、并发持续的严重损伤时,需进一步评估肾脏。计算机断层扫描(CT)能够对肾脏损伤进行精确分期,辅助决策是否需要探查受损的肾脏。

● 在前线医疗机构中,在完成确定性放射性分期前,许多伤员需进行快速探查。术中进行单发射快速静脉滴注肾盂静脉造影(IVP)检查有助于肾脏损伤的评估。

○ 单发射快速静脉滴注肾盂造影步骤:在急诊室或手术室注射2 mL/kg大剂量造影剂10 min后进行单标准腹部平片(KUB)X线摄片。

○ 虽然高渗性造影剂(泛影酸钠、泛影葡胺或碘他拉葡胺)足以进行IVP,但是低渗性造影剂(三碘三酰苯、碘帕醇、安射力)不易导致不良反应,且肾毒性较小。

● 重大肾脏损伤一般在肾盂静脉造影时表现为模糊的肾脏影。

○ 不要期望从创伤肾盂静脉造影中得到有关肾脏损伤程度的详细

解剖信息或发现异位排尿。

○ 检查中应确定对侧肾脏的形态和功能，了解对侧肾脏的功能对探查中做出可靠的术中决策和是否挽救受损肾脏非常重要。

● 根据肾脏损伤的程度对肾脏损伤进行分类。

○ 轻伤。

◆ 包括肾挫伤或肾脏浅表皮质撕裂伤。

◆ 极常见于钝性损伤后，一般无须进行肾脏探查就能自行痊愈。

◆ 水化、应用抗生素和卧床休息是保守治疗成功的基础。

○ 重伤。

◆ 包括肾脏深层皮质撕裂伤（伴随或不伴随异位排尿）、肾脏破碎、肾血管蒂损伤或肾盂完全撕裂。

◆ 80%的相关性内脏损伤有肾脏重大损伤。绝大多数需要剖腹探查进行评估，并对同时发生的腹膜内损伤进行修补。

◆ 手术干预包括清除失活肾脏组织（肾部分切除术）、缝合集合系统和后腹膜区域引流。

◆ 虽然肾脏严重损伤或不稳定伤员可能需要进行全肾切除术，但是只要有一线希望，就要保留肾脏。

如果控制肾源性血肿需要进行后腹膜探查，可通过先行打开肾周筋膜控制肾蒂血管。

● **手术技巧**。

○ 可通过经腹主动脉旁到肾血管蒂途径控制血管。

◆ 可将小肠向上、向侧推移，然后打开主动脉上方的后腹膜。

◆ 左侧肾静脉跨越主动脉前方，必须分离肾静脉，以控制任一支肾动脉。

◆ 可用无创血管阻断钳封闭恰当的动脉。

○ 虽然用这种方法进行血管控制能够极安全地控制肾脏出血、降低肾脏切除的可能性，但是泌尿科医生和普通外科医生都不太使用这种手法。可直接翻转结肠，暴露肾脏（图 18-1）。该操作需准备肾蒂钳。

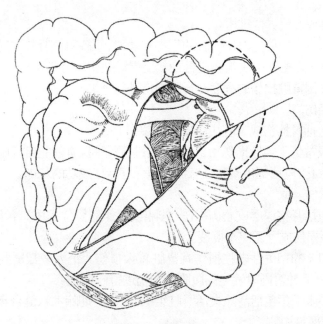

图 18-1　暴露左肾门

○ 可清除局部受损的肾实质(图 18-2),进行肾部分切除术(图 18-3),或根据损伤程度和伤员病情进行全肾切除术。

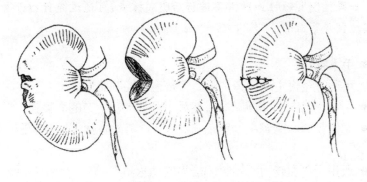

图 18-2　肾脏清创步骤

当伴随致命性损伤时,肾切除术可能是解决重大肾脏损伤的最佳方法。

○ 用可吸收线对集合系统进行防水缝合能预防尿漏的发生。

◆ 如果正式肾脏重建已完成,则一般不需要进行尿流改道。

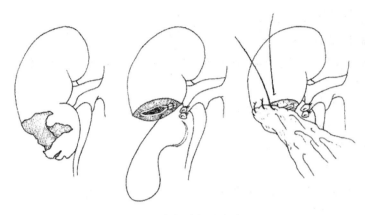

图 18-3　肾部分切除术步骤

◇ 为了方便,或者在伴随十二指肠、胰腺或大肠相关性损伤时,可能需要进行尿流改道。

　　◇ 可利用肾脏造瘘管、输尿管支架或输尿管造口术。

　　○ 应用肾周脂肪、网膜或纤维蛋白黏合剂覆盖重建的肾脏。

　　○ 应放置密闭引流管。

二、输尿管损伤

　　输尿管损伤很罕见,但在没有适当考虑时却经常被忽视。腹膜后血肿和结肠、十二指肠和脾脏一定部位损伤时,易发生输尿管损伤。

● 单独输尿管损伤很罕见,常与其他严重损伤同时发生。输尿管损伤在术前和术中都难以诊断。

　　○ 术前肾盂静脉造影不一定能诊断输尿管损伤。

　　○ 一般不出现血尿。

　　○ 即使肾盂静脉造影结果正常且输尿管肉眼观完整,尿道的爆炸性损伤可能会导致严重的迟发性并发症。当输尿管附近发生高速度损伤或爆炸性损伤时,最好放置输尿管腔内支架。

　　○ 如果输尿管损伤在开始时漏诊并表现为迟发性损伤,最安全的方法是行肾造口术进行尿流改道,3～6个月后再进行延迟性修补。

　　● 手术技巧。

　　○ 静脉注射靛胭脂或加压直接将靛胭脂注入集合系统有助于术中输尿管损伤定位。

○ 修补的基本原则。

◆ 尽可能小范围清创。

◆ 利用可吸收线(4－0或5－0)间断单层缝合,进行无张力、1 cm匙形吻合。

◆ 内部(双"J"形输尿管支架)和外部引流。

◆ 延长方法:

◇ 尿道重建术。

◇ 肾脏重建术。

◇ 腰大肌悬吊术(图18-4)。

◇ 博阿里皮瓣。

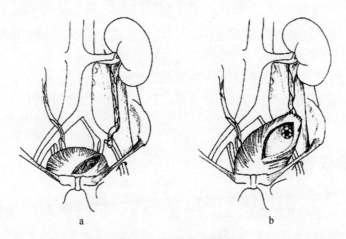

图18-4　腰大肌悬吊术

◆ 用网膜或后腹膜进行隔离修补。

○ 根据以下情况决定修补的类型:

◆ 受损输尿管的解剖段(上、中、下段)。

◆ 输尿管缺失的程度。

◆ 其他相关性损伤。

◆ 伤员的临床稳定性。

○ 输尿管上段或中段损伤。

◆ 缺失段较短/横断:进行一期输尿管吻合术(图18-5)。

◆ 缺失段较长:可能需要暂时性插管/经皮肤输尿管造口术,同时需经肾造瘘管放置支架或进行输尿管结扎。

○ 输尿管下段损伤。

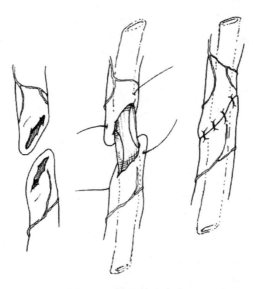

图 18-5　输尿管吻合术

◆ 近膀胱段输尿管损伤时,应进行输尿管膀胱吻合术(图18-6)。该手术一般通过永久性缝合(2.0或3.0聚丙烯缝线)将膀胱固定在腰大肌筋膜来完成。横向膀胱切开术有助于将膀胱延伸至输尿管断端,并能促进再植入的输尿管形成黏膜下腔道。

◆ 当输尿管远端损伤与肾脏损伤有关时,不推荐行输尿管再植入术,应进行临时尿流改道。

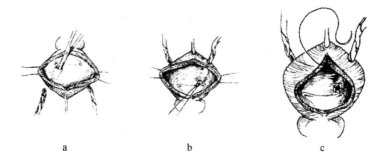

a　　　　　　　　b　　　　　　　　c

图 18-6　输尿管膀胱吻合术

在战争医疗机构中,输尿管损伤的最佳处理方法是用细饲管进行临时插管引流,或放置输尿管支架后延期进行输尿管重建术。

三、膀胱损伤

> 下腹部枪伤伤员、伴随肉眼血尿的骨盆骨折伤员、腹部或骨盆损伤后无法排尿的伤员都应考虑膀胱损伤可能。

● 膀胱腹膜内表面或腹膜外表面都会发生损伤。损伤的部位不同，表现出的症状、并发症和处理的方法也不同。

● 在适当情况下确认尿道的完整性后，通过膀胱 X 线摄片对膀胱进行评估。

○ 使用 3 种胶片技术进行膀胱造影术：(1) 重点观察盆腔的监测或尿路平片。(2) 向膀胱内逆向注入造影剂后进行充盈膀胱的 X 线摄片。(3) 引流后进行 X 线摄片。

○ 技巧：将尿道导管抬高至离腹部平面 20 ~ 30 cm 高处，利用重力将不透射性造影剂注入膀胱，使之充盈。至少需要注入 300 mL(儿童为 5 ~ 7 mL/kg)才可进行检查。拍摄充盈膀胱 X 线片。

○ 利用导管进行膀胱引流并拍摄引流后膀胱 X 线片。仅在膀胱排空后 X 线片上才能观察到后腹膜区域少量尿液渗漏。

● 手术技巧。

○ 腹膜内损伤。

◆ 膀胱造影术能够观察造影剂在肠道间的弥散情况。

◆ 处理方法有立刻探查、用可吸收线对损伤进行多层修补、耻骨上膀胱造瘘术和膀胱周围腹膜外隙引流。

○ 腹膜外损伤。

◆ 骨盆骨折形成的骨性碎片导致的撕裂伤是膀胱撕裂伤的最常见原因。

◆ 在膀胱造影术排空后 X 线片上能够发现盆腔中泄露造影剂的浓稠焰状影。

◆ 气囊导尿管引流 10 ~ 14 d 后，膀胱损伤一般能够自愈，无须进行一期修补。如果尿液清澈，建议仅采用导管引流来治疗绝大多数腹膜外撕裂伤。

◆ 当因其他损伤进行剖腹探查术时，如果进入腹膜外隙，就必须进行一期修补和引流。可通过膀胱切开术从膀胱内部进行修补，避免触及任何膀胱血肿。对并发直肠损伤的伤员，应进行更加积极的治疗，血肿抽吸术和膀胱一期修补可能对伤情有益。

四、尿道损伤

　　阴囊血肿、尿道口出血、前列腺漂浮或高骑式前列腺时,都应怀疑尿道损伤。在逆行尿道造影术确定尿道完整性前,禁止进行尿道插管。

● 逆行尿道造影术可评估尿道的解剖结构。

○ 进行盆腔斜位 X 线摄片,避免"终端对接"图像造成尿道球部显影不清。

○ 将无菌导管式接头注射器(60 mL)末端插入尿道口,操作时提起龟头,防止撕裂。或者将无润滑球囊导尿管插入舟状窝(约 3 cm),然后注入 3 mL 水,充盈球囊。

○ 缓慢推注 15 ~ 20 mL 水溶性造影剂。在注射过程中拍摄 X 线片。

○ 必须看见造影剂流入膀胱,这样才能清楚显示尿道近端的损伤。否则可能会漏诊骨盆骨折时的后尿道损伤。

○ 如果没有发现损伤,仔细放置球囊导尿管。

　　如果插管时遭遇阻力,则应停止对尿道的器械操作,进行耻骨上膀胱造瘘术。

● 手术技巧。

○ 尿道由泌尿生殖膈分为前尿道和后(前列腺)尿道。

◆ 前尿道损伤可能因钝性创伤(如:跨坐时摔落)或贯通伤导致。

◇ 钝性损伤导致轻度非破坏性尿道损伤时,可轻柔插入 16F 球囊导尿管,保留 7 ~ 10 d。

◇ 尿道贯通伤应进行探查和合理清创。

■ 可对小且轻度的尿道撕裂伤进行一期缝合,术中用 4 − 0 铬肠线将尿道断端连接起来。

■ 在一期吻合术中不要进行全尿道重建,因为尿道阴茎段长度的缩短会导致痛性勃起,且在张力下进行吻合术。

■ 应将皮肤切缘和尿道切缘缝合在一起,对受损尿道进行造袋。在近端尿道和远端尿道同时痊愈前,都必须进行尿道造袋。重建完整尿道 6 个月后再缝合造袋尿道。

◆ 后尿道损伤常因骨盆骨折损伤所致。

◇ 直肠指检能够发现前列腺顶端的撕裂。

◇ 将耻骨上膀胱造瘘术作为一期处理时,可控性和有效性都得到了提高。

◇ 耻骨上尿流改道保留 10 ~ 14 d,在拔除耻骨上导管时,应先进行放射线检查,以确定尿道的完整性。

◇ 经预期观察,所有伴随前列腺膜部尿道狭窄的损伤都能痊愈。在盆腔血肿吸收后 3 ~ 6 个月,可进行前列腺膜部尿道狭窄的二期修补。

◇ 伴随膀胱颈或直肠损伤时,必须进行盆腔血肿的一期探查。

五、外生殖器损伤

> 对阴茎、阴囊、睾丸、精索的损伤应进行保守治疗,治疗方法包括控制出血、清创和预防残疾的早期修补。

● 对累及阴茎筋膜的阴茎损伤应进行缝合,以预防进一步出血和远期阳痿。当阴茎表面皮肤大面积缺失时,可将阴茎放入阴囊内,直至能够进行整形修补。

● 阴囊血管丰富,一般情况下阴囊创伤无须进行大面积清创。

○ 绝大多数阴囊贯通伤应进行探查,评估睾丸的损伤情况,以降低血肿形成的风险。

○ 绝大多数阴囊部分撕裂伤的最佳治疗方法是用 3 – 0 可吸收线进行双侧一期缝合。

○ 一期缝合适用于损伤时间在 8 h 内、没有合并其他致命性损伤的伤员。可放置潘氏引流管或细管进行闭合引流,以预防血肿形成。

○ 阴囊完全撕裂时,可将睾丸放在大腿内侧的保护袋中。

● 处理睾丸创伤时,尽可能多地留下睾丸组织至关重要。

○ 应清除突出的薄壁组织,褥式缝合白膜。

○ 应将睾丸置于阴囊或大腿内侧的保护袋中。

○ 除非睾丸或其血供完全被破坏,否则绝对不能切除睾丸。

第十九章　妇产科创伤和急症

Chapter

19

现役军人中,女性占14%,许多女性的战争创伤风险与男性同伴的创伤风险相同。本章内容涉及在部署的医疗机构(MTF)中可能会出现的妇产科(OB/GYN)急症,尤其是在非战争军事行动(MOOTW)中。

一、会阴

- 会阴损伤包括撕裂伤和血肿。
- ○ 浅表、清洁的**6 h 内撕裂伤**可以用可吸收线进行一期缝合。建议清除明显失活的组织。
- ◆ 深部撕裂伤应该进行检查和探查,以排除尿道、肛门、直肠黏膜和阴蒂周围损伤。
- ◆ 放置导尿管有助于明确损伤。如果发现损伤,建议用 4 - 0 或更细的可吸收线进行单层缝合,同时保留导尿管。同法可缝合直肠和阴蒂周围损伤。
- ◆ 对肛门撕裂伤,可用 0 号或 1 号可吸收线连接肛门括约肌的断端。
- ◆ 伤口被污染时,建议使用抗生素(第二代头孢菌素)。
- 会阴损伤可能会导致**内筋膜**(位于骨盆横膈下方)**血肿**。
- ○ 由于深层皮下会阴筋膜没有前附于耻骨弓,所以血肿很容易扩散到前腹壁。
- ○ **绝大多数会阴血肿需谨慎处理**。
- ○ 在会阴、阴道和直肠的一系列检查确定血肿形成前,应进行**外力按压和冰敷**。
- ○ **出现红细胞压积降低相关性休克症状时,应立刻考虑血肿向腹膜外扩散**。应通过超声和计算机断层扫描探查血肿是否扩散,而不是通过临床检查。

> 尽管进行了外力按压,如果血肿仍持续扩散或急剧增大超过10 cm,应进行血肿切开和评估,结扎出血血管,局部加压,确保止血。

二、阴道

- 阴道的创伤可导致**撕裂伤**,其次是上筋膜(位于骨盆横膈上方)**血肿**。

● 据报道,约有 **3.5%的创伤性骨盆骨折**女性伴随阴道创伤。**30%的阴道创伤女性伴随泌尿道损伤,最常见的是膀胱和(或)尿道损伤。**

● 为了探查阴道创伤、明确是否需要进一步进行泌尿道评估/X 线摄片,必须彻底进行阴道视诊、触诊和阴道直肠检查。**如果骨盆不稳定(如：骨折)或疼痛,则需在麻醉或镇静状态下进行检查。**

● 阴道撕裂伤伤员的典型症状是出血。由于阴道血管丰富,有时出血会很多。

● 阴道撕裂伤修补的指导原则与会阴撕裂伤的指导原则相同。

● 阴道血肿常伴随严重的直肠压迫,触诊时扪及坚硬、触痛、突向阴道侧壁的包块能够明确诊断。**阴道血肿的治疗方法为切开、排空、结扎和填塞。**

● 漏诊的阴道创伤会导致性交困难、盆腔脓肿和瘘管形成。

三、子宫/宫颈

● 子宫和宫颈的损伤常与妊娠有关,但是也可见于阴道或腹部贯通伤。

● 未感染的单纯宫颈撕裂伤应进行修补,尽量使其恢复正常解剖结构(可能会降低宫颈机能或因愈合欠佳而导致宫颈狭窄、痛经)。

● 累及子宫底部的急性贯通伤导致的出血极少,可进行期待疗法,无须修补。出血性子宫壁损伤可用 0 号可吸收线进行修补。

● 子宫侧壁的损伤会导致大量出血,但是结扎子宫动脉上升支与下降支就能够止血。

四、急诊全子宫切除术

如果结扎不能止血或宫颈、子宫出现广泛性多发性损伤,那么最佳的治疗方法就是切除子宫。

● 应预防性给予抗生素治疗。除非有切除的指征,否则应保留附件。

急诊经腹全子宫切除术基础步骤如下:

● 结扎/烧灼圆韧带(图 19-1)。

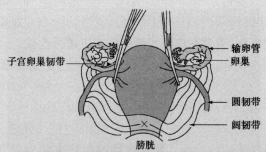

图 19-1　经腹全子宫切除术前面观

● 切开双侧阔韧带前叶,然后向中间剪开膀胱反折腹膜。

● 从子宫下段、宫颈处钝性分离(必要时锐性分离)膀胱并下推*。

● 若保留附件,钳夹/切断/结扎子宫-卵巢韧带,并在输卵管与子宫底部相连处钳夹/切断/结扎输卵管(图 19-2)。

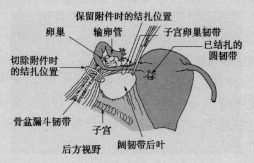

图 19-2　经腹全子宫切除术附件图

● 若切除附件,在子宫上方阔韧带后叶上开窗后,钳夹/切断/结扎骨盆漏斗韧带。

● 切开后腹膜,移动附件。若保留附件,则远离子宫;若切除附件,则朝向子宫。

● 切开直肠阴道间隙处的腹膜,然后经钝性分离向下移动直肠,使其与阴道后壁分离(图 19-3)。

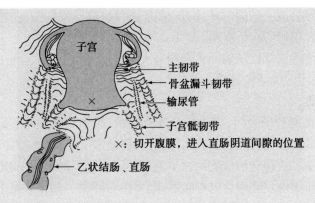

图 19-3 经腹全子宫切除术后面观

● 沿子宫侧面在子宫宫颈相交水平离子宫 1 cm 处钳夹/切断/结扎子宫动脉,避免损伤输尿管。

● 钳夹/切断/结扎剩下的主韧带、宫颈旁组织和子宫骶韧带。方法为:连续向下钳切,直至到达宫颈阴道结合部位。每一次钳切都应在上一次钳切的内侧,避免损伤输尿管和膀胱。

● 在宫颈下方横跨钳闭阴道。

● 切断阴道,切除子宫或者子宫与附件。

● 缝合阴道断端,确保未将膀胱缝进来。

*若急诊手术时宫颈与膀胱、直肠致密粘连,或持续性出血影响手术视野,则可进行次全子宫切除术。在下推膀胱和直肠并结扎子宫动脉后,可用刀将子宫底从宫颈处切断。然后连续缝合宫颈,使其位于两侧子宫动脉结扎的内侧。

五、附件

● **输卵管**。

○ 异位妊娠破裂或腹部贯通伤导致输卵管壁破裂时,如果输卵管损伤严重,则行输卵管切除术(若保留输卵管,则有导致二次异位妊娠的风险)。如果损伤与输卵管线形切开相似,则进行止血,愈合是次要目的。

○ 结扎或烧灼输卵管系膜,然后结扎输卵管,将其从与子宫相连的地方切断。

○ 未破裂的输卵管壶腹部/峡部异位妊娠可进行输卵管线形切开术,取出异位的妊娠组织。敞开输卵管切口,愈合是次要目的。

○ 未破裂或已破裂的子宫角/输卵管间质部异位妊娠,在输卵管切除时需同时楔形切除子宫角。

○ 应清除自发性从输卵管伞端掉入腹腔的异位妊娠,但是如果出血已控制,则可以保留输卵管。

● 卵巢。

○ 卵巢囊肿破裂时,应进行囊肿剥除术,术中将囊肿的壁从卵巢上剥除,然后烧灼或结扎出血血管。这些血管通常位于囊肿底部。

○ 卵巢肿块扭转治疗的第一步是评估卵巢,解除卵巢和输卵管的扭转。如果卵巢外观健康且仍有血供,则可保留卵巢。如果卵巢上有一个大的(直径 4 cm 以上)、外观单纯的囊肿,则可进行囊肿引流并剥除囊肿壁。可用细的单丝缝线间断缝合或用电刀止血。如果卵巢在扭转治疗后呈深色或灰色,则进行输卵管卵巢切除术,术中须首先结扎骨盆漏斗韧带(确定连接输尿管后),然后结扎子宫卵巢韧带和输卵管。

○ 腹部贯通伤会导致骨盆漏斗韧带出血,此时最佳的治疗方法是结扎骨盆漏斗韧带并进行输卵管卵巢切除术。

六、腹膜后血肿

● **髂内动脉分支撕裂伤会导致腹膜后血肿。**

● 阔韧带内会聚集大量血液,但几乎没有症状。切开的血肿可向上蔓延至肾脏血管水平。在创伤急诊手术、二次手术或盆腔手术后才会发现血肿,或出现提示内出血的休克症状而立刻发现腹膜后血肿。

● 腹膜后血肿的治疗方法是结扎患侧髂内动脉。**有时需结扎双侧髂内动脉才能止血。**如果能够看到子宫、卵巢和输卵管且没有切除指征,则将它们保留在原处。

七、妇科/产科急症

● 与创伤无关的急性阴道出血。

○ **阴道出血呈鲜红色,每小时浸染一块会阴垫时,应考虑为阴道出血。**妊娠试验和盆腔检查能够指导一期治疗。

◆ 如果未妊娠,静脉滴注 25 mg 结合雌激素,或每 6 h 服用 1 片内含 50 mg 雌激素的避孕药(OCPs)。

◇ 如果激素治疗有效,那么在做出更加明确的诊断和治疗措施时,OCPs(避孕药)必须持续服用 5 ~ 7 d,每日 3 次。

◇ 如果出血在 24 h 内没有明显减少,则必须行诊刮术。如果仍有大量出血,则应进行 X 线摄片或检查凝血功能,这有助于指导下一步治疗。

◆ 如果妊娠女性自宫口大量出血,且子宫大小 < 20 周(子宫底平脐或位于脐下),提示自发性流产,此时必须进行刮宫术。

◇ 异位妊娠极少出现大量出血,但是如果伤员伴随剧烈腹痛或刮宫术中未见妊娠组织,则仍应考虑异位妊娠。

◇ 如果妊娠女性的子宫大小符合晚期妊娠(单胎妊娠是宫底位于脐上 4 cm),那么阴道出血通常是胎盘剥离或前置胎盘的指征。

◇ 如果数分钟内子宫出血未自发性缓解,则须行急诊剖宫产术。

◇ 娩出胎儿和胎盘后,如果仍有持续性出血且保守治疗无效,则须行子宫切除术。

◇ 如果急性阴道出血的妊娠伤员(母亲)的血型未知或者为 Rh 阴性,则应给予肌肉注射 300 mg 抗 D 免疫球蛋白(Rhogam)。

○ 绝大多数阴道内出血肿块是宫颈癌,应在放置导尿管后进行阴道填塞止血。缝合一般无法止血,且会增加出血量。

八、经阴道急产

● 准备。

○ 准备分娩所需要的物品,包括聚维酮碘海绵、1 支 10 mL 的注射器、利多卡因、2 把弯钳、卵圆钳、干毛巾、1 支球形注射器、剪刀。

○ 产妇保持左侧卧位分娩。

○ 在胎儿下降前,每 15 min 测定胎心率一次。此后在第二产程中,每次宫缩后都进行多普勒超声检查。正常的胎心率是 120 ~ 160 次/分。胎心率一般在宫缩时下降,但是在下一次宫缩前就会恢复正常。

> 如果胎心率降至 100 次/分以下,且保持低水平 2min 以上,应考虑剖宫产。

○ 接诊后,首先应检查产妇的宫颈,确定宫颈扩张的程度,同时还应检查胎位。在第二产程开始时,宫颈应完全扩张(10 cm),在胎头两边应感觉不到宫颈的存在。如果胎头没有出现,立刻进行剖宫产。如果出现问题且有条件进行超声检查时,可用超声确定胎位。

● **分娩。**

○ 一旦产妇开始向下屏气,就要弯曲髋关节,以最大限度地打开盆腔。产妇呈仰卧位,稍向左侧。在屏气时,助产士要支持产妇的双腿,在宫缩间期帮助产妇放松。

○ 用无菌聚维酮碘溶液消毒会阴部。如果是初产妇,当需要进行会阴切开术时,需对会阴进行麻醉。不建议进行预防性会阴切开术,但是如果胎儿较大、会阴可能撕裂时,需进行会阴切开术。

○ 胎儿头部在分娩时会进行仰伸。经会阴将胎儿下巴向上推能够辅助这个过程。此外,用另一只手控制胎头分娩的速度极其重要。

○ 如果需要进行会阴切开术,则从阴道开口沿后中线切开,切开的长度为会阴长度的一半,并向阴道内延伸2~3 cm。

○ 胎头分娩出来后,应吸引胎儿的口腔和鼻腔,同时触摸胎儿颈部,确定是否存在脐带绕颈。如果脐带绕颈,可以从胎儿头部将绕颈的脐带松开;如果无法松开,则必须钳夹脐带两端并将其剪断。

○ 接下来,接生者的手顺着顶骨放在胎儿头上,要求产妇再次用力分娩胎儿前肩。轻柔向下牵引可使前肩通过耻骨,然后向前牵引胎儿,使后肩娩出。正常情况下,身体的其他部分会紧跟着快速娩出。用干毛巾将婴儿包裹起来。

○ 一旦胎儿娩出,应双重钳夹脐带并切断。胎盘应在胎儿娩出后15 min 内娩出,但是也有可能需要一个小时。胎盘娩出时,宫底抬高,拉伸脐带,血液涌出。在等待胎盘娩出时,可轻轻外拉脐带。但是粗暴地按摩子宫和过度牵引脐带会导致并发症。

○ 胎盘娩出后,产妇应开始静脉滴注乳酸林格液,液体内配有20 单位缩宫素。如果没有静脉通道,也可肌肉注射缩宫素。如果没有缩宫素,可用甲基麦角新碱代替,用法为0.2 mg 肌肉注射或者让产妇进行母乳喂养。应检查胎盘的完整性,如果胎盘不完整,则意味着妊娠产物残留。

● **检查和修补。**

○ 在胎盘娩出后,应检查阴道和宫颈有无撕裂伤。用手指向下按压阴道后壁,压迫宫底(如果可能话,由助产士进行操作)有助于清楚暴露宫颈。然后使用卵圆钳抓住并观察整个宫颈。

○ 应对阴道进行观察,特别要注意后穹隆。会阴和尿道周围区域也要进行观察。可以用3-0 薇乔线或差不多的缝线连续或间断缝合阴道和宫颈撕裂伤。

○ 如果肛门括约肌撕裂,可用2-0可吸收线进行间断单层或"8"字形缝合。

○ 如果撕裂到直肠,应用3-0薇乔线对直肠阴道隔进行间断缝合修补。第二层在下一层组织边缘重叠成瓦状可降低滑脱的风险。应注意无菌操作。如果发生大的撕裂伤,则必须进行鞍麻或脊柱麻醉。

○ 对尿道周围撕裂伤,必须进行尿道插管。除了撕裂伤,还会发生会阴、阴道、腹膜后腔血肿,均可按照上述妇产科创伤进行处理。

九、急诊剖宫产

● **适应证**。

○ 胎心率降至每分钟100次以下,且维持低水平2 min以上。

○ 数分钟以上的急性子宫出血(提示胎盘早剥或前置胎盘)。

○ 胎位为臀位或横位。

● 产妇左侧卧位,用静脉包或毛巾在左侧垫在子宫下。应对产妇胸部以下、大腿中部以上的区域进行快速备皮准备。主要的腹部器材装备中应该有所需的所有器械。

● **剖宫产的基本步骤**(图19-4)。

○ 经下腹中线进入腹腔。

○ 找到并横向切开膀胱反折腹膜,形成一个膀胱瓣,将其下推离开手术视野。

○ 用手术刀小心地在子宫下段做一个横切口(此处子宫壁最薄)。

○ 一旦看见羊膜或羊膜已被打开,钝性或使用绷带剪小心地向两侧延伸切口,**避开子宫两侧的血管**。如有需要,可呈"J"形延伸切口的一侧或两侧。

○ 将胎儿的先露部分抬高进入切口,同时助手按压宫底。

○ 胎儿一经娩出,立刻进行口鼻抽吸,并钳夹、切断脐带。将新生儿送下手术台进行看护。

○ 钳夹脐带后,立刻告知麻醉师给予产妇2 g头孢唑啉。

○ 轻轻牵拉脐带,促使胎盘排出,同时可按摩子宫。

○ 如果上述步骤都成功,就可以使用催产素。

○ 用海绵清洁子宫内壁,然后用力按摩子宫底部,促进子宫收缩。

○ 用0号薇乔线快速关闭子宫。横切口止血用单层缝合(连续、锁边)就足够了。小心地避开子宫两侧的血管。如果切口横向延伸,进行双层或三层缝合。

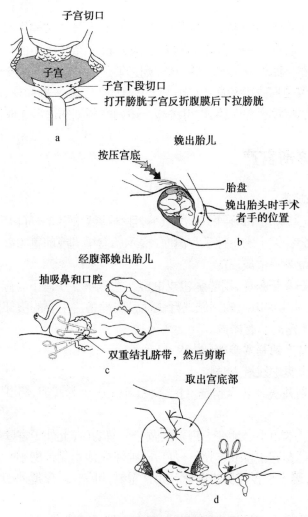

图 19-4 急诊剖宫产的基本步骤

○ 一旦止血成功,按以往的方法关闭筋膜和腹腔。

○ 子宫持续出血的情况极其少见。对此进行评估,并根据评估结果采取相应的方法进行治疗。

十、子宫弛缓

● 绝大多数产后出血继发于子宫弛缓(宫缩无力)。

> 如果子宫在胎盘娩出后宫缩无力，出血将汹涌且致命。

- 一期处理应包括人为探查子宫内是否有胎盘滞留。如果不进行麻醉，这种检查非常疼痛。检查者的手指上缠绕着一块打开的纱布，将另一只手放在产妇的宫底部并向下施压。轻轻引导手指经打开的宫颈探查有无胎盘残留。子宫内壁应该是光滑的，残留的胎盘摸起来像柔软的包块。可人工剥除残留的胎盘；如果有大号刮匙，也可以用大号刮匙刮除。

- 如果没有摸到组织，两只手用力按摩子宫，以增加子宫收缩力。

- 有条件时应使用药物。可静脉单次快注缩宫素 40 单位（放在 1 000 mL 液体中），或肌肉注射 10 个单位，但千万不能静脉推注。如果没有条件，其他可供考虑的药物有甲基麦角新碱、地诺前列酮和米索前列醇（喜克馈）。

- 如果没有药物，应鼓励产妇母乳喂养或刺激乳头，这样能够增加内源性缩宫素的释放。

> 如果产后出血保守治疗无效，应进行剖腹手术（如果阴道分娩后出血不止）。

- 可以尝试术中按摩子宫底部。
- **如果按摩子宫不能增加子宫收缩力，应逐步结扎子宫动脉。** 开始时应结扎子宫上段和下段连接处的子宫动脉上升支。使用 0 号或 1 号铬肠线，自前向后经子宫肌层到达动脉，然后将缝线穿出阔韧带并打结。如果结扎双侧子宫动脉上升支都不能控制出血，应在子宫骶韧带水平结扎子宫动脉下降支。**如果仍失败，考虑结扎双侧髂内动脉。如果仍无法止血，则行子宫切除术。**

十一、新生儿复苏

- 每个新生儿出生后，应立刻对其进行评估，以确定是否需要进行复苏。需要的设备可能包括热毛巾、球形注射器、听诊器、供氧所需的充气式气囊或自动充气气囊、喉镜和镜片、吸痰管和气管内导管。所需的药物有两种，分别为 1∶10 000 的肾上腺素和 0.4 mg/mL 纳洛酮。

- 接近90%的顺产者能够顺利分娩，羊水清澈。新生儿仅需进行擦干、口鼻抽吸和观察。**如果胎儿不足 36 周，或者分娩时羊水中混有胎**

粪,那么须严密观察新生儿。

○ 在新生儿娩出后30 s内,擦干并刺激新生儿,给新生儿摆好体位,以便打开气道。如果新生儿皮肤颜色苍白,则给予吸氧。

○ 在新生儿出生30 s时,评估新生儿的心率。如果心率低于100 次/分,则给予正压通气。30 s后复测心率。如果心率低于 60 次/分,则应开始进行胸外按压。胸外按压后 30 s,复测心率。如果心率持续低于 60 次/分,应给予肾上腺素。可通过脐静脉或气管内导管给予肾上腺素。现有医疗队伍的经验水平决定用哪一种途径。1∶10 000 的肾上腺素溶液剂量为0.1~0.3 mL/kg。

○ 如果心率超过 100 次/分,停止正压通气,但应持续给氧。如果产妇在分娩4 h前给予过麻醉剂,正压通气后新生儿心率和肤色恢复正常,但呼吸没有改善时,则应使用纳洛酮。可静脉滴注纳洛酮,也可肌肉注射或者经气管内导管给予,剂量为 0.1 mg/kg。

● 在复苏过程中的任一时间,如果新生儿的心率上升至 100 次/分以上,呼吸、肌力、肤色都正常,那么可停止复苏,进行观察。

第二十章　脊柱、脊髓创伤和损伤

Chapter

20

战争中发生的脊柱损伤,可伴随或不伴随脊髓损伤。与和平时期的损伤不一样的是,这些创伤常为开放性,合并污染,经常合并其他脏器损伤。

遵循高级创伤生命支持(ATLS)的 ABCs(控制呼吸道、控制出血、彻底评估)步骤,处理原则应包括:

- 初步固定脊柱,预防神经功能恶化。
- 诊断。
- 确定性脊柱固定。
- 功能恢复。

> 完全损伤时,神经恢复的可能性微乎其微,紧急手术干预无效。但是,手术解压对伴随神经功能恶化的不完全损伤有效。仍然需要进行紧急、救生性软组织探查和清创,尤其是合并结肠直肠损伤时。

一、分类

在分类、治疗脊柱损伤时,必须做出以下四种鉴别:

- 损伤是开放性的还是闭合性的。
- 神经功能状态是完全损伤、不完全损伤还是未受损伤。
- ○ 完全损伤是指在脊髓休克期后(通常为 24 ~ 48 h,标志为球海绵体反射的出现),损伤水平以下丧失神经功能。
- 损伤的部位是颈椎、胸椎、腰椎还是骶椎。
- 椎骨和韧带的损伤程度是稳定还是不稳定。

二、脊髓损伤的病理生理学

- 脊髓的损伤有原发性和继发性两种机制。
- ○ 原发性:因局部变形和力量传递导致最初机械性损伤。
- ◆ 即使没有直接创伤,椎旁区域高速度子弹创伤也会导致脊髓损伤。无论是瞬时空腔形成时弹道周围组织的拉伸,还是射弹、骨骼碎片导致的继发性损伤,都会在脊柱没有任何直接破坏的情况下导致损伤。

> 高速创伤的破坏特性能说明为什么减压性椎板切除术对这些创伤无效。

○ 继发性：引起细胞损伤或细胞死亡的初始过程导致了一连串的生物化学和细胞进程。

> 脊髓损伤伤员的重症监护包括尽量最小化因组织缺氧、低血压、体温过高、水肿导致的继发性损伤。

● **脊柱的机械完整性**：脊柱由三个结构柱构成（表 20-1）。

表 20-1　脊柱的支持

结构柱	骨骼成分	软组织成分
前	椎骨前 2/3	前纵韧带 纤维环前段
中	椎骨后 1/3	后纵韧带 纤维环后段
后	椎板 棘突 关节面	黄韧带 棘间韧带

● 脊柱损伤由直接贯通暴力或屈曲、轴向载荷、旋转和牵张力导致。

● 脊柱两到三个结构柱的完整性丧失会导致脊柱不稳定。

● **脊柱钝性损伤后常会导致脊柱不稳定，但是脊柱枪伤或弹片伤并不如此。**

● 颈椎不稳定的侧位平片（必须包含第 7 颈椎与第 1 胸椎关节）定义为：

○ 矢状移位或平移 3.5 mm 或以上。

○ 侧面图上成角 11° 或以上。

○ 应质疑颈椎的稳定性和弹性，清醒、合作的伤员应摄伸展侧位片。

● 胸椎和腰椎不稳定的定义为：

○ 矢状移位 5 mm。

○ 矢状角 20° ~ 30°。

○ 椎体高度减少 50%。

○ 前后位（AP）X 线摄片可发现椎弓根增宽。一些前线医疗机构已配备计算机断层扫描（CT）仪器，能有效诊断脊柱不稳定。

出现下列情况的伤员需考虑脊柱不稳定：

○ 主诉不稳定感(手抱着头)。

○ 脊柱疼痛。

○ 中线棘突处压痛。

○ 神经功能障碍。

○ 精神状态改变。

○ 怀疑但证据不足的损伤。

三、伤员后送

在战场上,保护伤员和医生的生命是最重要的。在这样的环境下,**将伤员后送至较安全的地区优先于脊柱固定**。数据并不支持对战场**贯通**性脊柱损伤使用颈椎硬领脊柱固定板。

1. 治疗

● 颈椎。

○ 严禁颈部过度后伸。

○ 如果需要,应置导气管。

◆ 在适当的情况下,试着在保持颈部轴线稳定性的同时进行气管内插管。

◆ 如果插管失败,则行环甲软骨切开术。

○ 头部和身体应保持在一条直线上。

◆ 需要数人,其中一人专门稳定颈部。

◆ 整体翻身时让最有经验的人稳定颈部。

○ 颈部硬领和沙袋有助于在输送过程中稳定颈部。头部和身体都应固定在躯干固定器上。

● 胸椎和腰椎。

○ 使用如图20-1中的整体翻身法或二人搬梯法。

◆ 两个人各自搬运不能保护颈椎。

◆ 也可以使用支架拖拉法。

○ 在没有脊椎固定板时,可就地取材,做一个临时担架。

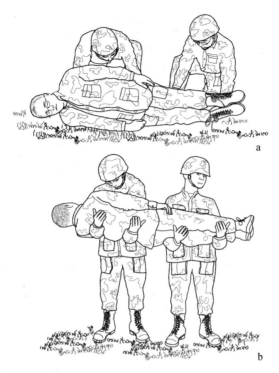

图 20-1　整体翻身法(a)与二人搬梯法(b)

2. 解剖注意事项

● 颈椎。

○ 除非需用哈罗固定架固定,所有颈椎潜在不稳定的损伤都应用硬领固定。

○ 哈罗固定架使用的适应证:

◆ 在激烈战斗环境中,哈罗固定架的作用非常有限。颈椎非贯通伤时,在抵达确定性治疗点前,更推荐用颈椎硬领或沙袋固定颈椎。

◆ 应对颈椎损伤(如:椎间关节脱位或伴随神经功能不稳定的爆裂骨折)伤员进行牵引。应进行 Gardner-Wells 颅骨牵引,在脊柱直线上给予充足的重力(一般 2～10 kg)(图 20-2,表 20-2)。至关重要的是,颈枕关节的损伤不宜用牵引治疗。如果给这些损伤伤员进行牵引,就会发生"将头拉掉"的情况。如果已进行牵引治疗,则必须进行放射线检查,确定没有在重力下恶化的未确诊韧带损伤。

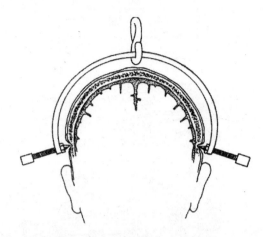

图 20-2　Gardner-Wells 头颅牵引

◆ 硬领固定颈椎贯通伤的作用尚未得到确认。软组织的治疗包括硬领固定,也包括伴随骨骼不稳定的贯通伤应采用的 Gardner-Wells 颅骨牵引器。

表 20-2　Gardner-Wells 牵引器的应用

步　骤	注意事项
1. 检查插入点:选择两侧耳尖部颅骨点。	排除该区域凹陷性骨折。
2. 备皮,准备钉入插入点。	
3. 注射局部麻醉:在两侧耳上部对称点注射 2～3 mL1% 利多卡因或其他等效药物。	伤员无意识时可略过该步。
4. 钉入 Gardner-Wells 牵引器的钢针:对称地旋紧把手,将钢针钉入颅骨内。	在钢针进入合适位置后,一侧或两侧的钢针会突起一个弹簧装置。(牵引器上的参数标牌有附加信息的说明。)
5. 进行骨骼牵引:将皮带轮固定在担架或床的头侧,进行水平牵引。	运用 5 磅规则(如:每个损伤水平用 5 磅重量)。颈椎高位骨折需减少牵引的重量。进行多次 X 线摄片观察。根据观察到的颈椎弯曲度或伸展情况,牵引器钢针的位置可能需要做上下调整。
6. 抬高担架头侧:将担架头侧垫高,利用身体的重力对抗牵引。	不应让绳结向皮带轮反方向滑动。如果滑动,就没有牵引的效果了。
7. 减轻牵引力量:当 X 线摄片确定需要减轻牵引重量时,将牵引重量降至 5～10 磅。	未复位或不稳定骨折必须维持适度的牵引。如果出现神经功能恶化,必须考虑立刻手术干预。

步　骤	注意事项
8. 每天对钢针进行护理。	用生理盐水清洁局部,并用抗生素油膏涂擦进针点。必要时通过拧紧保持弹簧装置恰当突起,维持钢针的力量(见第4步)。
9. 适当翻身:使用斯特莱科、福斯特或其他相似的担架,每4小时给伤员翻身1次。	第一次俯卧时,进行X线摄片,确定骨折仍旧在复位的位置上。如果俯卧时骨折不再复位,则仅将伤员旋转至30°左右的位置。推荐给脊髓或脊柱损伤伤员使用电动旋转床。
10. 如果椎体复位不满意,则需进一步处理。	考虑进行脊髓造影、CT扫描、断层照片和神经外科/整形外科会诊。

- 胸椎和腰椎。
  ○ 虽然胸腔的旋转稳定性很好,但是它也会受伤。
  ○ 脊髓的血供在 T_4(第4胸椎)至 T_6(第6胸椎)之间极易受损,因为这个区域的椎管最狭窄。即使轻微变形,也会导致脊髓损伤。
  ○ 最常发生挤压性损伤的部位是 T_{10}(第10胸椎)至 L_2(第2腰椎)之间的胸腰连接部。
  ○ 绝大多数爆炸性骨折因轴向载荷所致,发生于胸腰连接部。这些骨折与椎管功能不全及渐进性成角畸形有关,常会导致严重的神经功能损伤。
  ○ 应用先进的成像技术,如CT和(或)磁共振(MRI)来评估手术稳定性和进行脊髓解压。

　　当头部、胸部、腹部或四肢损伤与脊椎损伤同时存在,形成复杂性创伤时,应在明确诊断前就采取救生措施,并处理脊柱和脊髓问题。在干预的过程中,应采取适当的保护措施预防不稳定脊柱的进一步损伤。

四、急诊手术

　　脊髓贯通伤或闭合性损伤手术干预的适应证仅为神经功能恶化。

- 脊柱贯通伤。
  ○ 与中空脏器有关的脊柱贯通伤应对脏器损伤进行恰当治疗,无须对脊柱损伤进行**大规模**清创,这种清创应在给予适当广谱抗生素后1~2

周进行。错误的清创和冲洗会导致脑膜炎。

○ 神经功能恶化是取出椎管中弹片的适应证。

○ 如果神经功能稳定伤员的椎管中存在弹片,延迟手术7～10 d 能降低硬脑膜渗漏的风险,且使硬脑膜的修补相对较容易。

○ 对无须立刻手术的伤员,应观察脊柱的稳定性,静脉滴注抗生素治疗3 d。医疗后送后可进行稳定性手术。

五、药物治疗

● **脊柱贯通伤不应用皮质类固醇治疗。**

● 在**闭合性**脊髓损伤8 h 内可静脉滴注皮质类固醇治疗。

○ 首先以30 mg/kg 剂量单次快注甲基强的松龙。

○ 24～48 h 内以5.4 mg·kg^{-1}·h^{-1}剂量静脉滴注甲基强的松龙。

◆ 如果在损伤3 h 内开始进行治疗,则持续治疗24 h。

◆ 如果在损伤3～8 h 开始进行治疗,则持续治疗48 h。

六、一般处理注意事项

● 神经源性休克。

○ 脊髓损伤导致的创伤性交感神经切断。

○ 表现为心动过缓和低血压。

○ 治疗方法:

◆ 进行容量复苏,使收缩压＞90 mmHg。

◆ 可用去氧肾上腺素(50～300 μg/min)和多巴胺(2～10 g·kg^{-1}·min^{-1})维持血压。

● 胃肠道。

○ 肠梗阻很常见,需要使用鼻胃管。

○ 采取措施预防应激性溃疡。

○ 排便训练包括按时肛门给药,且应在受伤后1 周内进行。

● 深静脉血栓。

○ 立刻进行机械性预防。

○ 急性出血止血后进行一期化学性预防(见第十一章)。

● 膀胱功能障碍。

○ 膀胱解压失败会导致自主反射异常和高血压危象。

○ 可通过临时导尿或保留导尿排空膀胱。

○ 不建议对泌尿道预防性使用抗生素治疗。

● 褥疮。

○ 如果卧床 30 min 不动,低血压伤员就会出现皮肤的破损。

○ 在进行长时间医疗后送时,应解除伤员的硬质脊柱板,改用担架。

○ 经常翻身、在身体突起部位垫上垫子以及看护者勤加观察是预防褥疮的关键。

○ 每天观察所有的骨性突起。

○ 早期进行理疗,维持所有关节的活动范围,使伤员更加容易坐起和进行会阴擦洗。

第二十一章　骨盆损伤

Chapter

21

- 骨盆损伤是一种不常见的战场损伤。
- 骨盆**钝性损伤**一般会导致大量出血和早期死亡。
- 骨性骨盆**贯通伤**通常伴随腹腔与骨盆内的脏器损伤。

一、钝性损伤

- 损伤的模式和机制与普通民众骨盆钝性损伤相同。
○ 侧方暴力损伤的特点是半骨盆的内旋转或中线移位。
○ 骨盆前-后损伤时会出现半骨盆外旋转。
○ 垂直切力损伤时,半骨盆会向头部方向移位。
- 骨盆任何方向移位的增加都会导致出血风险极大增加。
○ 伴随所有骶髂韧带完全损伤的骨盆前-后损伤需进行内半骨盆切除术,且出血的潜在风险极大。

> 早期稳定盆腔能控制出血,降低死亡率。在缺少血制品和其他治疗资源的简陋环境下,这一点尤其有效。

- 开放性损伤需早期确诊、立即治疗,以预防因早期出血和晚期败血症所导致的死亡。
- 诊断。
○ 体格检查按压髂骨时,发现骨盆不稳定。
○ 双腿长度不等,阴囊或阴唇水肿/瘀斑;或疑似骨盆环损伤的骨盆擦伤。
○ **必须对会阴、直肠、阴道的隆起进行撕裂伤评估,排除开放性损伤。**
○ X线摄片(盆腔前后位片,可能的情况下拍摄骨盆出入口情况)有助于明确诊断。计算机断层扫描(CT)可更精确地确定损伤部位。
○ 尿道口出血或尿血及球囊导尿管无法插入时都应怀疑膀胱和尿道损伤。逆行性尿路摄片和膀胱造影术能够明确诊断。
- 治疗。
○ 控制出血。
◆ 机械稳定法。
◇ 在大转子水平围绕盆腔系上床单或进行捆绑。
◇ 利用豆包或沙袋。
◇ 取侧卧位,受损侧向下。

髂骨部位外部固定器的放置能够直接控制盆腔。

◆ 血管造影术是一项有效的辅助手段,但是在已部署的医疗机构中不太常见。

◆ 作为最后的方法,可以尝试腹膜后填塞,但是这样可能会极大地消耗资源,且常常失败。

○ 打开钝性损伤需要做到以下几点:

◆ 通过填塞立刻控制出血。

◆ 积极并彻底清创。

◆ 稳定盆腔。

◆ 如果有粪便污染盆腔的风险,应进行结肠造口术改道。

○ 在战区外进行确定性骨盆内固定(如: 钢板、钢针固定)。

子弹和弹片创伤会导致骨盆骨折。

● 骨盆常保持稳定。

● 对结肠、小肠、直肠和泌尿生殖道,必须进行相关性损伤的评估。

● 髂血管损伤会导致大量出血。

二、贯通伤

● 评估。

○ 相关性损伤的诊断需要进行剖腹探查术。

○ 在情况允许时,应用 X 线摄片和 CT 扫描评估骨折,**排除骨折延至髋部和髋臼骨折**。

● 治疗。

○ 控制出血。

○ 控制中空脏器损伤。

○ 进行创伤和骨折的清创。

对于中空脏器和髋臼/髋关节骨折的复合型损伤,由于关节被污染,必须按照开放性关节损伤(第二十四章)的方法进行探查和治疗。

● 盆腔外固定器放置技术(图21-1)。

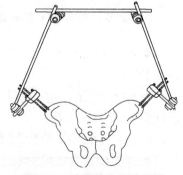

○ 对髂嵴进行准备。

○ 在髂嵴上做一个 2 cm 长的水平切口,距离髂前上棘腹侧两横指。

○ 钝性分离直至髂嵴。

○ 确定骨盆角,首先在肌肉和骨骼之间沿髂骨翼内板放置导针,深度不超过 3~4 cm。

图 21-1　放置骨盆外固定器

> 没能正确确定髂骨翼角度会导致固定不足,造成严重并发症。

○ 用 5 mm 外固定针顶端定位髂骨翼中内 1/3 相交处较厚的地方。

○ 将外固定针与导针并行,开始将导针钻入髂嵴。

○ 在钻入内外板之间深约 4 cm 后,钻的方向朝向大转子。在针尖进入髂嵴后,仅轻柔地施压钻入,使钢针能够在前后板间保持方向。

○ 在髂嵴第一根钢针钻入点后 1~2 cm 处插入第二根钢针。

○ 检查每根针的稳定性。如果不满意,可看准前后板之间试着重新钻入。

○ 用同样的方法在对侧髂嵴上钻入 2 根钢针。

○ 通过在骨盆上(**不是在**钢针上!)施压使骨盆复位。将外固定器的钢针与跨过腹部、骨盆的棒条相连,保持复位。

第二十二章　软组织损伤

Chapter

22

> 所有的战争创伤都会被污染,不应立刻缝合。

软组织损伤的治疗目标是通过前线积极进行手术创伤救治,以挽救生命、保留功能、减少死亡和预防感染。

一、术前治疗

- 抗生素。
- 抗生素不能替代手术治疗。
- 战争创伤所使用的抗生素应是治疗性的,而不是预防性的。
- 所有贯通伤都应立刻给予抗生素。
- 无菌包扎。
- 尽快用无菌包扎用品包扎伤口。
- 手术前无须更换包扎。只有在一开始才进行一眼式检查。手术前多次检查会增加感染率。最初时无须进行创伤细菌培养。

二、手术创伤处理优先顺序

- 救生性手术优先于肢体和软组织创伤救治。
- 保存肢体。
- 修复血管。
- 松解筋膜室。
- 预防感染。
- 受伤6 h内进行创伤手术。
- 应用抗生素。
- 无菌包扎。
- 固定骨折。
- **通常,弹片(一个或多个)浅表贯通伤不需要手术探查**,只需简单地用抗生素和刷子清洁伤口。尽管如此,根据损伤位置和临床表现,仍需高度怀疑血管损伤或腹腔内贯通伤。
- 避免"瑞士干酪"手术(试图探查所有伤口,清除所有碎片)。

三、伤口治疗

一期手术伤口治疗：
- 适度纵向切开。
- 切除异物并进行清创。
- 冲洗。
- 保持伤口敞开——不要进行一期缝合。
- 应用抗生素和预防破伤风杆菌感染。
- 运输时使用夹板（能够止痛）。

- 纵切口。
  ○ 伤口以平行于四肢纵轴的方向切开，暴露伤口的底部。在关节的屈曲侧，切口应倾斜，以预防形成屈曲挛缩。
  ○ 和横切口相比，纵切口能够按需向近端和远端延长，能够看得更清楚，清创更彻底。
- 切除创口（现在被称为"清创"）。
  ○ 皮肤。
  ◆ 切除受损皮肤边缘 1~2 mm（图 22-1a）。
  ◆ 避免切除更多的皮肤，有问题的区域可以在下次清创术时评估。
  ○ 脂肪。
  ◆ 应毫不留情地切除被损伤、污染的脂肪组织。
  ○ 筋膜。
  ◆ 筋膜的损伤情况与其下方组织的损伤情况关系不大（图 22-1b）。
  ◆ 切除破碎、撕裂的筋膜组织，然后经纵切口广泛打开筋膜，暴露筋膜下方的整个受损区域。
  ◆ 如下文所讨论，常需进行全筋膜切开术。
  ○ 肌肉。

切除坏死肌肉对预防感染非常重要。很难准确初步评估肌肉的活性。如果将在 24 h 内进行创伤手术，那么可不切除部分坏死的肌肉组织。

- ◆ 锐性切除所有坏死的、严重损伤的无血管组织（图 22-1c）。
- ◆ "4Cs"原则**不适**于初步评估肌肉的活性（**颜色 Color、收缩力**

Contraction、稳定性 Consistency 和循环 Circulation）。

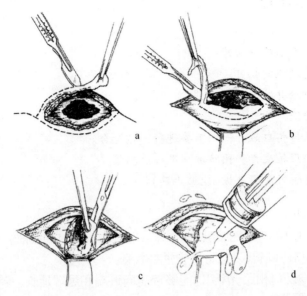

图 22-1　切除皮肤(a)、切除筋膜(b)、切除无血管组织(c)与冲洗(d)

◇ 颜色是肌肉损伤最不可靠的指标。由于撞伤或局部血管收缩,肌肉的颜色常会变浅。

◇ 评估肌肉收缩力的方法:轻轻用镊子夹一下肌肉组织,观察肌肉的收缩情况。

◇ 肌肉的稳定性是最准确的肌肉活性指标。一般来说,有活性的肌肉在被镊子抓住后,会回弹至原始形状。

◇ 通过观察新鲜伤口的血管组织评估循环情况。短暂性血管痉挛是战场创伤的常见情况,这种情况下即使健康组织也不会流血。

○ 骨骼。

◆ 应保留有软组织附着骨骼碎片或大片游离关节碎片。

◆ 应切除所有小于拇指甲盖的失活、无血管、无软组织附着的骨骼碎片。

◆ 游离出任何独立骨折的骨骼断端,清洁表面和骨髓腔断端。

○ 神经和肌腱。

◆ 除了被磨损的边缘和严重受损的部分,否则不需要清创。

◆ **不同时进行修补**。为了防止坏死,用软组织或湿润的敷料覆盖。

○ 血管。

◆ 想要成功修补血管,只能最低限度地清创。

○ 冲洗。

◆ 手术切除组织碎片和坏死组织后,应进行冲洗,直至创面清洁(图22-1d)。

◆ 虽然推荐使用无菌生理液体,但是这样会消耗复苏液体。可将饮料水作为一个选择。最后一次冲洗应该使用内含抗生素的无菌溶液。

○ 局部软组织覆盖。

◆ 在前期手术创伤治疗中,进行局部软组织覆盖时不应做皮瓣的开发和旋转。

◆ 建议进行局部软组织覆盖时需轻轻游离邻近健康组织,避免干燥、坏死和感染。

战争创伤不进行一期缝合。

○ 敷料。

◆ **不要将敷料塞在伤口上,**因为这样会影响伤口引流。将伤口敞开,使里面的液体能够流出,避免缺血,使水肿不局限,以免造成一个缺氧的环境。

◆ 在伤口上覆盖蓬松透气的敷料。

四、一期手术后的伤口处理

● 创伤在24~72 h内已进行预期二次清创术和冲洗,以及此后的一系列步骤直至伤口清洁。

● 在这些步骤之间,要清除失活组织或已感染组织。

● 在术后3~5 d内最好进行早期软组织覆盖。当伤口清洁后,必须预防二次感染。

● 延期一期缝合(3~5 d)的伤口应是清洁的,避免在张力下缝合伤口。战争创伤一般很难达到这个要求。

● 软组织战争创伤经二次干预愈合良好,功能没有明显丧失。简单软组织创伤尤其如此。

● 不应在可能进行医疗后送的前线进行有皮肤、肌瓣移植的确定性缝合。但是,这项技术可用于在战争中受伤的普通民众和战俘。

五、挤压综合征

● 当伤员的四肢被用力挤压或被困一段时间后,就可能出现挤压综合征(CS),它的特征是缺血和肌肉损伤或坏死(横纹肌溶解)。

○ 伴随横纹肌溶解的是血钾流失、出现肾毒性代谢物,肌红蛋白、嘌呤和含磷物质进入循环,导致心脏和肾功能障碍。

○ 再灌注损伤可导致多达 10 L 的第三间隙体液丢失,造成低血容量休克。

○ 急性肾衰竭(ARF)可因肌肉损伤的肾毒性物质(肌红蛋白、尿酸)和低血容量导致的肾脏低灌注情况综合所致。

● 诊断。

○ 病史。

◆ 有长时间(从数小时到数日)被困(如:城市作战、山区作战、地震或爆炸)病史的伤员应怀疑挤压综合征。

◆ 战争中一般没有明确病史,综合征可能潜在出现于其实没有症状的伤员。

○ 阳性体征。必须进行彻底的体格检查,检查时注意四肢、躯干和臀部。阳性体征与被困的持续时间、进行的治疗和伤员被释放的时间有关。

◆ 四肢。

◇ 刚被解救出来时,四肢可能表现正常。

◇ 四肢会逐渐出现水肿、末端肿胀、冷感和压痛。

◇ 剧烈疼痛的症状与检查的结果不成比例。

◇ 四肢麻木麻痹,类似脊髓损伤时的迟缓性麻痹,但是肠道和膀胱功能正常。

◆ 躯干/臀部:检查筋膜间室时,疼痛的程度与检查的结果不成比例。

○ 实验室检查结果。

◆ 肌酐(CK)升高,检查值通常 >100 000 IU/mL。

◆ 起初,尿液会表现为浓缩,然后尿色会变为红褐色,所以称为“葡萄酒”尿或“冰红茶”尿。一段时间后,尿量会减少。

◆ 因肌红蛋白的影响,尿液试纸显示血液阳性,但是显微镜下找不到红细胞(RBCs)。一般会送尿液进行肌红蛋白检查,但是需要数日才能得到检查结果,不能耽误治疗。

◆ 红细胞压积/血红蛋白(H/H)值随着失血而不断变化。但是,对于单纯性挤压综合征患者,由于第三间隙体液丢失而导致血液浓缩,所以 H/H(红细胞压积/血红蛋白)值升高。

◆ 随着疾病的进展,由于代谢性酸中毒日益严重,血清钾和 CK(肌酐)上升的幅度更大。由于肾衰很快出现,所以肌酐和尿素氮也将上升。高血钾导致的心律失常通常是致死的最终原因。

● 治疗。

○ 仍在被困中的治疗。

◆ 主要的治疗目标是预防挤压综合征引起的肾衰竭。早期怀疑、确诊和治疗被困伤员的横纹肌溶解。

◆ 越早进行治疗越好,最好是在战场上伤员仍被困时进行治疗。理想状态下推荐的治疗方法是在能够活动的胳膊或腿上建立静脉通道。

◇ 静脉滴注的液体不能含有钾和乳酸。

◇ 在脱困前至少给予 1 L 液体,最高速度为 1 L/h(脱困时间短时)。长时间被困时,最大剂量为 6 ~ 10 L/d。

◆ 万不得已时,为了营救被困伤员,有时可能需要进行截肢术(克他命 2 mg/kg,静脉滴注作为麻醉,同时使用近端止血带)。

○ 住院治疗。

◆ 在进行液体复苏时,为保护肾功能,必须用上面给出的方法治疗其他损伤和电解质异常。

◆ 用球囊导尿管进行尿量监测。

◆ 在尿液颜色恢复正常前,使尿量达到并维持大于 100 mL/h。必要时,还需在静脉滴注的液体中加入碳酸氢钠(1 amp/LD5W)以碱化尿液,使尿液 pH 在 6.5 以上。如果无法监测尿液 pH,在每升其他静脉滴注液体中加入 1 amp 碳酸氢钠。除了静脉滴注的液体外,给予 20% 甘露醇溶液,剂量为 1 ~ 2 g/kg,静脉滴注 4 h(最高剂量 200 g/L)。

◆ 在大剂量给予液体时(为达到必需的尿量,每天的输液量可能超过 12 L),可能需进行中心静脉监测。

◆ 处理电解质异常,如:高钾血症、高磷酸盐血症、低钙血症、高尿酸血症。

◆ 透析。严重横纹肌溶解导致急性肾衰竭的伤员中有 50% ~ 100% 需要进行透析。

◆ 外科治疗中心对**筋膜室综合征**的诊断和治疗——记住同时检查

躯干和臀部。当伤员出现不可逆四肢肌肉坏死/坏疽时,可考虑截肢。

◆ 高压氧治疗有助于手术治疗后增加肢体的存活率。

六、筋膜室综合征

● 任何筋膜室的损伤都可能导致筋膜室综合征。因筋膜损伤而导致的筋膜缺损还不足以解压筋膜室,所以仍会发生筋膜室综合征。

● 筋膜室综合征的损伤机制。

○ 开放性骨折。

○ 闭合性骨折。

○ 贯通伤。

○ 挤压综合征。

○ 血管损伤。

○ 血管损伤后再灌注。

● 筋膜室综合征的早期临床诊断。

○ 过分疼痛。

○ 被动牵张时疼痛。

○ 筋膜室压痛、肿胀。

● 筋膜室综合征的晚期临床诊断。

○ 感觉异常。

○ 动脉搏动消失,颜色苍白。

○ 麻痹。

● 筋膜室压力测定(**不推荐,仅推荐进行筋膜切开术**)。

○ 主要根据临床来诊断筋膜室综合征。

○ 在战区不推荐进行筋膜室压力测定。

● 考虑进行预防性筋膜切开术。

○ 高能创伤伤员。

○ 插管、昏迷、服用镇静剂的伤员。

○ 闭合性头部损伤伤员。

○ 环形包扎或打石膏的伤员。

○ 血管修补的伤员。

○ 长时间医疗后送的伤员。

○ 高度怀疑筋膜室综合征的伤员。

七、筋膜切开术

● 上肢。

○ 上臂：上臂有两个筋膜室，即前筋膜室（肱二头肌）和后筋膜室（肱三头肌）。

◆ 在上臂的外侧，从三角肌连接点到外上髁之间做一个皮肤切口。

◆ 分离皮神经。

◆ 在筋膜水平，找到前后筋膜室之间的肌间隔，并做纵切口，松解覆盖于每个筋膜室上的筋膜。

◆ 由于桡神经从后筋膜室经肌间隔走向前筋膜室，所以要注意保护桡神经。

◆ 手筋膜室综合征在第二十六章中进行讨论。

○ 前臂：前臂有三个筋膜室，即近端鱼际鞘筋膜室、手掌筋膜室和手背筋膜室（图22-2）。

◆ 在手掌小鱼际和鱼际肌肉组织之间做一个切口，根据需要松解腕管。

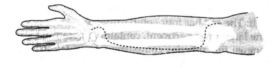

a

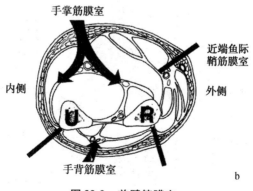

b

图22-2 前臂筋膜室

◆ 该切口横向延伸，经手腕屈摺线到手腕尺侧，然后拱形穿过手掌前臂，在肘关节处回到尺侧（图22-2a）。

◆ 在肘关节处，切块曲线通过肘部屈摺线，呈弧形至内上髁，这样就松解了深层的筋膜。

◆ 在肘前窝,肱动脉和正中神经走行在肱二头肌腱膜的纤维带中,需仔细松解。

◆ 在手腕和手肘部,能够在切口处用软组织覆盖神经血管组织,预防屈摺线处形成软组织挛缩。

◆ 可以进行第二条手背直切口松解手背筋膜室。如果需要的话,切口可达近端松解鱼际鞘筋膜室。

● 下肢。

○ 大腿:大腿有三个筋膜室,即**前筋膜室**(股四头肌)、**中筋膜室**(内收肌)和**后筋膜室**(股后肌群)。

◆ 从大转子到股骨外侧髁做一个大腿侧面切口。

◆ 然后切开髂胫束,将股外侧肌钝性从肌间隔掀开,松解前筋膜室。

◆ 此后沿切口向下切开肌间隔,松解后筋膜室。

◆ 由于股骨附近有一组动脉交通支自后向前通过肌间隔,所以在松解肌间隔时,切口不能靠近股骨。

◆ 松解中间的内收肌筋膜室需另做一个前内侧切口。

○ 小腿:小腿有四个筋膜室。侧筋膜室包括腓骨短肌和腓骨长肌;前筋膜室包括姆长伸肌、趾总伸肌、胫骨前肌和第三腓骨肌;后**浅**筋膜室包括腓肠肌和比目鱼肌;后**深**筋膜室包括姆长屈肌、趾长屈肌和胫骨后肌(图22-3)。

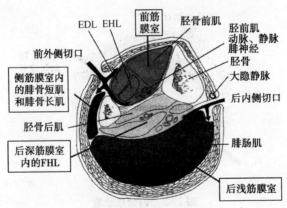

图 22-3　腓肠肌筋膜室

◆ 双切口技术。

◇ 切口必须延伸至整个腓肠肌的长度,这样才能松解所有被压迫的筋膜和皮肤(图22-4)。

　　◇ 在腓骨和胫骨前嵴之间的中线做一个侧切口。

　　◇ 找到外侧肌间隔和浅表腓神经,切口从胫骨前肌开始,近端到达胫骨结节,远端到达前脚踝,这样能够松解前筋膜室。

　　◇ 然后沿着腓骨干做纵向切开,近端到达腓骨头,远端到达外侧踝。

　　◇ 在胫骨后内侧缘后方 2 cm 处做内侧纵向切口。

　　◇ 不要在近胫骨皮下表面或其上方做内侧切口,以预防在组织回缩时暴露胫骨。

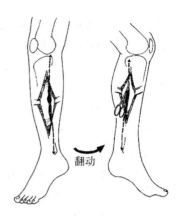

图 22-4　腓肠肌前内侧切口

　　◇ 向前牵开隐静脉及神经。

　　◇ 经此切口松解浅筋膜室,然后覆盖在趾长屈肌腱(FDL)上的深筋膜室也得到松解。此后找到胫后肌并松解其筋膜。

　　○ 足部: 见第二十六章。

　　● 筋膜切开术伤口处理。

　　○ 切开筋膜后,伤口要进行一期手术伤口处理,清除所有失活组织。

　　○ 和所有的战争伤口一样,筋膜切开术的伤口必须敞开,用无菌敷料覆盖。

　　● 负压伤口闭合系统。

　　○ 负压辅助伤口闭合是现代战争收口处理的一种重要辅助方法。

　　○ 目前仅有一种装置被批准使用: 伤口负压封闭辅助伤口闭合(VAC)治疗系统。

　　○ 现场应急负压辅助伤口闭合是另一种选择。利用标准配置物品能够轻易制作出现场应急负压敷料,这些物品包括剖腹手术巾、JP引流管、抗菌手术薄膜、二苯乙醇酮、不黏纱布(皮肤移植时使用)、无菌有孔静脉滴注包。

　　◇ **软组织和四肢**伤口可铺两层剖腹手术巾,JP引流管置于两层手术巾之间,并用抗菌手术薄膜覆盖剖腹手术巾。在皮肤边缘涂抹二苯乙醇酮,以预防渗漏。

　　◇ 将JP引流管与标准负压泵相连,调整吸力为125 mmHg。这种方法能够减少截肢时进行皮肤牵引的需要。

　　◇ 皮肤移植时,将移植的皮肤钉在伤口边缘,其上覆盖不黏纱布,再覆以现场应急负压敷料,保持3 d。揭开现场应急负压敷料后,可用磺胺嘧啶银覆盖移植的皮肤。

◇ 对于开放性腹部伤口,在肠管上覆盖无菌有孔静脉滴注包,然后将静脉滴注包的边缘与筋膜或筋膜下方缝合。在静脉滴注包上覆盖中间放置 JP 引流管的剖腹手术巾,在皮肤边缘涂抹二苯乙醇酮,并用抗菌手术薄膜覆盖。将引流管与吸引器相连。这种方法能够预防腹部体液在伤员运输中的渗漏。

由于负压系统能够改善并促进各种不同情况的伤口愈合,并能增加移植皮肤的活性,所以许多外科医生认为这是伤口处理的一个重要组成部分。这些不同情况的伤口包括压疮、部分皮层烧伤、伴随大量软组织缺损的整形伤口、开放性腹部伤口。

软组织损伤的治疗是战争创伤处理的最常见部分。本章对处理的一些原则进行了总结。

第二十三章　肢体骨折

Chapter

23

本章将讨论安全运输长骨骨折士兵的两种技术：**运输途中石膏固定和临时外固定**。这两种方法都可用作即将后送离开前线的伤员的一期治疗。使用多种石膏管型进行外固定的精确指南还没有建立。

总的来说，外固定器应用的良好指南应包括：在途中何时应对软组织进行评估(如：伴随血管损伤时)；何时其他损伤会导致石膏管型无法应用(如：伴随股骨骨折和腹部损伤)；何时伤员会有大面积烧伤。**使用外固定器的优点**是让医生能够对软组织进行评估、可用于多发性损伤的伤员、对伤员生理机能的副作用最小。**缺点**是可导致钉道败血症/细菌繁殖，且对软组织的支持作用不如石膏。

运输途中石膏固定的优点是：使接受伤员的外科医生有多种选择；软组织得到良好支持，且石膏所需的技术相对较低。缺点是：石膏覆盖软组织，不适用于多发性损伤的伤员；工作强度比外固定器大。

无论是运输途中石膏固定还是应用外固定器，它们在长骨骨折一期处理中的地位是相同的。最后，外科医生必须根据不同的伤员进行一期骨折固定的选择。外科医生的经验、对后送过程的评估、现有物资、伤员伤口的性质和伤员的全身情况是决策的基础。

> 虽然在平民创伤中心的操作都是标准操作，但是因为后勤与生理的多种限制，所以战地医院禁止进行骨髓腔内插钉术。一旦伤员到达军团高级梯队(EAC)或其他能够提供更加确定性治疗的地点，就可以进行骨髓腔内插钉术。

在这一章中，**石膏管型材料**是指制作石膏管型的石膏或玻璃纤维。这两种物质都可用于运输途中石膏固定。

一、伤口处理的一般注意事项

- 一期处理。
- 尽快进行冲洗和清创，以预防感染。
- 股骨骨折的感染风险很高(既往为40%)。
- 应进行双平面 X 线摄片。
- 应记录肢体的神经血管状况并反复检查。
- 禁止进行内固定术。
- 尽早静脉滴注抗生素，整个后送过程中都应维持静脉滴注。使用广谱头孢菌素(头孢唑啉 1 g, q8h)。氨基糖苷类药物对休克或脱水伤员

有害。两种最危险的细菌梭状芽孢杆菌和链球菌对第一代头孢菌素
敏感。

● 伤口切开。

○ 纵切口暴露伤口。

○ 纵向切开筋膜,暴露其下方结构,**松解筋膜室**。

○ 必须清除手术视野中所有的异物(图23-1a,b,c)。

○ 应保留有软组织附着的骨骼碎片。

○ 应丢弃小于拇指甲盖的游离骨骼碎片。

○ 应保留对长骨结构完整性有意义的大骨骼碎片。

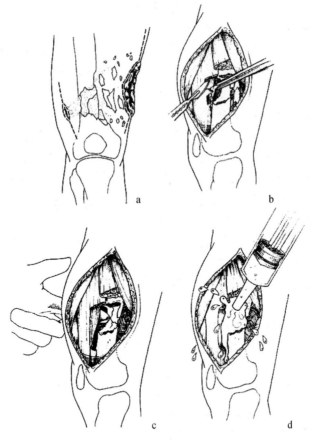

图23-1　伤口切开

○ 冲洗至关重要(图23-1d)。

● 伤口闭合。

○ 绝对不要进行一期伤口闭合。用一到两根保留缝线松松的牵拉

组织覆盖神经、血管和肌腱,这种方法比较合适,但是必须进行广泛引流。

○ 一期处理时,禁止进行皮肤移植、伤口局部拍打和开放切口。

○ 应尝试软组织损伤的延期一期闭合。这种闭合应在稳定的环境下完成。

二、运输途中石膏固定

○ 运输途中石膏固定较厚,是战争伤员治疗的独特方法。可用于在医院间运输伤员,但不作为确定性治疗方法。

○ 一期手术治疗中无须进行确定性复位。

○ 运输途中石膏固定的目的是在运输过程中固定骨折。石膏必须满足标准北大西洋公约组织(NATO)担架(FM8 – 10 – 6)的大小。

○ 运输途中石膏固定应先于医疗后送。

○ 医疗后送前,所有的石膏固定必须分片。

○ 如果预期一名伤员在同一家医院进行多项治疗,在医疗后送前应持续进行平衡骨牵引。运输途中石膏固定必须包住牵引钢针。

○ 夹板疗法还不足以支持医疗后送,尤其是严重不稳定性骨折。夹板可用于稳定性骨折,尤其是手、手腕、前臂、足、脚踝和小腿。

○ 伤员医疗后送中不能进行便携式骨牵引。

○ 不应使用托布鲁克夹板(包绕环形石膏的托马斯夹板)。

三、髋骨、股骨、膝关节和胫骨近端骨折

○ 低髋"人"字石膏运输途中石膏固定。

○ 缺点:不能评估软组织,不适用于多重创伤。

○ 技术。

◆ 给予适当麻醉,伤员仰卧于便携式骨折台(图23-2)上。

◆ 按照上文所述的方法进行冲洗和清创。

◆ 不需要精确复位,但是一般需要两个助手。

◆ 在腹部、健侧大腿远端和患侧足部缠绕弹性绷带(图23-3)。

◆ 在骶骨下方、髂前上棘(ASIS)和其他骨性突起处垫上毡垫。

◆ 在腹部放一条毛巾,预留呼吸空间。

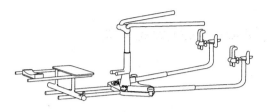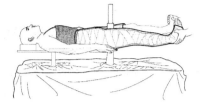

图23-2　便携式骨折台　　　图23-3　伤员在骨折台上的体位

◆ 用6英寸(约15.24 cm)宽无纺布或其他类似棉布缠绕2～4层。

在全棉薄卷外缠绕6英寸(约15.24 cm)石膏管型材料,范围从患侧髂前上棘到足部,再到健侧大腿远端(图23-4)。在大腿后侧、侧面或腹股沟区域放置夹板,固定腹股沟(图23-5)。向下弯折石膏管型材料后,用精轧轧辊保持整洁美观。

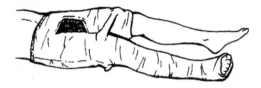

图23-4　低髋"人"字石膏运输途中的石膏固定

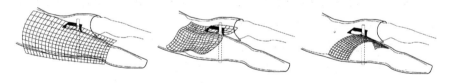

图23-5　带有夹板的髋关节加强石膏管型

◆ 为保持卫生,必须预留充足的会阴空间。

◆ 使用1/2号木钉或其他相似材料将石膏管型材料前后缘钉起来。

◆ 患侧膝盖弯曲约20°。

◆ 虽然会对会阴评估造成困难,但是两足间的距离不能超过标准担架宽度。

◆ 拿走毛巾,将石膏管型分片,并切去部分腹部石膏管型,留出一个圆形区域。

◆ 用不褪色记号笔在石膏管型上画出骨折的轮廓,并记录手术时间和伤口。

◆ 用毛巾、毛毯或枕头支撑石膏管型,以缓解石膏管型的压力,尤其是背面边缘。

四、胫骨近端、中段和远端骨折以及脚踝骨折

○ 长腿石膏管型如图 23-6 所示。

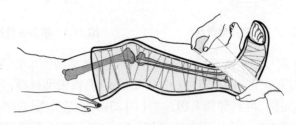

图 23-6　长腿石膏管型

○ 技术。

◆ 决定对开放性创伤进行手术时,用弹力织物将足、小腿、大腿包裹起来。

◆ 需要两个人保持骨折复位和进行石膏固定。保持膝盖弯曲20°。

◆ 将脚趾到腹股沟用无纺布绷带包裹起来。

◆ 然后用6英寸(约15.24 cm)宽的石膏材料缠绕该区域,在缠绕最后一层前,折叠弹力织物,使边缘整洁。

◆ 加固膝盖部位,以强化石膏。

◆ 做一个长腿石膏管型髁上成形,以提供支撑(图23-7)。

◆ 将石膏分片。

◆ 标记损伤和手术日期,并在石膏管型上画出骨折。

◆ 抬高腿部,使胫骨与担架或床平行。

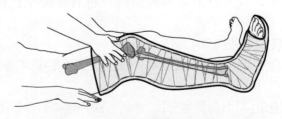

图 23-7　长腿石膏管型髁上成形

五、肩部骨折和肱骨干骨折

○ 维尔浦绷带固定技术。(外固定也可作为一个选择,但在非直视情

况下,桡神经和血管结构发生医源性损伤风险较高。须仔细审查解剖结构。)

◆ 在决定对开放性创伤进行治疗时,将肢体放在骨折台上,进行最佳对位。

◆ 在腋窝和胳膊下放置大棉垫(图23-8a)。

◆ 从躯干和患侧肢体到手腕部位缠绕无纺布(图23-8b)。

◆ 然后在躯干和肢体上缠绕6英寸(约15.24 cm)宽的石膏材料。首先缠绕躯干,然后从后面越过肩部,从前方沿前臂向下,包绕肘部,再从上臂后方折向上(图23-8c)。

◆ 躯干和患侧肢体应被包裹在石膏中,以稳定石膏管型。

◆ 四层就够了。

◆ 将该石膏管型分片,用弹性绷带缠绕。在直升机上,如果用维尔浦石膏管型固定的伤员出现呼吸问题,在石膏管型没有拆除的情况下将无法进行抢救(因为直升机上没有石膏管型锯)。

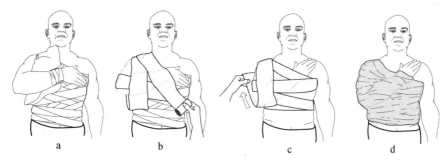

图23-8 维尔浦绷带固定技术

六、肘部和前臂骨折

○ 长臂石膏管型技术。

◆ 治疗开放性创伤后,用弹性织物将患肢自手指到腋窝部分包裹起来。

◆ 治疗的目的是将骨折大致对位,不必要进行精确对位。

◆ 自掌骨头部至腋窝缠绕无纺布。

◆ 自掌骨头至腋窝缠绕4英寸(约10.16 cm)宽的石膏材料。

◆ 在缠绕最后一层前,折叠弹力织物,使边缘整洁。

◆ 在石膏管型干燥后进行分片。

◆ 评估神经、血管状况。

七、石膏管型分片

当对石膏管型进行分片时，会将石膏管型沿着纵轴中线完全分开。我们认为，将石膏管型分为前、后片比较好。分片的目的是给软组织肿胀预留空间，以降低石膏管型后筋膜室综合征的发生率。

石膏管型下方的衬垫是否已在分片时被完全分开非常重要；否则，石膏管型的衬垫会限制水肿，仍可能发生筋膜室综合征。

八、外固定

● 通用技术。在战争伤员的一期治疗中，外科医生应该熟悉四种类型的外固定标准结构：股骨、胫骨、膝盖和脚踝。如有需要，肱骨和尺骨骨折也可进行外固定。

○ 彻底了解下肢的解剖结构对在安全区域进针至关重要。

○ 军事目的的外固定应模块化，并能根据康复的进程而增长或下调。

○ 在无 X 线平片或 X 线透视的情况下也可以进行外固定。

○ 可利用支架徒手进针，无须动力设备。

○ 应使用足量钢针，以在伤员运输过程中充分稳定骨折。通常为每个钢板两根钢针，偶尔需要三根钢针。

○ 现有外固定系统可使用单钢针钢板或多钢针钢板。这两种钢板都可用于标准结构中。

○ 多钢针钢板的稳定性较强，为战场主流固定器。这里已经讲述了双钢针的放置（用多钢针钢板），单钢针的放置与之相似。

● **股骨干骨折技术**。

○ 整条肢体都必须准备进行手术，从髂前上棘（ASIS）到足趾。

○ 可能用到标准手术台或便携式骨折台。

○ 进针时，助手须施加反向压力。

○ 不需要进行精确复位。在大腿下方垫一个垫子有助于骨折对位（图 23-9）。

○ 通过触诊确定股骨近端的位置。在股骨中轴、侧中轴上方做一个 1 cm 长的小切口（图 23-10）。离骨折端最近的钢针在骨折端血肿的外侧,至少距离骨折端 3 横指(图 23-11)。

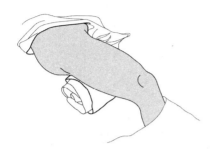

图 23-9 在大腿下方垫毛巾

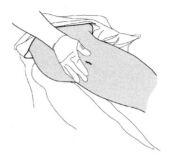

**图 23-10 在股骨中段正上方做
一个约 1 cm 长的纵切口**

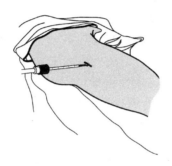

图 23-11 放置股骨钢针

○ 血管钳钝性分离组织直至股骨。将钢针钉在股骨上,将钢针在股骨横径上前后移动,以确定股骨的中点。不要让钢针偏向一侧。助手应扶稳钢针,并向反方向用力。

在手摇转的末端轻敲两下可在骨骼上形成凹痕,方便插入钢针。可徒手放置 Apax 钢针。既不需要预钻孔,也不需要动力。应使用 5 mm L/2钢针。从股骨远近皮质的中点插入钢针(图 23-12)。钢针进入骨髓腔后阻力较小,向前进入远端皮质时阻力增大。

○ 在已插入的钢针上放置一个多针钢板(图 23-13)。理想状态下,钢针应该在某个末端位置(图 23-14 位置 1)。

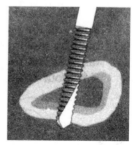

**图 23-12 5 mm L/2 钢针
的双皮质落点**

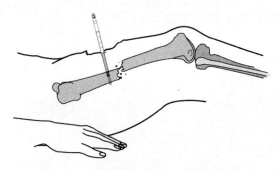

图 23-13　在已插入的钢针上放置多针钢板

○ 以钢板为向导,经钢板插入第二根
钢针。助手应保持钢板在位。确保钢板与
股骨成一条直线,通过第二根钢针达到双
皮质固定的目的。第二根钢针必须与第一
根钢针平行(图 23-15)。利用钢板最远端
的针孔保持生物力学稳定性(钢板位置 1

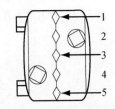

图 23-14　多位置的钢针钢板

和 5 为最佳,图 23-14)。如果需要增加钢板稳定性,可插入第三根钢针。

○ 在股骨骨折远端断骨处用同样的方法放置第二个多钢针
钢板。

○ 将两个钢板用弯头、杆夹和两根平行纵向杆连接起来
(图 23-16)。

○ 利用纵向牵引复位骨折。利用钢板对骨折段进行操作来帮助骨
折复位。一旦已充分复位,旋紧所有的连接处。不需要精确复位。

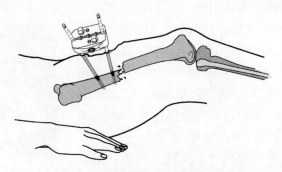

图 23-15　第二根钢针与第一根钢针平行

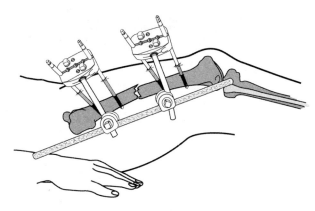

图 23-16　将两根钢板连接起来

- **胫骨干骨折技术。**

○ 触诊胫骨前内侧。在胫骨内侧上方做一个 1 cm 长的纵切口（图 23-17）。最靠近骨折断端的钢针应在血肿外侧，至少距离骨折端 3 横指（图 23-18）。

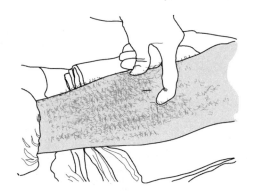

图 23-17　触诊胫骨内侧面的前后缘，在前后缘中点处做一个 1 cm 长的切口

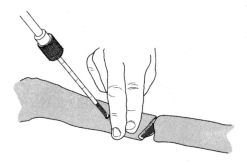

图 23-18　胫骨前内侧表面是进针的最安全部位（钢针至少距离骨折端 2～3 横指）

○ 在骨折的近端或远端的断端上插入一根钢针,深度要达到双皮质。这根钢针要垂直于胫骨皮下缘,从胫骨横径的中点插入(图23-19)。

○ 以钢板为向导,经钢板插入第二根钢针。助手应保持钢板在位。确保钢板与胫骨成一条直线,通过第二根钢针达到双皮质固定的目的。第二根钢针必须与第一根钢针平行。利用钢板最远端的针孔保持生物力学稳定性(图23-20,图23-14 位置 1 和 5)。第二根钢针应经钢板插入,远离骨折断端。

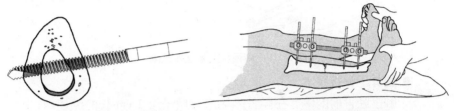

图 23-19　胫骨钢针的理
想双皮质落点

图 23-20　利用多钢针钢板进行
胫骨外固定

○ 在胫骨骨折远端断骨处用同样的方法放置第二个多钢针钢板(图23-21)。将两个钢板用弯头、杆夹和单横杆连接起来(图23-22)。

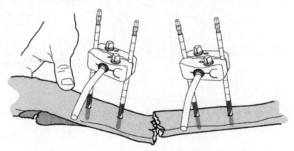

图 23-21　使用第二个多钢针钢板和两根钢针

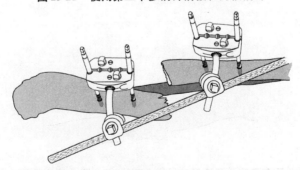

图 23-22　加用横杆和 2 个杆夹,使骨折
复位,然后将框架旋紧成一直线

○ 绝大多数战争导致的骨折都是粉碎性骨折,因此需再加上一根横杆(图 23-23)。单杆仅用于稳定性骨折。

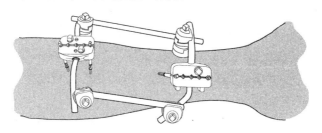

图 23-23　双横杆装置

○ 检查复位。另一端主骨折断端可重复上述步骤。这样,就有了两套多钢针钢板。然后可加用 30°弯头,调整它们的方向,以便探查。这时候应进行骨折大体复位。

● **膝关节劈裂骨折技术**。

○ 适应证为胫骨近端骨折、股骨远端骨折或广泛性膝关节损伤、腘窝血管修复。

○ 在治疗前后检查肢体远端血管状态。如果存在血管损伤,参考本书第二十七章。

○ 需要一名助手辅助放置框架。

○ 大体复位的方法为在膝关节轻度屈曲(10°～15°)情况下纵向牵引。

○ 在胫骨近端前内侧和股骨远端前外侧放置钢针。钢针的位置应在损伤区域和膝关节的外侧,至少距离骨折端 3 横指。在股骨远端前外侧面上方做一个纵向小切口,所以钢针应以与水平面呈 45°角方向插入股骨的中部。虽然最好要避开股四头肌肌腱,但是根据骨折的结构,也可以直接从前面钉入钢针。

○ 钝性分离直至到达骨骼。

○ 将一枚钢针徒手穿透双皮质,插入骨骼断端。

○ 以钢板为向导,经钢板插入第二根钢针。第二根钢针必须与第一根钢针平行,同样穿透双皮质——必须注意保持钢针在一条直线上。应对胫骨近端前内侧表面进行触诊,并找到胫骨前后缘。在前后缘中点处做一个 1 cm 长的纵向小切口,钝性分离软组织直至骨骼。

○ 在胫骨近端,应以钢板为向导,经钢板插入第二根钢针。

○ 用两个弯头、两个杆夹和一根横杆将插有两根钢针的断端(胫骨和股骨)连接起来。

○ 按照上述方法加上第二根横杆。

● **踝关节劈裂骨折技术**。

○ 需要一名助手辅助放置框架,复位脚踝。

○ 一般适应证是胫骨远端开放性骨折和脚踝开放性损伤。

○ 在胫骨前内侧和跟骨内侧放置钢针。

○ 在治疗前后检查肢体远端血管状态。在能感觉到胫后动脉和足背动脉的地方做上标记。

○ 触诊胫骨前内侧缘。在胫骨前后缘中点做一个 1 cm 长的纵切口。在胫骨损伤区域的外侧插入最远端的一根钢针,至少距离骨折端 3 横指。

○ 以钢板为向导,在胫骨第一根钢针近端的位置插入第二根钢针。两根钢针应纵向平行且在一条直线上。

○ 触诊跟骨内缘。在跟骨上方**远离后方血管神经结构**的位置做一个纵切口。用血管钳分离组织直至跟骨,然后放置钢针。

○ 以钢板为向导,在跟骨上插入第二根钢针。

○ 用两个弯头、两个杆夹和一根横杆将两个钢板连接起来。

● **骨骼牵引**。

○ 骨骼牵引能在最小技术支持下快速固定多例骨折伤员。

○ 适应证。

◆ 在医疗后送前,需在同一家战地医院进行多项治疗的伤员。

◆ 存在大量伤员负担的情况下。

○ 技术。

◆ 利用大号带线斯特曼钢针实现股骨或胫骨的骨骼牵引。

◆ 在放置钢针前,必须对进针部位进行无菌处理。

◆ 对进针部位进行局部麻醉。

◆ 切开皮肤,钝性分离组织直至骨骼。

◆ 股骨骨折时,切口位于胫骨粗隆后外侧 2 cm(图 23-24,胫骨粗隆正下方)。将钢针由外向内钉入,穿过胫骨近端。

◆ 用皮尔森装备放置托马斯夹板,如图 23-24 所示,力量的施加由大腿中部(10~20 磅)到小腿(10~20 磅),再到牵引钢针(20~40 磅),以达到平衡的骨骼牵引。

◆ 胫骨骨折时,在跟骨顶端前侧 2 cm 处与头侧 2 cm 处的中点做一个切口。钢针右外向内置入,穿过跟骨。将腿放在伯乐-布劳恩牵引架(图 23-25)上,向跟骨钢针施加牵引(10~20 磅)。

◆ 牵引结束至少0.5 h后进行X线摄片。

● **医疗后送过程中的治疗。**

○ **伤员在医疗后送系统中不会好转。**计划治疗时,应考虑伤员在医疗后送中的安全问题。

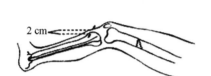 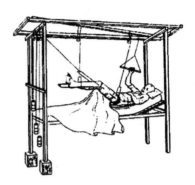

图23-24　用皮尔森装备放置的托马斯夹板　　图23-25　伯乐-布劳恩牵引架

○ 在出发前应配置好药物,**确保有足量的止痛药。**

○ 运输过程中**不能**进行骨骼牵引。

○ 石膏管型应进行分片。由于**石膏管型在组织水肿时充当了止血带的角色,**所以在运输过程中应关注神经、血管情况。

○ 随伤员携带所有病历文件,包括X线摄片结果。

第二十四章　开放性关节损伤

Chapter

24

　　开放性关节损伤极少立刻致命。开放性关节损伤通常看起来很骇人,无经验的治疗者会将注意力集中于此,而不去关注致命的相关性损伤。**神经血管结构与大关节非常邻近,可能需要进行治疗和修补。**开放性关节损伤有远期发病率,且可能因漏诊或不恰当的治疗而造成感染,导致继发性死亡。

　　　所有开放性关节损伤都必须在6 h内进行探查和治疗,预防感染和关节破坏。

　　除了极少数例外的情况,战区闭合性关节损伤应进行非手术治疗。在完全康复前,常需数月进行确定性治疗和复原。因此,大关节闭合性损伤的伤员应从前线进行医疗后送,进行确定性手术治疗和复原。

　　　治疗开放性关节损伤的关键是确诊。一旦确诊,治疗的目标就是预防感染,保存/恢复关节正常功能。

- 创伤出现下列情况时,可能是开放性关节损伤的征兆:
○ 离关节较近。
○ 关节周围骨折。
○ 关节暴露。
○ 关节有渗出物。
○ 关节运动不能。
○ 双平面X线摄片上出现关节内气体或异物。
○ 关节吸引术证实关节积血异常。
○ 关节在诊断性注射术中出现溢出物。

　　　开放性关节损伤通常需要进行手术治疗。可以进行关节抽吸/注射,以确诊开放性关节损伤。如果不能确诊,则按开放性关节损伤进行治疗,以预防漏诊后遗症。

- 关节抽吸/注射技术。
○ 无菌准备。
○ 18号针头,30 mL针筒。
○ 避开神经血管结构,进入怀疑有开放性损伤的关节腔。
○ 尝试抽吸。如果抽吸出血液,则证实为关节积血。
○ 如果没有关节积血,则注射生理盐水(有亚甲基蓝的情况下)至关节完全膨胀。如果探查到溢出物,则表明关节已经被破坏;如果没有溢出物,仍可能存在开放性关节损伤。

● 肩关节、肘关节(外侧)、膝关节(髌旁内侧)和踝关节(前外侧)的关节抽吸入路如图 24-1 所示。

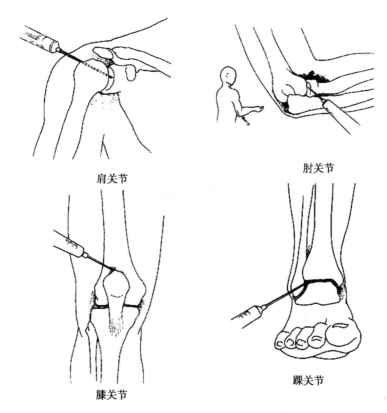

肩关节

肘关节

膝关节

踝关节

图 24-1　肩关节、肘关节、膝关节和踝关节的关节抽吸入路

一、所有开放性骨折的治疗

● 受伤后,应尽快(ASAP)静脉滴注抗生素,持续至术后 48 h。

● 术中用止血带控制出血非常关键。

● 做标准关节切开术切口(图 24-2)。如果创缘不影响暴露或不形成坏死性皮瓣,那么在可能的情况下,创缘应包含在切口范围内。

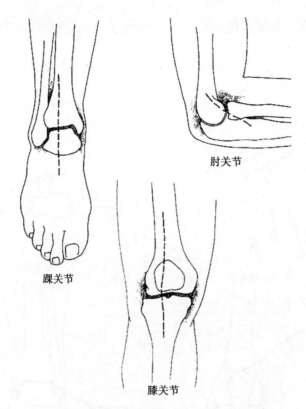

图 24-2　踝关节、肘关节、膝关节的手术入路

● 术中应轻轻覆盖患肢,不要影响关节的整个活动范围。

● 应清除所有的关节内异物、松动的软骨(包括皮瓣)、血凝块和非大关节面的分离骨性碎片。

● 应探查开放性关节损伤的所有深处,必须清除所有的受损组织。

● 必须用生理盐水彻底冲洗关节(推荐进行脉冲冲洗,共冲洗 6 ~ 9 L 液体)。

● **除了**需要用 Kirscher 钢针(克氏针)和斯特曼钢针固定的**大关节碎片**外,禁止进行内固定术。

● 在可能不存在肌腱和手术组织前徙的情况下,关闭滑膜。**在一期手术探查时,切记绝不可关闭伤口的其他部分。**

● 如果无法关闭滑膜,应敞开关节,并以湿润的细纱布进行包扎。

● 48 ~ 72 h 内应对关节进行二次探查。

● 可用分片石膏管型或夹板稳定关节。

● 如果医疗后送延迟或伤员无法移动,可以进行下列步骤:

○ 无感染征兆的情况下,可在 4～7 d 内进行延期一期创面闭合（DPC）。

○ 如果存在大范围软组织缺失,可对已肉芽化的滑膜进行断层皮面移植。

● 在延期一期创面闭合后,应开始进行轻柔的全范围关节运动,运动时要考虑到所有的相关性骨折或神经血管损伤。

> 如果怀疑关节感染,应立刻对关节进行探查（或二次探查）。

二、关节脓毒症

关节脓毒症的症状包括:
● 持续肿胀。
● 明显疼痛。
● 局部温度升高。
● 发热。
● **伴随关节活动受限的剧痛。**

三、髋关节创伤的特殊注意事项

● 因数种原因,髋关节开放性损伤难以确诊。
○ 诊断困难。
○ 高致命性微生物导致死亡或远期发病。
● 髋臼或股骨颈骨折导致中空脏器损伤时,一般都会污染关节。
○ 在战争环境下,由于缺乏 X 线摄片支持以及可靠的关节抽吸/注射术困难,所以排除关节是否受累比较难。因此,高度怀疑关节受累与放宽关节探查术的指征对预防灾难性并发症至关重要。
● 在直肠损伤累及关节时,积极建议进行骶前引流。

四、髋关节探查技术

● 半侧卧位或侧卧位,对腹部、骨盆和全下肢进行术前准备并铺上消毒巾。
● 用胫骨牵引针将腿部悬吊于天花板方向有助于探查。

● 髂股前手术入路(图24-3)能最大限度地暴露髋关节、髋臼和髂骨(如果切口向上、向后延长,那么在一期手术中必须仅在髂嵴上方关闭切口的上段和后段,这样能够预防因关闭伤口所致的肌肉回缩和因此导致的残疾)。

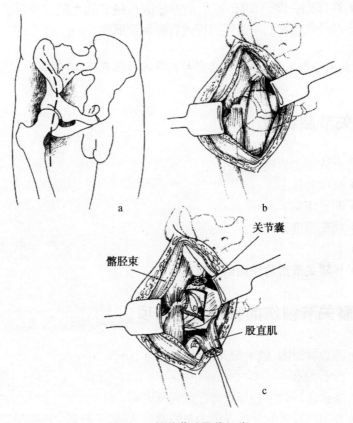

图 24-3　髋关节髂股前入路

● 后侧或克歇尔入路(图24-4)能够对后侧进行探查,并能进行后侧引流。这种方法常与髂股入路联合使用,或选择个案进行清创术时使用。与后方环境相比,在梯次治疗/延迟医疗后送的情况下,单独进行后侧引流的风险性较高。

● 由于几乎都会导致脓毒症和缺血性坏死并发症,所以股骨颈/头完全性骨折时应进行彻底切除。

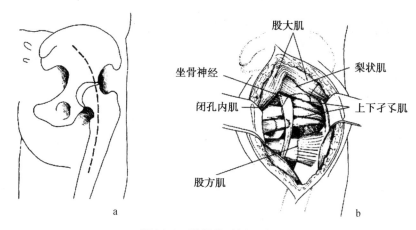

图 24-4　髋关节后侧入路

● 除了上述情况外,所有的手术切口均不关闭。伤口包扎的方法如前所述。伤员应使用从髂嵴到股骨远端的超关节外固定架,或进行髋全"人"字石膏或髋半"人"字石膏固定(见本书第二十三章)。

五、肩关节开放性损伤的特殊注意事项

● 肩关节开放性损伤常与致命性胸腔或血管损伤有关(见第二十七章)。

● 肩关节探查技术。

○ 半侧卧位时,既可行肩关节前入路,也可行后入路。

○ 推荐行三角肌前入路(图 24-5)。(为充分暴露,应分离肱二头肌短头、喙肱肌,并将胸小肌从喙突上分离。)分离肩胛下肌,修剪关节囊的坏死组织。所有的努力都是为了保持冈上肌的附着。

○ 应切除疏松的碎片或完全坏死的肱骨头,以预防感染。在梯次治疗/延迟医疗后送的情况下,单独进行肩关节后侧引流的风险性较高。

○ 在延期一期创面闭合(DPC)后 4～7 d,既往分离的冈下肌和小圆肌将会重新附着。

○ 维尔浦绷带对伤口至关重要。

○ 在进行运输时,对肩关节应进行石膏固定。应将石膏舒适地悬挂在对侧肩关节上。如果无法进行该操作,可用吊带捆绑,将胳膊固定在胸壁上。这些伤员在运输时需要使用担架。

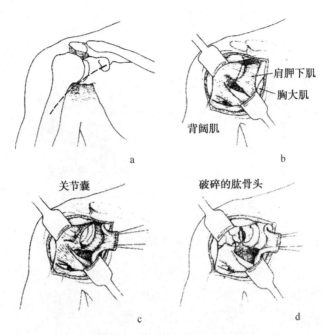

图 24-5   肩关节三角肌前入路

成功处理开放性关节损伤的关键是高度怀疑。如果关节开放,则必须积极进行手术处理。

第二十五章　截　肢

Chapter

25

对战争中肢体损伤极其严重的伤员,要进行截肢。

● 从历史上看,进行大截肢术(腕关节或踝关节近端)的伤员中,最终死亡约占 1/3,死因常为出血。

● 虽然截肢看上去很骇人,但是必须将注意力集中在与之相关的致命性损伤上。

> 一期治疗的目标是挽救生命、准备对伤员进行医疗后送与最大化确定性治疗的选择。

> ● 截肢的适应证如下:
> ○ 部分或完全创伤性截肢。
> ○ 无法修补的缺血肢体的血管损伤或修补失败。
> ○ 因严重的局部感染导致的致命性脓毒症,包括气性坏疽。
> ○ 妨碍功能恢复的严重肢体软组织和骨骼损伤。

外科医生必须权衡功能性肢体最终重建的现实可能性和试图保留肢体时相关死亡的风险。在截肢前,最好征求第二位外科医生的建议。战争环境下,可能会对或许能够保留的肢体进行截肢。

● 战场截肢术有其特殊性。
○ 常因爆炸性军火所致,伴随贯通伤和冲击波效应。
○ 涉及大范围的损伤和高度污染,将影响截肢的水平和(或)手术干预效果。
○ 在确定性关闭前,需医疗后送至战区外进行分级治疗。

> 与传统解剖截肢水平(如:经典的膝关节以上[AK]、膝关节以下[BK]等)相反,截肢术应在有活性软组织的最低位置进行,这样能够尽可能地保留肢体。残端长一些有利于最终安装假肢。

> ● 开放性**保留长度截肢**(前称开放性环形截肢)术有两个步骤。
> ○ **一期**。在骨骼最低水平完成截肢,并将伤员医疗后送至下一救治级别。
> ○ **重建**。包括肢体最终愈合和获得理想的假肢。

> ○ 残肢的最终水平确定和确定性治疗应在美国本土（CONUS）医院的稳定环境下进行，<u>而非战地医院</u>。

○ 应保留截肢水平远端所有活性皮肤和软组织，它们可用于下一步关闭截肢残端。"机会皮瓣"能够增加残肢的长度。这一点在膝盖以下的截肢尤为真实。遭受地雷损伤的伤员通常能够保留腓肠肌和比目鱼肌，所以短胫骨残肢能够用后方的皮瓣进行挽救。

为了保持残肢的最大长度，应保留任何形状、任何形式的有活性的皮瓣或肌瓣。创缘最低水平可能是倾斜的，也可能是不规则的，形成了倾斜或不规则的残肢。

一、截肢技术

● 对整个肢体进行手术前准备，因为损伤平面可能比看起来的高得多。

● 必须用止血带控制出血。如果在送往医院前就已经进行止血带控制出血，那么整个手术区域已经准备好进行手术。

● 切除坏死组织。坏死组织包括以下组织：

○ 坏死的皮肤和皮下组织，或失去血供的皮肤。

○ 质地变脆、已破碎或被严重污染的肌肉，或者无收缩力的肌肉（这种肌肉一般位于发生皮肤回缩的水平）。

○ 被严重污染或缺乏软组织支持的骨骼。在骨骼可能被覆盖的水平横断骨骼（一般位于发生肌肉回缩的水平）。

● 找到并牢牢结扎大的动静脉，以预防后送途中出血。

● 找到神经，轻轻牵拉，就近切断神经，使之能够回缩至软组织内。结扎大神经。

● 不要缝合保留的肌瓣，但是应通过包扎将其保持在指定位置。

● 一期手术时不应为了促进后期愈合而建立肌瓣。

爆炸性损伤、特殊地雷损伤时，爆炸力使碎片沿筋膜面推进，因此可能需要沿平行于肢体的轴线延长切口，从而确保手术充分消毒伤口。

> 一期治疗时禁止闭合残肢。

● **特殊注意事项**。

○ 由于足跟垫在后送过程中坏死，所以一期塞姆截肢术（踝关节截断术)的失败率很高。伤口仅应简单清创,保留清洁的后足(距骨和跟骨)。

○ 由于皮肤和肌腱容易回缩,再截肢术须在更高的此功能水平进行,所以一期膝关节截断术最好能保留哪怕非常短的(1～2 cm)清洁小腿残端(即使没有功能),以预防回缩。

○ 当骨折与损坏部分相近时,不应将骨折部位作为截肢水平,但是必须给予适当的治疗(石膏管型、外固定器),以保持最大长度。

○ 仅根据伤口和周围组织的性质计划一期截肢术,不要希望达到一个特别水平或皮瓣模式,并将它作为最终结果。战地外科医生的治疗目标是彻底清创。为形成更佳的残端而尽量保存边缘组织时,可能会导致继发性感染和更高的截肢水平。

二、包扎和预防皮肤回缩

由于截肢术必须敞开,所以很可能会发生皮肤回缩。这样会导致确定性闭合困难,有效肢体长度缩短。在后送环节中的伤员尤其如此。因此,对即将进行医疗后送的伤员必须进行皮肤牵引,以保持伤口敞开,预防皮肤回缩。稳定环境中的国际红十字委员会(ICRC)外科医生已通过延期闭合一期伤口成功治愈了难民。但是,ICRC 外科医生工作在相对稳定环境中,在此环境中不考虑对难民进行医疗后送。这种情况不适用于航空后送系统中的难民。

三、皮肤牵引

理想状态下,皮肤牵引应维持于整个治疗过程中。如果医疗后送时间确实非常短(1～3 d),则可不行皮肤牵引。

如果医疗后送可能延误,则必须进行皮肤牵引,以保持肢体长度。如果战略情况或资源不足,无法使用石膏管型,那么在医疗后送前后都必须经床尾施加一个向下的力量进行皮肤牵引。

○ 用干燥细纱布覆盖开放伤口。保存的皮瓣不能随意悬挂,必须通过包扎将其固定在指定位置(图25-1)。

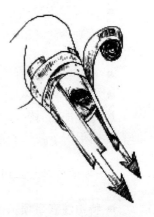

图25-1　皮肤牵引

○ 在残端上覆盖可吸收敷料。

○ 在伤口边缘向上 2 cm 范围内涂抹安息香酊,但是在保存的皮瓣上不应涂抹。

○ 使用弹力织物防止皮肤回缩。

○ 用"8"字弹性缠绕法缠绕弹性织物。

○ 经弹性织物施加 2~6 磅的牵引力。简易方法为:在降落伞绳上缚上砝码,并将其与弹性织物相连接,进行牵引。但是,在运输过程中,悬挂砝码是一个问题,可用轻质橡皮圈替代,如医用橡皮管、弹性运动橡筋带,用它们经运输途中石膏管型进行牵引(下文详述)。

○ 运输途中必须进行石膏固定。这样可以预防挛缩,并有助于进行持续牵引(图 25-2)。

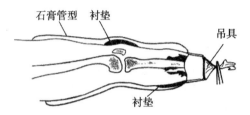

石膏管型　衬垫　　　　　　　　　　　　　吊具

衬垫

图 25-2　运输途中石膏固定有助于进行持续牵引

四、术后处理

● 预防挛缩。

○ 膝关节以下(BK)截肢时,膝关节有屈曲挛缩的风险。可用长腿石膏管型预防挛缩。使用牵引夹板时,必须密切监测。由于会增加屈曲挛缩的风险,所以不能用枕头支持膝关节。

○ 膝关节以上(AK)截肢时,髋关节有屈曲挛缩的风险。俯卧位和积极髋关节伸展运动能预防这种并发症。当伤员仰卧时,必须将沙袋压在大腿远端的前侧。

● 预防出血。受伤后 1 周内必须在床边或运输途中备好止血带。

● 镇痛。截肢术后,伤员的舒适是最重要的,尤其是需要换药的时候。必须充分镇痛,并就幻肢痛问题与伤员进行商讨。

五、运输途中石膏固定

在医疗后送前,必须进行石膏固定,以对残肢进行牵引,支持软组织。运输途中的石膏固定进行了充分衬垫,在使用外部支架时可维持完整皮肤牵引。

石膏管型应用技术

1. 低髋"人"字石膏

● 适应证1：经股骨截肢。

○ 当麻醉效果令人满意后,让伤员卧于骨折台上。

○ 切除坏死组织。

○ 用弹性织物或绷带缠绕下腹部和截肢侧大腿。应已用弹性织物进行皮肤牵引。

○ 在骶骨和髂前上棘(ASIS)上放置毛毡垫。

○ 在腹部放置毛巾,以保证呼吸空间。

○ 用6英寸(约15.24 cm)宽的维尔浦绷带或其他类似棉布缠绕1~2层(图25-3)。

○ 然后在维尔浦绷带上缠绕石膏管型材料,范围从ASIS到患侧残肢末端。在后面、侧面和腹股沟区域使用夹板固定。拆下弹性织物边缘后再缠绕一周,使外表整洁。

○ 在缠绕最后一层前,在石膏管型远端缠绕钢丝夹板,这样可以通过弹性织物进行皮肤牵引。

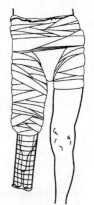

图25-3 低髋"人"字石膏

○ 必须保留充足的会阴空间,以保证卫生。

○ 必须拿开毛巾,进行石膏分片;必须去除腹部圆形区域的石膏。

○ 使用不褪色记号笔在石膏管型上标记损伤日期和施行的手术。

● 适应证2：经胫骨截肢。

○ 给予充分麻醉。对伤口进行评估,切除坏死组织,冲洗伤口。

○ 在用安息香酊维持皮肤牵引的残肢远端缠绕弹性织物。

○ 从截肢处到大腿近端用维尔浦绷带缠绕2~3层。

○ 然后用6英寸(约15.24 cm)宽的石膏管型材料缠绕大腿和小腿。

○ 在缠绕最后一层前,在石膏管型远端缠绕钢丝夹板;在石膏干燥后进行皮肤牵引。

○ 石膏分片。

○ 在石膏管型上标记损伤日期和施行的手术。

2. 肩"人"字形石膏

● 适应证：经肱骨截肢。

○ 给予充分麻醉。

○ 冲洗伤口，切除坏死组织。

○ 在腋窝下缠绕弹性织物，用安息香酊维持皮肤牵引。

○ 用维尔浦绷带缠绕胸壁，包绕残肢边缘。

○ 在维尔浦绷带上缠绕 4～6 英寸(10.16～15.24 cm)宽的石膏管型材料。

○ 在缠绕最后一层前，装配钢丝夹板外部支架，支架与弹性织物相连，进行皮肤牵引。

○ 在石膏管型上标记损伤日期和施行的手术。

3. 长臂石膏管型

● 适应证：经桡骨截肢。

○ 给予充分麻醉。

○ 治疗开放性伤口并包扎后，用弹性织物包裹残肢远端边缘。

○ 用 4 英寸(10.16 cm)宽的 Webril 绷带缠绕残肢到腋窝区域。

○ 用 4 英寸(10.16 cm)宽的 Webril 石膏管型材料缠绕残肢到腋窝区域。

○ 在缠绕最后一层前，在残肢远端缠绕钢丝夹板，以便于进行皮肤牵引。

○ 石膏分片。

○ 在石膏管型上标记损伤日期和施行的手术。

第二十六章　手足损伤

Chapter

26

手足战伤的发病率、死亡率与手臂、腿部战伤不同。手足损伤导致的死亡很罕见,仅为轻伤,可能仅导致暂时性损伤。如果同样的损伤发生在大腿,就会导致终生残疾。手足损伤有个重要的共性:许多小结构间的复杂组合须顺畅。

一、损伤的类型

● 导致手部撕裂伤和手/足挤压伤的非战斗损伤很常见。这些挤压伤会导致筋膜室综合征。

● 累及手足的子弹和爆炸损伤在战争中很常见,可能导致永久丧失功能的致残性损伤。

二、手部

即使是远端腕折痕的浅表小伤,也会累及腱鞘和关节,导致严重的深部感染。应高度怀疑这些伤口会导致创伤,并放宽手术探查的指征。

1. 评估和一期处理

● 必须暴露伤员的前臂。

● 必须立刻去除戒指、手表和其他束缚性物质。

● 必须进行初步神经系统检查并记录检查结果。

● 手部血管状况应包括桡动脉和尺动脉的评估(如:Allen 试验、多普勒检查)。

2. 手筋膜室综合征的治疗

● 手有 10 个独立的筋膜室:4 条背侧骨间肌、3 条腹侧骨间肌、鱼际肌、小鱼际肌和拇内收肌(图 26-1)。

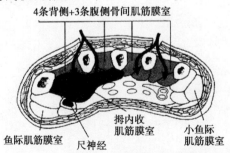

4条背侧+3条腹侧骨间肌筋膜室

鱼际肌筋膜室　尺神经　拇内收肌筋膜室　小鱼际肌筋膜室

图 26-1　手的筋膜室

● 彻底的手筋膜切开术应做 4 个切口（图 26-2）。

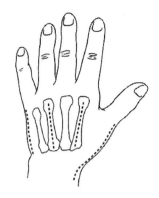

● 一个切口位于拇指掌骨桡侧,松解鱼际肌筋膜室。

● 背侧的切口位于食指掌骨的上方,松解第一、第二背侧骨间肌,并到达食指掌骨尺侧面,松解腹侧骨间肌和拇内收肌。

● 无名指掌骨上方背侧切口用于松解第三、第四背侧骨间肌,沿无名指桡侧和小指跖部向下延伸切口,松解腹侧骨间肌。

图 26-2　手筋膜切开术的切口

● 还有一条切口位于小指的尺侧,松解小鱼际肌。

● 虽然手指的筋膜室没有明确的界限,但是手指肿胀可能需要松解真皮和筋膜缩窄。注意切开时不要靠近神经血管束（图 26-3）。

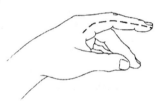

图 26-3　手指筋膜切开术切口

3. 手术技术

不要盲目钳夹出血组织,因为这样可能损伤邻近神经。如果压迫止血不能控制出血,在止血带控制出血的情况下分离血管,在直视下结扎或钳夹。

● 需要进行全麻或区域阻滞麻醉（局部浸润麻醉的效力不够）。禁止向手掌或手指注射肾上腺素。

● 虽然可能需要结扎桡动脉或尺动脉,但是不应同时结扎这两根动脉。

● 必须在止血带止血的情况下进行探查,应探查至正常组织,确定损伤的范围。

● 进行清创,清除手内异物和深度坏死组织。

○ 清除坏死组织。

○ 必须保留包括皮肤在内的不确定活性的组织,对这些组织进行二次评估,观察是否有良好预后的机会。

● 除非遭受毁灭性的损伤,否则不应截去手指。

● 为了后期重建,必须保留、稳定活体组织,甚至是没有功能的活体组织。

　　● 用克氏针暂时稳定骨折能提高伤员的舒适度,有利于后期处理。

4. 特殊组织的处理

　　● 骨骼。除非脱离身体或被严重污染,否则应保持骨骼碎片在位。在前线医院,仅可用小克氏针进行内固定。

　　● 肌腱。必须尽可能小范围地切除肌腱。不应在战地医院进行肌腱修补。

　　● 神经。不能切除神经组织。不应在战地医院进行神经修补。

　　● 必须用4-0缝线标记被撕裂的神经和肌腱末端,这样在后期确定性重建和修补时就能轻易找到。

> *延期闭合伤口。但是,在有条件的情况下,应用有活性的皮肤覆盖暴露的肌腱、骨骼和关节,预防干燥。*

5. 包扎和夹板固定

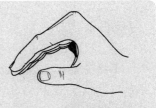

　　在安全的位置对手进行夹板固定(图26-4)。手腕背伸20°,指掌关节屈曲70°～90°,手指(远端和近端指间关节)完全伸直。

图26-4　手夹板固定的位置

　　● 首先在伤口上覆盖细纱布,然后盖上多层毛纱。

　　● 应包扎整个伤口,但是必须暴露指尖。在可能的情况下评估手指灌注情况。

　　● 用夹板固定所有受伤部位,夹板须超过受伤部位下一骨骼或关节。

三、足部

　　足部贯通伤常会导致持久发病和残疾。和低速子弹、单独碎片相比,挤压伤和爆炸伤更易导致严重后果。当失去脚后跟、严重神经血管损伤、足底深部间隙污染时尤其如此。这些损伤的最终治疗目标是相对缓解疼痛、脚掌能着地行走、足底感觉完好。

1. 评估和一期处理

- 足部开放性和闭合性损伤区域经常比最初观察到的要大。
- 通过触诊足背动脉和胫后动脉评估足部的血管状况。由于发生足筋膜室综合征时可触及完整动脉搏动,所以同时应进行脚趾毛细血管灌注的评估。
- 脚底麻木提示胫后神经或其大分支受损,预后不良。
- 即使是足部开放性损伤,也会导致足筋膜室综合征。如果确诊为足部损伤,就需要急诊治疗。
- 在清创时,应清除所有细小的、被污染的、无软组织附着的骨骼。
- 所有开放性伤口必须进行充分冲洗。

> 所有伤口必须敞开。

2. 后足损伤

- 距骨的严重污染、开放性骨折必须行距骨切除术。但是,必须在高级别医院进行该项手术。
- 最好从脚踝前侧入路进行距骨清创,切口需延伸至第四跖骨基底部。
- 足跟垫跖侧贯通伤可通过跟间隙切开进入,避免过度破坏这种特殊的皮肤。
- 足跟横断枪伤可通过内外侧切口进行处理。绝大多数手术经外侧切口,以避开内侧神经血管结构。

3. 足中段损伤

- 最好通过足背纵切口探查跗骨和跖骨。此外,通过第二跖骨内侧、第四跖骨外侧纵切口足以松解筋膜室,这样可以留下较宽的皮桥。
- 经足底内侧切口是处理足底深筋膜室内污染的最佳途径。切口始于内踝近后侧 1 英寸处,跨过足弓中部,终止于第二、第三跖骨头之间的足底平面。在进行该操作时,必须找到内侧的神经血管结构。通过该切口也可以彻底松解筋膜室。

4. 脚趾损伤

- 必须想尽办法保存大脚趾。
- 截除侧方其他脚趾的耐受性良好。

5．足筋膜室综合征

● 足有 5 个筋膜室。

○ 骨间筋膜室的界限为：外侧是第一跖骨的内侧，背侧是足背趾间筋膜，足底是足底骨间筋膜。

○ 外侧筋膜室的界限为：背侧为第五跖骨干，外侧为跖腱膜，内侧为肌间隔。

○ 中央筋膜室的界限为：内外侧为肌间隔，背侧为骨间筋膜，足底为足底腱膜。

○ 内侧筋膜室的界限为：背侧为第一跖骨背侧下表面，内侧为足底腱膜延伸，外侧为肌间隔。

○ 足跟筋膜室包括跖方肌。

● 通过足背双切口松解足部。

● 一个切口稍偏向第二跖骨内侧，到达第一和第二跖骨间，进入内侧筋膜室；到达第二和第三跖骨间，进入中央筋膜室（图 26-5）。

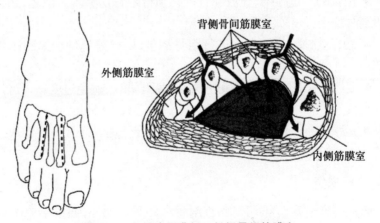

图 26-5　经两个足背切口松解骨间筋膜室

● 第二个足背切口的位置为紧靠第四跖骨外侧，到达第四和第五跖骨间，进入外侧筋膜室。

● 为了保留足背软组织，可进行单切口内侧筋膜室切开术。

● 足的内侧入路经过内侧筋膜室，穿过中央筋膜室到达背侧骨间筋膜室和外侧筋膜室，松解入路所经过的足筋膜室（图 26-6）。

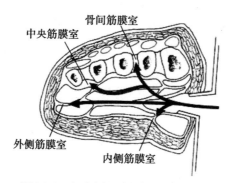

图 26-6 经内侧入路松解中央筋膜室

● 筋膜切开术伤口处理。

○ 筋膜切开术后,应对伤口进行一期手术伤口处理,清除所有坏死组织。

○ 和所有战伤一样,筋膜切开术伤口应保持敞开,并进行无菌包扎。

6. 稳定处理

● 用克氏针进行暂时性稳定处理。

● 分片石膏管型或夹板足以维持伤员被医疗后送至更确定性级别的医疗救治机构。

第二十七章　血管损伤

Chapter

27

- 第二次世界大战中，常规进行腘动脉损伤结扎，其截肢率为73%。
- 朝鲜战争中，开始进行外周动脉损伤的正规修补。
- 越南战争中，动脉修补进一步精细；腘动脉结扎的截肢率下降至32%。
- 战争中，血管损伤的类型很多。
○ 低速子弹直接损伤弹道血管。
○ 高速子弹的爆炸效应会产生子弹或骨骼碎片，并导致广泛损伤，其中包括远端血管损伤。
○ 钝挫伤常因机动车事故的突然减速、跌落、铁路事故和空难所致。
○ 腘动脉损伤常因膝关节后部撕裂伤所致。

一、评估和诊断

- 体格检查——详细检查最重要。
○ 有动脉损伤硬指征（搏动性外部流血、增大的血肿、远端动脉搏动消失、杂音或四肢缺血）时，应**立刻进行手术探查，无须进行术前研究**。
◆ 缺血的"6P"表现是：疼痛（Pain）、面色苍白（Pallor）、动脉无搏动（Pulselessness）、体温下降（Poikilothermia）、感觉异常（Paresthsia）和麻痹（Paralysis）。
◆ 损伤的程度和侧支循环的能力将决定远端缺血的程度。**记住：横纹肌热缺血4~6 h将可能导致肌肉坏死和大截肢术**。
◆ 将动脉无搏动、搏动减弱或搏动不对称误诊为动脉痉挛时，会延误对威胁肢体的动脉损伤的探查/修补。
◆ 多达20%的动脉损伤伤员的远端动脉搏动正常。
○ 需要进行额外诊断评估的动脉损伤**软指征**包括伤口与大血管的距离、血肿/休克病史、无扩张血肿、搏动消失、解剖结构相关性神经损伤。
- 多普勒检查。
○ 远端动脉搏动检查正常、臂-踝指数（ABI）≥0.1的贯通伤或钝挫伤伤员无须进行动脉造影。
○ 损伤远端无某些动脉搏动的伤员应进行多普勒检查和计算 ABI（臂-踝指数）。在排除诊断前，ABI <0.9 或肢体末梢 ABI 之间差异 >0.1 提示动脉损伤。由于广泛的侧支循环，该技术不能排除股深动脉损伤或肱深动脉损伤。

- 彩色多普勒超声(US)。

○ 彩色血流多普勒超声对探查动脉损伤高度敏感和特异。这种检查无创、便携,可进行重复检查,操作简单。

○ 多普勒诊断极大地依赖操作者,可能会漏诊所有动脉损伤(如:股深动脉和颈动脉损伤)。

- 血管造影术。

○ 多子弹创伤(如:散弹枪爆炸)、骨折以及颈部与胸廓出口贯通伤时,可用血管造影术精确定位动脉损伤。

○ 高速伤口考虑进行血管造影术,因为此时动脉损伤可能发生在弹道外,或者表现为动脉损伤软指征。

○ 膝关节脱位时,可能导致隐匿性动脉损伤,应常规进行血管造影术。漏诊并延误的腘动脉血栓形成会导致大截肢术。

二、处理方法

- 一期处理。

○ 立刻控制外出血!不建议在出血区域盲目或非精确地使用血管钳。最好的方法是直接压迫出血伤口;在伤口近端放置**临时止血带(血压计袖带)**,使其膨胀超过收缩压有助于止血。

○ 静脉滴注抗生素、破伤风类毒素,同时镇痛。

○ **绝大多数长骨骨折时,**复苏、骨折复位将会恢复远端血流。

○ **疑似血管损伤的手术指征。**

◆ 上面讨论的硬指征。

◆ 用彩色多普勒超声(US)和(或)血管造影术来确定的软指征。

- 手术处理。

○ 进行自体静脉移植时,需同时对患侧肢体、健侧未损伤的上下肢区域进行术前准备和铺巾。

○ 图 27-1 至图 27-5 显示了股腘动脉和肱动脉的手术入路。

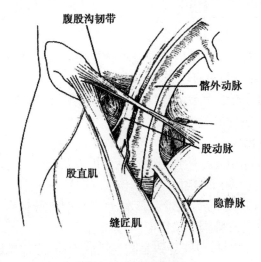

图 27-1　腹股沟解剖

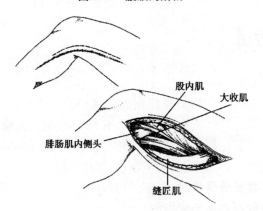

图 27-2　暴露股骨远端和腘窝血管

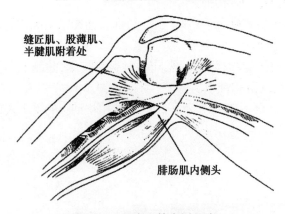

图 27-3　腘窝血管内侧入路

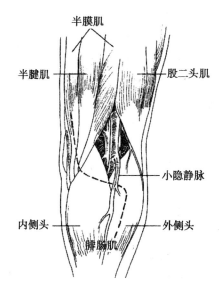

图 27-4　腘窝血管后侧入路

半膜肌
半腱肌
股二头肌
小隐静脉
内侧头
外侧头
腓肠肌

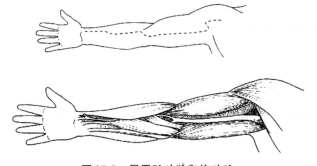

图 27-5　暴露肱动脉和桡动脉

○ **近端和远端控制后**，通常直接在受损血管上方做一个纵切口。有时，止血带可能有助于近端控制或改善术中视野。

○ **一旦控制了出血，就进行下列操作：**

◆ 对受损血管进行清创，直至肉眼能观察到正常血管壁。

◆ 近端和远端插入气囊导管，清除所有残留血栓。

◆ 用肝素化生理盐水冲洗血管两端。

○ 考虑临时管腔内分流。

◆ 成功放置分流器能够给清创和充分冲洗、确定神经损伤、慎重考虑重建或一期截肢赢得时间。

● 血管分流器放置技术。

○ 用硅酮血管阻断带或拉氏止血器控制血管远端和近端。

○ 松解近端,控制冲刷血凝块。

○ 进行远端血栓摘除术(福加蒂导管),直至没有血凝块回流。

○ 慢慢向远端血管滴入肝素化生理盐水(20 U/mL)。

○ 将血管分流器放入远端血管并固定。

○ 检查远端血管搏动/灌注情况。

● **动静脉同时**损伤时,不能放置分离器,应**先修补动脉**,以尽可能缩短缺血时间。此后再修补静脉。

● 缝线: 5-0 或 6-0 尼龙线;小动脉用 7-0 尼龙线。所有已修补的动脉必须无张力。

● 修补完成前,在修补血管段的前后方放血,直至清除空气和碎片后再完全缝合。

● 损伤的程度决定**修补的类型**。

○ **侧缝合修补术**。对极小的损伤可进行侧缝合修补术。修补后,血流减少量小于25%,不会导致血管杂音,也不会导致搏动或多普勒信号减弱。

○ **补片血管成形术**。对大的切线伤进行补片血管成形术,以预防狭窄。

○ **端对端吻合术**。只有在血管段损伤极其严重且能无张力对接断端(一般距离不超过 2cm 时)时,才能进行端对端吻合术。

○ **插入移植**。血管无法在无张力情况下进行一期修补时,可进行插入移植。

◆ 推荐进行自体静脉移植,通常使用对侧大隐静脉(GSV)。

◇ 在可能的情况下,从对侧肢体获取静脉。原因是:当深静脉受损时,患侧肢体的浅表静脉可能是静脉回流的重要途径。

◇ 进行动脉插入移植时,获取静脉的先后顺序为: 对侧 GSV、同侧GSV(不伴随深静脉损伤的情况下)、对侧小隐静脉(LSV)、同侧 LSV(不伴随深静脉损伤的情况下)、头静脉和贵要静脉。

◆ 当自体静脉不适合或无法获取且需进行快速修补,或者大动脉损伤致血管口径差异过大时,可能需要人工血管。

◇ 和聚酯纤维相比,聚四氟乙烯(PTEE)人工血管移植的感染率较低,用于膝关节以上位置时,通畅率也在接受范围内。

◇ **当伤员的生理状况需要急诊手术时,使用人工血管能够加速血管修补手术的速度。**

◇ **如果过度清创某个区域软组织,且预期于数周后在后方进行二次**

修补，则可以将人工血管用作长期分流器。

● **移植覆盖**。暴露的静脉移植物会变干，导致移植静脉爆裂和潜在出血。静脉移植物必须由软组织或肌肉覆盖；浅表肌肉（如：大腿部位的股薄肌和缝匠肌）可进行移动覆盖移植物。如果无法覆盖，必须选择无污染的活性皮下组织或筋膜组织。

● **长期分流**。如果上述技术都失败或因伤员生理情况、战略环境而无法进行，用下列方法改良的血管分流（如上文所述）的使用时间可长达72 h。

　○ 用缝合来取代硅酮血管阻断带并牢牢固定。

　○ 无须进行全身肝素化。

　○ 每小时监测远端血管灌注情况。

　○ 早期进行确定性修补的二次评估/医疗后送。

● **结扎动脉**。如果上述修补方法失败或无法实施，可根据已知发病率结扎血管。**重点是挽救生命高于保留肢体**。

● 应进行**术中完整血管造影**或多普勒超声检查（在可能的情况下），以评估修补技术的可行性、显影血流，探及任何漏诊的血凝块。

　○ 30～60 mL 高强度造影剂。

　○ 20 号静脉留置针。

　○ 阻断血流。

● **静脉修补**。方法类似于上述动脉修补。虽然在伤员稳定和实践允许的情况下，应进行静脉修补（静脉修补能明显提高动脉修补的成功率），但是在危及生命的情况下，可结扎大静脉。

● **筋膜室综合征**。上肢的前臂、手掌肌肉筋膜室和小腿的前筋膜室更易受累。

　○ 筋膜切开术适应证。

　◆ 血管损伤后延误4～6 h。

　◆ 动静脉混合损伤。

　◆ 动脉结扎。

　◆ 伴随骨折/挤压伤、严重的软组织损伤、肌肉水肿或斑片状坏死。

　◆ 筋膜室压力超过40 mmHg。

　◆ 对医疗后送时间较长或长期缺乏观察的伤员进行预防。

　○ 小腿标准双切口、四筋膜室入路法简单且有效（见第二十二章）。

　○ 手臂筋膜切开术由两个切口构成：一个切口是伸肌筋膜室上方的正中纵切口，另一个是起始于肘窝的屈肌侧弧形切口。

- **术后治疗**。

○ 术后应维持手术室(OR)中获得的明显动脉搏动,即使多普勒信号不变。搏动减弱提示移植血管血栓形成,应进行研究。

○ 可考虑用低剂量肝素预防深静脉血栓(DVT)。多发性损伤和头部损伤伤员应谨慎使用。

○ 轻度抬高伤员患肢,以改善术后水肿。

第二十八章　烧　伤

Chapter

28

在常规战争中,烧伤造成的战斗减员占5%～20%,且烧伤在海战和涉及装甲战车的战争中更为常见。即使相对较小的烧伤,也会导致战斗力丧失,且会大大占用军事医疗单位的后勤和人力资源。烧伤面积占体表总面积(TBSA)80%或以上的年轻成人,经优化治疗后能挽救50%。因此,在战场伤员分类方案中,烧伤面积超过80%的伤员应考虑期待治疗;烧伤面积在20%或以下、相对稳定的伤员可延迟治疗。

一、即时损伤治疗

烧伤伤员急救的关键步骤如下:

● 灭火。将火熄灭,清除着火的衣服,将伤员从燃烧的车辆或建筑物中撤离。电击伤时,将伤员撤离电源,同时避免救助者受伤。用大量的水冲洗体表化学物质。

● **确保气道开放,控制出血,用夹板固定骨折。**

● 清除所有束缚性物品,如戒指、手表、手镯、皮带和靴子。化学物质烧伤时应去除所有被污染的衣物。除此以外,不要清除伤员的衣物。

● 在合适的情况下,用干净的床单或毛毯**覆盖伤员**,这样能够保持体温,预防送往治疗场所途中的严重污染。不需要特殊烧伤包扎。低体温是大面积烧伤的一个并发症。

● 在可能的情况下,经未被烧伤的皮肤建立静脉通道;必要时可经烧伤皮肤建立静脉通道。骨髓通路也可以。

● 用乳酸林格液(LR)或相似溶液进行复苏,复苏应持续整个医疗后送过程。

● 用生理盐水纱布包扎白磷烧伤伤员,预防磷与空气接触引起重燃。

二、一期评估

> 不必对烧伤太过于紧张!烧伤伤员处理的优先顺序与其他损伤的伤员相同。

● 一期评估的内容包括气道处理(在已知损伤机制的情况下进行颈椎控制)、诊断并处理所有呼吸情况、快速评估循环情况和出血的控制。对烧伤伤员要特别注意暴露,清除持续烧伤伤员的衣物与预防低体温这些处理措施都非常重要。

● 气道。

> ● 喘鸣、声音嘶哑、咳嗽、炭质痰、呼吸困难等情况提示吸入性损伤。
>
> ● 持续性吸入损伤伤员应在重症监护室进行观察。如果症状轻微，可进行观察而无须插管。
>
> ● 在医疗后送前，应给有吸入性损伤症状的伤员进行预防性插管。
>
> ● 经口气管等导管应缝在衣服上牢牢固定。

○ 除了爆炸、高速车祸、跌落或接触高压线等损伤外，烧伤伤员很少发生颈椎损伤。

○ 烧伤是"分心的损伤"，烧伤后会继发疼痛，但如果用麻醉剂来缓解疼痛，会增加临床诊断脊柱损伤的困难。

● 呼吸。

○ 吸入性损伤更常见于大面积皮肤烧伤、有密闭空间（如：建筑物或车辆）损伤病史、面部烧伤和处于年龄两极的伤员。

○ 严重烧伤和（或）吸入性损伤的伤员需要进行吸氧、血氧监测、胸部 X 线摄片和动脉血气分析。

○ 胸部环形烧伤会阻碍有效胸廓运动。如果发生这种情况，应立刻进行焦痂切开术，以挽救生命（图 28-1）。

○ 确诊下呼吸道损伤的伤员须进行纤维支气管镜检查。

○ 图 28-1 中的粗线提示延伸切口越过受累大关节的重要性。自烧伤部位用外科手术刀或电刀做一切口，进入皮下脂肪。焦痂切开术切口的起点是锁骨中线，沿腋前线向下延伸切口至肋缘。根据需要延伸切口，跨过上腹部。肢体焦痂切开时，自焦痂沿关节线中内侧或中外侧切开。

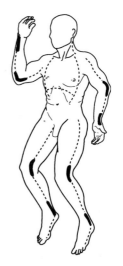

图 28-1　虚线提示焦痂切开术切口位置

○ 一氧化碳（CO）中毒可导致心血管和神经系统症状。一氧化碳中毒的伤员应吸 100% 纯氧至少 3 h 或者直至症状缓解。

- 循环。
  - ○ 因带子的固定牢固程度不佳,所以应用缝合法牢牢固定所有插管(外周和中心)。
  - ○ 烧伤或四肢水肿时,袖套血压测定不准确,建议测定动脉血压。

三、评估是否需要液体复苏

根据伤员体重和烧伤面积用乳酸林格液(LR)进行一期复苏。然后,将尿量作为复苏是否充分的一期指标。避免过度复苏和复苏不足同样重要。

- 根据九分法确定烧伤面积(图28-2)。伤员的手(手掌和手指)约占体表总面积(TBSA)的1%。烧伤面积计算中仅包括2度和3度烧伤。
  - ○ 过度估计很常见,可能会导致过度复苏和过度医疗后送。

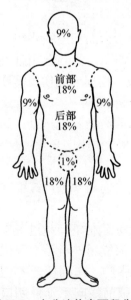

图28-2　九分法体表面积分区

- 用下面的公式计算最初24 h内需要的晶体溶液:
  总体积 = (2 mL)·(烧伤面积占TBSA百分数)·(千克体重)
- 烧伤后应在8 h内静脉滴注总体积的一半,另一半在烧伤后16 h内滴完。
  - ○ 烧伤后8 h内小时滴速 = (总体积/2)/(8 h – 烧伤后延误的时间)。

假设：一个烧伤40%、体重70 kg的人,烧伤时间为1 h前(尚未输入液体)。

烧伤后24 h内需要的液体量 = 2×40×70 = 5 600 mL。

8 h内应给予的液体量为 5 600/2 = 2 800 mL。

但是延误了1 h,因此滴速 = 2 800 mL/7 h = 400 mL/h。

● 这些计算法仅为初步评估。伴有吸入性损伤、显著全层烧伤、复苏延迟的伤员所需的液体量更多。根据生理反应,必须每1~2 h调整乳酸林格液(LR)灌注的速度。尽管有公式,但是在8 h内不应进行大幅度变动。

● 如果没有LR,可以使用生理盐水等其他晶体液。如果晶体液的供应极其紧张,在12 h内考虑按第二个24 h的推荐速度使用胶体液。

● 儿童(<30kg)的体表与体重比例更大,所以他们的液体需要量更大。儿童的液体量计算公式是：总体积 = 3 mL·(烧伤面积占 TBSA 百分数)·(千克体重)。

○ 此外,儿童必须同时给予5%葡萄糖水和0.45%生理盐水标准维持灌注。

四、烧伤伤员的监测

● 在重症监护病房治疗时,烧伤面积占 TBSA20% 及以上的伤员需有2根静脉导管(IVs)、1根球囊导尿管、持续心电图、血氧饱和度仪、核心体温计和鼻胃(NG)管。

● 每小时在流程图上记录生命体征和液体出入量。

● 因潜在胃肠梗阻,胃肠减压对所有烧伤面积占 TBSA(体表总面积)20%以上的伤员很关键。

五、烧伤再次评估

● 从头到脚进行彻底的再次评估,寻找非热能损伤,包括角膜擦伤、鼓膜破裂、骨折或脱臼。

● 如果有可疑腹腔内损伤,可进行诊断性腹腔灌洗。如果需要的话,可从烧伤处皮肤进入。

六、24 h 内的复苏处理

> 每小时再评估伤员的尿量,这是充分液体复苏的单项最重要指标。

● 成人尿量达到 30 ~ 50 mL/h,儿童为 1 mL·kg^{-1}·h^{-1}。如果尿量连续 1 ~ 2 h 低于目标值,增加(乳酸林格液)灌注速度 25%。如果大于目标值,则降低 25%。

● 避免过度复苏,这样会导致水肿相关性并发症,如筋膜室综合征和肺水肿。

● 其他充分复苏的指标包括碱缺失下降、心动过速好转(成人烧伤伤员的正常心率一般为 100 ~ 130 次/分)和尚可的精神状态。

● 除出现肌红蛋白尿外,烧伤性休克时禁止使用利尿剂。

● 严重热损伤后常会出现葡萄糖尿,可能会导致渗透性利尿后继发低血容量。检查尿糖,必要时静脉滴注胰岛素治疗高血糖症。

七、第二个 24 h 的复苏处理

> 在烧伤后第一个 24 h 末,停用乳酸林格液。在第二个 24 h,使用 5% 的白蛋白氯化钠。

● 24 h 内需补充白蛋白体积的计算公式如下:

5% 白蛋白体积 = (* mL)·(烧伤面积占 TBSA 百分数)·(烧伤前千克体重)

烧伤面积占 TBSA 百分数	30 ~ 49	50 ~ 69	≥70
* mL	0.3	0.4	0.5

例如,一个烧伤面积约为 40%、体重 70 kg 的伤员,每小时补充白蛋白体积为:

白蛋白体积 = (* mL)·(40)·(70)/24 h = 0.3 mL·2 800/24 h = 840/24 h = 35 mL/h。

● 烧伤面积 < 30% TBSA 时,无须静脉滴注胶体液。

● 极少需调整胶体液的静脉滴注速度。

● 如果没有白蛋白,可使用相同剂量冰冻血浆或合成胶体。如果这些都没有,则烧伤后 48 h 内持续静脉滴注乳酸林格液,监测尿量等。

● 在首个 24 h 末,以最后 1 h 滴注乳酸林格液的一半速度开始静脉滴注 5% 的葡萄糖溶液。

● 严密监测血清钠水平。一般在复苏后 48 h 完成复苏。此后需要不断补充蒸发水分的损耗——**注意低钠血症或高钠血症!**

八、烧伤伤口的治疗

● 烧伤伤口并不是需优先早期处理的伤口,但是必须在烧伤后 24 h 内予以关注。

> 一期烧伤伤口治疗包括充分静脉镇痛、清除异物、清创、药皂清洁(面部仅使用生理盐水)、刺破所有水疱和外用抗生素。

● 充分烧伤伤口的治疗需要充分镇痛。静脉小剂量、间断单次快注吗啡或芬太尼能够有效控制持续性疼痛。用克他命 1 mg/kg 静脉滴注能够有效缓解伤口疼痛。

● 用氯己定(洗必泰)等手术清洁剂彻底清洁后,局部涂抹抗生素软膏,2 次/日。

● 应使用 1% 的磺胺嘧啶银盐和(或)11.1% 的磺胺米隆烧伤膏。必须涂抹厚厚一层(1.6～3.2 mm 厚),而不是涂抹薄薄一层。

● 涂抹烧伤膏后,可敞开烧伤伤口,也可以闭合。

○ 在伤口渗出活跃期,可在烧伤部位下方垫厚厚的敷料,以吸收渗出物。

○ 应根据需要涂抹烧伤膏,保持烧伤膏覆盖伤口。

> 烧伤伤员应充分进行破伤风免疫,且(如果 24 h 后才能到达烧伤中心)必须进行 5 d 疗程的青霉素或其他同类抗生素(大面积烧伤时静脉滴注,小面积烧伤时口服)。

● 一般不推荐在战区进行确定性烧伤手术。

● 通过尽量保持环境温度(>47.2℃)来预防低体温应激。

● 烧伤伤员的角膜擦伤可导致角膜全层溃疡甚至失明,需要用抗生素软膏积极治疗,推荐用庆大霉素或喹诺酮软膏,每 4 h 一次;也可使用红霉素软膏,每 4 h 一次。

● 烧伤伤员经常会发生无菌性化学蜂窝组织炎,其特征是伤口边缘

1～2 cm正常组织出现红斑。**红斑范围超过伤口边缘,并出现其他感染的临床迹象,一般可能是 β 溶血链球菌所导致的蜂窝组织炎。**如果已给予青霉素,则考虑使用万古霉素。用合适的抗生素静脉滴注治疗。

● 烧伤伤口革兰阴性菌感染时,伤口的颜色会发生变化,其临床过程与脓毒症的一致。

○ 初治时给予氨基糖苷类和半合成抗假单胞菌青霉素;可能的情况下给予磺胺米隆药膏,每日 2 次。

○ 在每日给予抗假单胞菌青霉素(羟基噻吩青霉素,哌拉西林)时,考虑进行焦痂下适当体积(如: 500 mL)输液(经腰椎穿刺针注入)。在诊断时就开始使用,此后在筋膜切开术前使用。

> 外科医生每日检查烧伤伤口有助于早期发现感染并发症。

九、肢体护理

● 复苏过程中严密监测肢体情况。对烧伤肢体的处理方法如下:
○ 抬高患肢。
○ 每小时运动烧伤肢体一次。
○ 每小时评估脉搏和神经功能状态一次。
○ 按上文所述的方法进行焦痂切开术。
● **肢体发生全层环形烧伤时,无弹性焦痂下水肿的形成会逐渐限制静脉回流,最终会限制动脉血流。**在复苏时,每小时都应评估一次灌注是否充足。

> 激光多普勒流速测定发现动脉血流急剧下降提示须进行焦痂切开术。应在手掌掌弓中寻找多普勒脉冲,而不是手腕。

● 很难在水肿的烧伤肢体上触及血管搏动。但是,**在医疗设备欠佳的医疗机构或没有激光多普勒流速测定仪时,触诊无血管搏动提示须进行焦痂切开术。**

● 须进行焦痂切开术伤员的肢体一般绷紧、水肿。这些伤员有明显的神经功能障碍,如持续性深部组织疼痛或感觉异常和(或)远端发绀。

● 在长时间医疗后送前,强烈建议行预防性焦痂切开术。

● 注意:当桡动脉和尺动脉搏动明显但掌弓多普勒信号缺乏时,可能提示须行手背焦痂切开术。通常在手背骨间肌上方进行焦痂切开术。有时候手指焦痂切开术也有用。

● **焦痂切开术后,记录正常搏动的恢复情况,并对伤员进行持续监测。**如果一个切口无法恢复搏动,可在患肢的另一侧再做一个切口。

● 焦痂切开术后用烧伤软膏覆盖伤口,包括切开术的切口。

● 伤员仍会发展为真性肌间、筋膜下的筋膜室综合征,需要进行筋膜切开术。

● 与热损伤有关的骨折最好进行骨骼牵引或外固定治疗,这样能够暴露烧伤部位,并能在这些部位涂抹外用抗生素进行治疗。如果用石膏管型,则必须立刻分片,以治疗伤口、缓解患肢水肿。

十、其他注意事项

● 烧伤伤员表现为代谢过盛状态,伴随高热、心动过速和分解代谢过度,难以与早期脓毒症鉴别。

● 预防应激性溃疡很关键(见第十一章)。

● 早期肠内营养。一旦血流动力学指标稳定,一般在 24 h 内给予肠内营养。

● 呼吸道治疗。

○ 损伤后 1 周,伴随声门下吸入伤的伤员会发生阻塞性血凝块。每 4 h 雾化吸入 100 000 单位肝素,以预防血凝块的形成。

○ **声门下吸入伤的持续时间长于临床症状的持续时间。在进行呼吸道评估后方能谨慎拔管。**

● 大面积烧伤伤员发生腹部筋膜室综合征的风险较高。

十一、电击伤

● 高电压电击伤(>1 000 V)导致的肌肉破坏常大于其上方的皮肤损伤。

● 检查肢体是否发生筋膜室综合征,必要时进行紧急筋膜室切开术。

● 可能会导致肌红蛋白尿,必须进行适度的液体复苏,以保护肾脏。

○ 如果尿液呈红棕色,尿液试纸显示血液阳性,但显微镜下仅发现少量红细胞,可诊断为肌红蛋白尿。

○ 每小时不断增加乳酸林格液静脉滴注速度,直至尿量达到100 mL/L。

○ 如果3~4 h后没有能够逐渐清除尿液中的肌红蛋白,则在每升乳酸林格液中增加12.5 g甘露醇同时滴注,并考虑进行有创性监测。

○ 静脉滴注碳酸氢钠溶液(150 mmol/L)碱化尿液可能有帮助。

● 横纹肌溶解可能会导致高钾血症,所以必须谨慎评估,并用葡萄糖酸钙溶液、胰岛素和葡萄糖治疗。

● 手术清除无活性肌肉是肌红蛋白尿的确定性治疗方法。

高电压电击伤需要注意深部肌肉损伤,同时还须关注继发性横纹肌溶解、高钾血症、急性肾衰竭和筋膜室综合征。常须进行心脏监测、液体和电解质治疗、筋膜切开术和清创。

● 电击伤伤员发生脊柱损伤的风险很高。

十二、化学烧伤

● 一期治疗时需要清除所有化学物质。

○ 进行充分冲洗前,用刷子清除皮肤上的所有干性物质。

○ 碱烧伤时,可能需在数小时后再次进行冲洗。

○ 复苏和处理方法同热灼伤。

十三、白磷烧伤

● 磷烧伤导致的皮肤损伤绝大多数因衣服着火所致,其治疗方法同传统烧伤。

● 在接触空气后就会燃烧的白磷碎片可能会进入软组织中。

● 白磷颗粒嵌入伤员的急救治疗方法包括**用水充分冲洗和用生理盐水浸湿的敷料覆盖(必须保持敷料湿润)**。

● 白磷烧伤后会导致严重的低钙血症和高磷酸盐血症,可静脉滴注钙剂进行治疗。

● 常须通过手术快速清除白磷颗粒。紫外线(UV)光有助于定位白磷颗粒。新配的稀释(1%)硫酸铜溶液有助于识别白磷颗粒。但是,现在已经不推荐这种方法。因为如果溶液被吸收,会导致致命性溶血。如果采用这种方法,必须立刻用大量水将其冲洗干净。禁止用硫酸铜溶液湿润敷料。

● 术后应大量使用外用抗生素烧伤膏。

十四、"我该如何做"：切除和移植

确定性烧伤的治疗包括手术和重建，需要大量人力和物力，因此一般不建议在作战区进行烧伤的切除和移植。但是在某些情况下，这可能无法避免。

1. 伤员选择

不要对伤口严重感染的伤员进行自体移植。这些伤员最好进行深部削痂术或进行筋膜一期切开，此后立刻覆盖生物敷料，如 γ 辐照同种异体移植物（经辐照的人类皮肤），许多 2 度（不及全层的烧伤）伤口一般会在 14～21 d 愈合，外形和功能都在可接受范围内。需要更长时间愈合的 2 度烧伤会形成易碎或增厚性瘢痕，应考虑进行移植。同样，3 度烧伤仅能挛缩愈合，也应考虑移植。

2. 术前准备

在作战区进行烧伤手术时，建议进行数次限制性手术（每次手术范围仅为 10% TSBA 或以下），以预防生理性应激。计划手术时必须进行讨论，所有参与人员都必须进行模拟，必须有手术设施，确定具备术后所需的敷料和夹板。伤员进行 10% TSBA 切除时，至少需要准备 4 单位浓缩红细胞。应预防性静脉内单次滴注抗生素，如第一代头孢菌素（伤口严重污染的伤员应考虑使用抗假单胞菌和其他革兰阴性病原体的抗生素）。用克他命进行全身静脉麻醉（TIVA）对烧伤伤员有效。一般选取大腿前侧皮肤，此处皮肤易于获取。当然，也可选取任何未被烧伤、已做过清洁处理的皮肤。刮除供皮区的毛发，对需切除的部位和供皮区进行术前准备。

3. 削痂术和筋膜切除术

许多外科医生推荐，在除血和使用充气止血带止血后进行肢体大面积烧伤切除术。小范围的使用 WECK 手术刀、大范围的用 Blair 手术刀（或其他类似手术刀）进行削痂术，直至看见有活性的组织。局部区域除血后，真皮或脂肪无血铁黄素染色一般就是削痂术的终点。如果局部区域没有除血，常用的削痂术终点是真皮弥漫性点状出血和肉眼观有活性的脂肪。当手术医生认为已清除手术视野内所有坏死组织后,表面覆盖1:100 000肾上腺素-乳酸林格液浸润的敷料,此后再用弹性绷带包扎。松开止血带,5～10 min后再次评估伤口。术中进行电凝止血。条件许可时,可在松开止血带前应用外用止血剂,如:凝血酶喷雾和血纤维蛋白黏合剂。

如果烧伤累及脂肪和(或)证实烧伤伤口发生侵袭性感染,可用电刀切除烧伤组织,直至肌肉深筋膜。

4. 供皮区取皮

向所选供皮区的皮下间隙注射1:1 000 000肾上腺素-生理盐水溶液。该技术能够减少出血;必须在骨性或不规则区域取皮时,该技术能够修圆供皮区的不规则轮廓。在头皮取皮前,使用这种技术控制出血非常重要。绝大多数其他供皮区都可以选用这种技术。在充气或电动皮刀上装上宽刀片,调整取皮厚度为0.203～0.381 mm。0.254 mm厚度适用于绝大部分植皮位置。手部植皮时,许多外科医生使用的皮肤厚度为0.305～0.381 mm。如果没有电动皮刀,可用人工皮刀或WECK手术刀进行皮肤移植的取皮。将温1:100 000肾上腺素溶液浸湿的纱布包对供皮区进行止血。

手术结束时,移开纱布包,并用单层细纱布卷或赛洛纺(凡士林和3%的三溴酚铋)纱布包扎供皮区,也可用生物合成膜覆盖供皮区。如果供皮区面积较小,可选用密封性透明薄膜覆盖供皮区伤口。

5. 植皮和固定

取得的断层皮片可进行拉网。手臂植皮时,拉网比例为1.5:1或2:1,但是手部植皮则建议使用未拉网皮肤或1:1拉网的皮肤。如果没有条件拉网,可以用手术刀擀压皮片。

将皮片覆盖在受皮区上并吻合在位。手部植皮时,尽量不要拉伸皮片。在受皮区上覆盖薄纱(或其他能够预防剪切的材料,如:细纱布),然后盖上湿润的细孔纱布。敷料应微微湿润,可每6～8 h喷洒生理盐水或5%的磺胺米隆溶液(Bertek Pharmaceuticals Inc, Morgantown, WV)。当受皮区被正常皮肤环绕时,可选择使用负压辅助伤口闭合装置(V. A. C. , Kinetic Concepts, Inc. , San Antonio, TX)。

覆盖敷料后,将肢体用夹板固定为腋窝与床槽成90°角,也可以使用飞机式夹板,肘部充分伸展。手和手腕用夹板固定在"能够喝啤酒"的姿势:手腕略伸展(10°),掌指关节弯曲,指间关节完全伸展,拇指外展

40°~50°,拇指指间关节伸展。

6. 术后治疗

供皮区用细纱布覆盖,保持敞开。用热灯照射,直至纱布干燥。受皮的肢体制动4~5 d。术后4~5 d观察受皮区。如果出现发热、臭味或其他感染症状,应立刻观察。应持续用湿敷料覆盖受皮区,直至受皮区的植皮缝隙完全闭合。

当受皮区无须制动后,立刻采取理疗或职业疗法,一般为术后5 d。夜间时,肢体用夹板固定在功能位。供皮区干燥的纱布可自发脱落,此时对供皮区可进行二次取皮,以备下一次植皮。所有伤口都闭合后,伤员可穿着定制的压缩服装。如果没有这种服装,可用弹力绷带获得所需压力。

第二十九章　环境损伤

Chapter

29

成功预防和控制冷、热和海拔损伤依赖有力的指挥、充分的衣服供给和一系列个人、团队措施。卫生官员必须确保自己理解军事任务如何影响发病以及环境条件的严重性,并能就预防措施向指挥官提出建议。

一、冻伤

在第一次世界大战、第二次世界大战和朝鲜战争中,战壕足和冻伤共导致了 100 万以上的美军人员伤亡。其影响因素包括既往冻伤史、疲劳、导致严重失血或休克的伴随损伤、地理来源、营养状况、吸食烟草、行为、毒品和药品、酒精、持续时间和暴露情况、脱水、环境(温度、湿度、冰雹和风)和衣服。

二、非冻结性冷伤

- 冻风。
- ○ 因断续暴露在冰点以上低温所致。一般伴随高湿度;暴露时间 1 ~ 6 h。
- ○ 皮肤肿胀、刺痛、麻木,同时伴随皮肤粉色至红色潮红(尤其手指部位)。
- ○ 肢体回暖后会瘙痒。
- ○ 夜间症状缓解。有时皮肤表层会脱落。
- ○ 可突然发生关节轻度僵直,但可在数小时内缓解。
- ○ 不会导致永久性损伤。
- 冻疮。
- ○ 由冻风发展而来。
- ○ 在寒冷环境中暴露时间超过 12 h 和(或)潮湿环境中。
- ○ 紧脚鞋会缩短冻疮所需暴露时间,增加疾病的严重程度。
- ○ 肿胀更加严重,疼痛持续时间更长。
- ○ 细小、局部皮肤增厚和坏死性斑块(从手背或脚背)。
- ○ 斑块可能不结痂脱皮,但是疼痛可持续数月或数年。
- 战壕足。
- ○ 流行病学/临床表现。
- ◆ 因长时间暴露在寒冷、潮湿的环境或者长时间(12 h 以上)浸润在温度为 17℃ 的环境中所致。短时间暴露于近 0℃ 低温也会导致同样的损伤。

- ◆ 发生于非冻结性温度 0℃ ~ 12℃。
- ◆ 长时间浸泡在更高温度的水中也会导致战壕足。
- ◆ 行军中的钝性损伤会导致更严重的损伤。
- ◆ 首发症状常为感觉足部冷感、轻度疼痛和麻木。
- ◆ 紧脚的鞋子会增加战壕足的发病风险。
- ◆ 常见表现为寒冷和麻木或"行走在木头上"。
- ◆ 足部可表现为肿胀,皮肤轻度变蓝、变红或变黑。
- ◆ 肢体常发热、多汗。
- ◆ 回温后,疼痛会加剧且止痛药(包括吗啡)无效。
- ◆ 随着时间的推移,远端出现液化性坏死,但是也会累及近端组织。
- ◆ 坏死组织和正常组织之间没有明显的分界线。
- ◆ 神经、肌肉和内皮细胞对长时间低温最敏感。
- ◆ 微血管痉挛和组织缺血是战壕足的明显病因。
- ◆ 损伤后遗症有疼痛、麻木、本体感觉丧失和寒足。多汗症以及因此而导致的甲沟真菌感染很常见。
- ◆ 终生的重大损伤。
- ○ 治疗。
- ◆ 离开寒冷环境。
- ◆ 不能按摩。
- ◆ 擦干四肢,躯干保暖,足部缓慢回暖。禁止将足浸泡在温水或热水中。
- ◆ 抬高足部。
- ◆ 补充水分。
- ◆ 不要清除水疱。
- ◆ 镇痛。唯一有效的药物是阿米替林,50 ~ 150 mg,睡前服用。其他镇痛药(麻醉药也是一样)完全无效,或者不能真正缓解疼痛。
- ◆ 不要将水疱弄破。如果水疱已破裂,那么在清除水疱后一定要严格消毒。
- ◆ 当有坏死组织,或者有污染伤口及感染迹象时,应预防性使用全身性抗生素和破伤风类毒素。
- ◆ 战壕足需清除坏死组织。
- ◆ 浸软或损伤的皮肤需预防性使用外用抗生素。
- ◆ 避免创伤。

◆ 早期活动有助于预防远期卧床。

◆ 由于会导致数周至数月的疼痛和残疾,战壕足的康复较慢,需要医疗后送。

◆ 长期后遗症很常见,包括对寒冷敏感(继发雷诺现象)。

● 冻结伤。

○ 暴露的皮肤呈红色或微肿。

○ 组织没有真正受损。

○ 没有发生真正的冻疮;冰冻仅局限于皮肤表面。

○ 可发展为冻疮。

○ 升温后迅速缓解。

● 冻伤。

○ 因冰点以下的低温使皮肤和邻近组织内的水分结晶化所致。

○ 温度和暴露时间决定了冻伤的深度和严重程度:温度越低,导致冻伤所需的时间就越短。

○ 低温有风时,暴露的皮肤会在数秒内冻结:起始于远端,沿着足趾或手指向上蔓延。

○ 冰冻前沿(组织形成冰冻的界限)会出现液化和坏疽。最接近该界限的组织也会坏死,但是治疗性措施能够改善它们的状况。

○ 临床表现。

◆ 开始时,皮肤变得麻木并感觉僵硬。

◆ 皮肤出现花斑,呈青白色、微黄,"蜡状"或"结冰"。

◆ 在界限出现前,冻伤的深度难以确定,且可能进一步发展。

○ 冻伤分级。

◆ 进行分度性分类主要用于回顾性评估,几乎没有任何治疗价值。

◆ 更具临床使用价值的分类法将冻伤分为浅表冻伤和深度冻伤。

◇ 浅表冻伤仅累及皮肤,症状有水肿、轻度疼痛和轻度关节僵硬,无水疱形成。非医疗人员可对此进行处理,进行简单升温即可。

◇ 深度冻伤累及骨骼在内的深层组织,组织呈白色坚硬状、麻木,活动受限,皮肤不能越过关节活动。复温后,皮肤会出现剧烈疼痛,并出现蓝-灰-酒红色的颜色变化。水疱形成,内为透亮液体或血性液体(出现血性液体时,损伤更严重、更深)。应保护水疱,这些水疱会在 7～10 d 内消失,没有后遗症。四肢严重深度冻伤时,没有形成水泡是预后不良的征兆。

◆ 冻伤后遗症包括雷诺现象、感觉异常、多汗、本体感觉丧失、足部寒冷及颜色改变、步态改变。

- 前线治疗(急救)。
- ○ 浅表冻伤(脸颊、鼻子、耳朵、指尖变白)。
- ◆ 用手掌或暖湿衣物复温;将手指放在腋窝下复温。
- ◆ 润肤霜有助于预防皮肤干燥、开裂。
- ◆ 不能按摩,可用雪摩擦;或者用明火、高热源使环境升温。
- ◆ 应对皮肤进行仔细护理。
- ○ 深度冻伤。
- ◆ 预防冻伤局部与伤员整体的进一步变冷。
- ◆ 用干燥、无菌绷带包扎,抬高受累肢体。
- ◆ 预防医疗后送过程中的二次冻伤。
- ◆ 立即医疗后送至确定性治疗机构。

> 避免解冻和二次冻伤;解冻和二次冻伤会导致组织更严重的损伤和不良预后。

- 医疗机构(MTF)治疗。
- ○ **冻伤肢体的预后与冻伤的时间没有直接关系,但是与复温的方式以及任何继发性二次冻伤有关。**
- ◆ 如果士兵有二次冻伤的风险,则不应进行任何形式的复温;士兵应用患肢行走至确定性医疗机构。
- ◆ 在运输途中,伤员的肢体应用夹板固定,衬垫干燥敷料,保护肢体免受热源(能使肢体缓慢复温)损伤。
- ○ 快速复温(没有二次冻伤可能时)也是一种治疗选择。
- ◆ 将所有受累组织浸泡在40℃缓慢循环的水中(漩涡浴)30 min以上。如果胳膊和腿部发生深度冻伤,必须在复温前进行彻底的外科筋膜切开术,以预防冰溶解后导致的深层组织压力致命性升高。绝大多数远端区域恢复柔韧性及红斑消失后可停止复温。
- ◆ 每天进行两次漩涡浴,水温40℃,内加外用抗生素,同时口服乙醇。乙醇能够减少镇痛药量,并能改善预后。其他药物联合使用的疗效尚未得到证实。
- ◆ 复温后,数小时内会出现水肿,6~24 h内出现水疱。
- ◆ 强化活动对预防远期卧床很关键。
- ○ 水疱的治疗。
- ◆ 一般保持冻疮水疱完整。

◆ 不建议进行清创。仅严重感染伤员需进行早期手术。正常情况下,至少在 6 个月以后才能进行手术。

○ 一般注意事项。

◆ 应给予布洛芬或酮咯酸作为全身性血栓素/前列腺素抑制剂。

◆ 当有坏死组织,或有污染伤口及感染迹象时,应预防性使用全身性抗生素和破伤风类毒素。

◆ 应进行干燥、宽松的包扎。

◆ 在治疗期间禁止吸烟和(或)使用尼古丁,因为这些会影响微血管系统。

◆ 推荐每日进行水疗。需要用非甾体抗炎药(NSAIDs)和麻醉剂进行镇痛。

◆ 后遗症有挛缩、寒冷敏感症、慢性溃疡、关节炎和多汗症。

◆ 冻伤伤员需要长时间住院治疗(平均 9 d)。因此,除了那些最轻微的损伤外,应尽快将所有冻伤伤员医疗后送至高一级确定性医疗机构。

◆ 仅发生严重冻融-二次冻伤伤员需进行早期手术,这种伤员会出现大面积组织坏死;严重感染的伤员也需进行早期手术。正常情况下,手术应至少延迟至 6 个月以后(例如,1 月份被冻伤,7 月份接受手术治疗)。

> 由于在冻融阶段无法确切判断伤员预后,所以在冻伤的一期治疗中,坏死组织或潜在坏死组织的清创/截肢没有一定的标准。

三、低体温症

1. 定义

低体温症的经典定义为全身体温低于 35℃。根据人体核心温度和一定体温范围内出现的临床影响,可对低体温症进一步进行分级定义。

● 致病因素和预防。

○ 水浸。

○ 下雨刮风。

○ 在缺乏衣物的情况下长时间暴露在严酷气候中。在潮湿的情况下,衣服的绝缘效果显著下降,增加了传导性热丧失。

○ 保持干燥,避免吹风。

○ 战栗能够增加正常代谢性产热 5 倍。疲劳和糖原分解降低了战栗的时间。因摄入食物不足（不吃饭）、疲劳、过度运动、饮酒和药物导致的战栗不足会加重低体温。

● 轻度低体温：>33℃。

○ 战栗、反射亢进。

○ 记忆缺失、构音障碍、判断能力差、共济失调和冷漠。

○ 冷利尿。

● 中度低体温：28℃～33℃。

○ 医院标准水银温度计和电子温度计都无法测出34℃以下的体温。

○ 昏迷，无战栗。

○ 出现心房颤动和其他心律失常。

○ 意识水平、呼吸和瞳孔反射逐渐降低，最后瞳孔散大。

● 重度低体温：<28℃。

○ 心室颤动的发病率增加，常自发性发生。

○ 运动与反射功能丧失，在23℃左右无反射。

○ 严重的低血压和心动过缓。

● 深度低体温：<20℃。

○ 心搏停止。

○ 已知成人意外低体温幸存者的最低体温是13.7℃。

2. 治疗

● 送往医院之前（前线）的治疗。

○ 能唤醒的伤员。

◆ 唤醒伤员后，去除湿衣，使患者保持干燥和绝缘。

◆ 给予口服糖溶液进行水化。

◆ 将伤员送至或让其行走至医疗机构。（因为行走会加重病情，所以仅在无其他选择时才可进行尝试。）

◆ 由于外周冰冷血液回到人体核心，所以行走可能会加重低体温。充分预水化能够降低暴露后的散热。

○ 昏迷伤员。

◆ 保持伤员水平体位，处理时动作轻柔，以避免诱发心律失常；不能进行按摩。

◆ 静脉输液，在可能的情况下升温至40℃～42℃。

◆ 由于寒冷的肝脏无法代谢乳酸，所以不能使用乳酸林格液；升温至40℃~42℃,可选择5%的葡糖糖盐水。

◆ 去除湿衣,保持干燥、绝缘,并增加外部蒸汽屏障。将伤员用多层绝缘材料包裹起来。

◆ 限制性主动复温主要为了保护人体中心√人体核心。

◇ 升温至40℃~45℃,湿润的空气/氧气是选择之一。

◇ 在包裹伤员的绝缘材料中放入加热管和加热棒。

◇ 对僵硬的胸廓进行强制通气(Bair Hugger升温器)。

◇ 腹股沟和腋窝下放置热水袋。

◆ 可进行插管和加热通气。

◆ 如果出现呼吸暂停和心搏停止,考虑进行心肺复苏术(CPR),因为这样大脑存活的时间会长些。

> 记住:在复温前,伤员都不会死亡。所以在可能的情况下,对伤员进行持续复苏,直至复温。

● 保守治疗。

○ 通气。如果出现心搏停止或心室颤动,则进行心肺复苏术。

○ 当人体低体温时,外周血管会收缩,导致寒冷酸中毒血液蓄积。

○ 对外周进行复温而不是对人体中心进行复温会导致这种寒冷酸中毒血液涌入人体中心,进一步降低人体中心温度,加重心脏的不稳定性。

○ 体中心复温——腹膜透析、胸腔灌洗、经加热和湿润的氧气、外部保温毯和将躯干放入温水中。

○ 心室颤动的处理措施如下:

◆ 托西溴苄铵,10 mg/kg。托西溴苄铵是已知唯一对低体温症有效的抗心室颤动药物。它能够保持寒冷心脏的功能。尚未证实其他药物的疗效。

◆ 静脉滴注温暖的液体(不含乳酸和钾)。

◆ 可用食管(推荐)或直肠探条监测人体中心温度。

◆ 仔细纠正酸碱失衡。

◆ 使人体中心温度复温至32℃,并尝试进行心脏复律(360 J)。持续复温并重复。温度每上升1℃就电除颤一次。

◆ 监测钾、葡萄糖、体温和pH。

◆ 复苏失败的主要原因有中心静脉压升高过快或过早;在人体中心温度<32℃时就尝试电除颤,或者持续复温超过33℃,而此时血钾偏高

或 pH 偏低。如果血清钾水平偏高,考虑静脉给予葡萄糖和胰岛素。

◆ 避免使用其他抗心律失常药和其他药物。

◆ 中心体温高于30℃的伤员可逐步经外界复温。外界复温的方法有多种,如保温毯、躯干温水浸泡等。直肠温度低于30℃时应考虑伤员较虚弱,常需进行体内复温(如胃、结肠、膀胱温水灌洗,腹腔温水灌洗透析,胸腔温水灌洗和动静脉复温[血液复温])。灌洗液应加热至40℃~42℃。

◆ 当伤员暴露于寒冷环境时,人体中心温度会持续下降。持续体温下降会导致预后极差,且增加心脏纤维性颤动的可能性。复温后心脏功能明显下降会导致心脏无法复苏和死亡。

● 心肺复苏术。

○ 如果心脏监测显示电综合波,在开始进行心肺复苏术(CPR)前要仔细检查心尖冲动和颈动脉搏动。如果脉搏存在(无论多么细弱),不要进行 CPR。

> 对创伤伤员来说,他们的低体温症应比其中心温度指示的还要严重,应更加积极地进行复温。

● 轻度稳定性低体温症的治疗。

○ 绝缘。

○ 热灯。

○ 温热液体静脉输液。

○ 温热气体强制通气(Bair Hugger 升温器)。为达此目的,可临时使用吹风机。

○ 考虑动静脉吻合(AVA)复温。

◆ 将手、前臂、足、小腿浸泡在44℃~45℃的温水中。

◆ 开放手足的动静脉吻合,增加温暖静脉血的回心量,并防止复温后体温再次降低。

● 伴随血流动力学不稳定的严重低体温症的治疗。

○ 可能的情况下,在复温时进行心肺分流。这是该种情况下的最佳治疗方法,因为它在中心温度复温时确保了循环的稳定性。

四、热损伤

在军事机构中,热病发生于其他的健康人群,范围从轻度(中暑性痉挛)到威胁生命(中暑)不等。热损伤伤员一般为劳力性热病,表现为发热和出汗。这和传统中暑的发热无汗不同。

> **无汗并不是中暑的诊断标准。一些中暑的军事伤员会出现明显的多汗,尤其是骤然发生的中暑。**

轻度热病包括中暑性痉挛和中暑虚脱。严重的热损伤包括劳力性热损伤(EHI)、劳力性横纹肌溶解症和中暑。中暑虚脱、EHI 和中暑的诊断分类有重叠的特征,应被视为是一个连续的不同阶段,而不是独立的疾病,它们每种都有自己独特的发病机制。

- 热损伤的预防。
- 预防易于治疗。
- 最易发生于不适应气候的个人。
  - 适应炎热天气需要 7~10 d。
  - 在人工温暖环境中提前进行训练的确有助于适应炎热天气。
  - 每天进行强度渐进性练习(该练习的强度必须足以导致中度出汗)1 h 能以最快速度适应气候(刺激出汗、升高人体体温的规律剧烈运动能极大地提高对炎热的适应性)。有氧运动能够增加心血管储备,使之在面对炎热压力时,能够满足维持温度调节、肌肉运动和重要脏器所需的心输出量。
- 运用已出版的作息周期指南(如 FM 21 – 10/MCRP 4 – 11.1D)或在直接医疗监督下运用为个人体能量身定制的作息周期。
- **水分限制会加重热损伤,禁止进行水分限制。**
  - 适应气候不会减少水分需要,反而可能增加水分需要。
  - 一般来说,士兵直至脱水 1.5 L(1%~2%)才会感觉口渴。
  - 应对液体摄入进行监测,确保尿液已经稀释。此外,应监测士兵因脱水而导致的体重变化情况和直立体位血压改变。
  - 胃肠道吸收水分的速度仅为每小时 1~1.5 L。
  - 口服再水化不应超过每日 12 L。**过多的水合作用也很危险,可导致水中毒。**
  - 医护人员必须通过计划再水化的所有方面来强化再水化——排泄和消耗(士兵们一般不会在晚上饮水,这样就不用在夜里惊醒并不得不穿起衣服上厕所;士兵们一般不会在行军之前饮水,因为行军计划中没有休息)。
- 全套核生化防护装备会增加液体的丢失和热损伤的发病概率。

○ 在适应气候的前几天内,还没有完全形成汗盐保护。如果在这段时间内,士兵暴露在能导致高出汗率的足够炎热或足够工作压力环境中,盐类的消耗就是一种风险,尤其是口粮消耗下降的情况下。用盐水(0.05% ~0.1%)的形式进行盐类补充能够避免盐类消耗。适应气候最终会减少对盐类补充的需要。

○ 并不是常规需要补充盐类,仅在给养不足的罕见情况下才建议进行。

○ 偶发疾病通过发热和脱水增加中暑伤亡的风险。发热使体温调节功能降低,使风险增加,即使在疾病的临床症状消失后也是如此。需要加强命令监督和调整工作计划。

○ 晒伤和其他炎热环境中导致的皮肤疾病会降低皮肤调节体温的功能,所以必须通过穿足够的衣服、遮阴和涂防晒油来预防被晒伤。良好的卫生习惯可预防皮肤病。

○ 影响体温调节适应性、增加热损伤风险的药物有抗胆碱能药物、抗组胺药、利尿剂、三环抗抑郁药、成人镇静剂、兴奋剂和β受体阻滞剂。

尽管有预防措施,但是士兵们还是会出现热损伤。一个热损伤病例就是一种警示信号,可能还会出现更多的热损伤伤员。最致命的情况就是中暑。根据人体中心最高温度和持续时间判定热病的严重程度。

● 中暑。

中暑和中暑虚脱的不同点在于是否出现组织损伤的临床症状和(或)精神状态的改变。损伤的程度与温度上升的程度和暴露时间都有关系。

○ 临床表现。

◆ 中暑是真正的急症,它涉及5个脏器系统:大脑、血液、肝脏、肾脏和肌肉。

◆ 脑病的范围从晕厥和意识不清到去大脑强直的抽搐或昏迷不等。严重的神经精神系统损伤出现较早,且在晚期劳力性中暑的伤员中很普遍。

◆ 凝血障碍。热损伤会损伤内皮组织,使横纹肌溶解,且热量直接活化血小板,导致血管内微血栓,从而继发性地激活纤溶系统。肝功能障碍和巨核细胞热损伤会降低凝血因子的数量。肝脏损伤很常见。转氨酶升高(高于上限100倍或以上)、凝血因子缺乏和黄疸(在24 ~36 h内发作)。转氨酶水平升高可能是暂时、可逆转的,但是如果升高持续48 h以上,就提示更严重的损伤。低血糖症是劳力性中暑的常见并发症。

◆ 肾衰竭。劳力性中暑时,横纹肌溶解导致肌红蛋白尿,灌注不足导致急性肾小管坏死,播散性血管内凝血(DIC)、直接热损伤和高尿酸血症导致肾小球疾病。

◆ 肌肉常出现僵直和挛缩。横纹肌溶解是劳力性中暑的一种常见并发症。肌肉急性坏死后释放大量的钾、肌红蛋白、磷酸盐、尿酸和肌酐,同时能够使暴露的收缩蛋白中的钙滞留。

> 如果怀疑中暑且体温升高,必须立刻降温,以完成诊断性评估。降温和评估必须同时进行。

> 中暑的伤员需要立刻后送到具备重症监护能力的医疗机构。必须立刻进行积极降温,且在后送过程中也不能中断。

◆ 前驱症状有头痛、头晕(轻度)、烦躁、乏力、共济失调、思维混乱、定向障碍、困倦、无礼或攻击性行为、晕厥、抽搐或昏迷。

◆ 晕倒是中暑的普遍特征。

◆ 当人体中心温度 >40℃,中枢神经系统(CNS)功能障碍导致神经错乱、惊厥或昏迷时,就称为中暑。

○ 无意识且中心体温 >39℃ 的伤员就出现了中暑。

◆ 中心体温在到达治疗区域时常会低一些。

◆ 抽搐。

◇ 中暑时发作频繁(超过50%的伤员会出现)。

◇ 阻碍降温。

◇ 用安定 5~10mg 进行治疗。

○ 治疗。

◆ 无论何处,快速降温能将中暑的死亡率由50%下降至5%。通过全身洒凉水和用力扇风能够有效降温,但是不如用冰水浸泡。可以采取任何降温措施。

◆ 如果已经使用了多种降温方法且蒸发降温效果不佳,可是冰水浸泡可能妨碍心脏安全监测和快速复苏,则凉水浸泡(20℃)和皮肤按摩是经典的方法。这种方法能够快速降温。密切监测并预防伤员战栗。

◆ 用冷水浸湿的床单或冰片和强力通风来降温的有效性很高。

◆ 在降温溶液中不要使用乙醇,因为这样可能会冰冻皮肤。

治疗的目的是在不导致战栗的情况下快速将中心温度降至38℃以下。

◆ 在降温过程中,应严密监测直肠温度。当中心体温下降至38.3℃后,应停止降温,以免导致低体温症。

◆ 中暑伤员禁用阿司匹林和对乙酰氨基酚。不需要积极进行液体复苏。在头30 min内需补液1 L,接下来的2 h内再补充2 L就足够了。因为中暑伤员一般血糖偏低,所以最初的液体中应包含葡萄糖(冷冻液体静脉滴注的疗效有限)。

◇ 根据体液状况/尿量(需使用球囊导尿管)决定进一步水化。

◇ 过度水化会导致充血性心力衰竭、脑水肿和热应激肺水肿。

◆ 如果出现战栗,用安定(5~10 mg,静脉滴注)或氯丙嗪(50 mg,静脉滴注)进行治疗。

◆ 伤员通常会出现焦虑、好斗或抽搐。安定能有效控制这些症状,且可采用静脉滴注、雾化吸入或直肠给药,但是必须谨慎使用。

◆ 气道控制很关键。呕吐很常见,任何意识水平下降的伤员都必须进行气管插管,无法保护气道时也是如此。在可能的情况下进行吸氧。

◆ 对生理盐水无反应的低血压伤员应给予强心剂。小心地滴定使用多巴胺或多酚丁胺是合理的,并有利于改善肾脏灌注情况。

◆ 对血流动力性持续不稳定的伤员应进行肺动脉楔压监测。

◆ 脑病的处理方法为对症治疗,治疗目的是通过限制过量液体和确保血流动力性、热量和新陈代谢稳定来最小化脑水肿。静脉滴注甘露醇已用于治疗致命性脑水肿,但是仅在伤员肾功能良好和充分水化的情况下方能进行。地塞米松治疗中暑诱导的脑水肿的疗效尚不确切。

○ 并发症。

◆ 横纹肌溶解、因肌红蛋白尿而导致的肾衰竭、高尿酸血症;高钾血症;低钙血症;因肌肉肿胀而导致的筋膜室综合征。

◇ 肌酸磷酸激酶(CPK)升高。

◇ 给予静脉输液,可能的情况下给予呋塞米以维持尿量>50mL/h(确保肾脏充分灌注和尿量能减轻肌红蛋白和尿酸的肾毒性)。

◇ 高钾血症可通过口服或直肠灌注K/Na离子交换树脂(聚磺苯乙烯脂)来治疗。在可能的情况下,偶尔也需要进行透析。

◇ 低钙血症一般无须治疗。

◇ 肌肉筋膜室压痛增加或明显紧张可能指示筋膜室内压升高。应考虑直接测定肌肉间压力或进行筋膜切开术。筋膜室综合征导致的疼痛和感觉异常可能直至永久性伤害后才会出现。

◆ 用碳酸氢钠(2 安醅碳酸氢钠每升5% 葡萄糖水溶液)静脉滴注来碱化尿液。急性肾衰竭的治疗需要关注液体和电解质平衡。尿毒症代谢性酸中毒和高钾血症需通过透析来控制。

◆ 肝脏损伤导致的凝血障碍。

◇ 肝脏损伤很常见,可导致转氨酶升高、凝血因子缺乏和黄疸。转氨酶水平升高可能是暂时、可逆转的,但是如果升高持续48 h 以上,就提示更严重的损伤。

◇ 最差凝血酶时间出现在损伤后48 ~72 h。

◇ 血小板减少和播散性血管内凝血(DIC)的峰值在损伤后 18 ~36 h。

◇ 在计划医疗后送时,注意凝血障碍的时间段。

◇ 亚临床凝血障碍无须积极治疗。临床上大出血是不良的信号。治疗的目的是降低凝血速度,补充消耗的凝血因子。在输入新鲜冰冻血浆(FFP)和血小板后2 h,谨慎滴注肝素($5 \sim 7 \ U \cdot kg^{-1} \cdot h^{-1}$)能减慢血管内凝血。处理成功后,纤溶系统指数降低(如: 纤维蛋白裂解产物)。在实验室证实病情已经得到控制的情况下,在2 ~3 d 内逐步减少肝素的用量。

◇ 监测高血糖症和低血糖症。

◆ 脑病程度较重的伤员预后较差。永久性神经系统后遗症会在中暑后出现,包括小脑共济失调、轻度瘫痪、癫痫和认知紊乱。

◆ 一期康复后如果出现神经功能恶化,可能提示与弥散性内血管内凝血有关的颅内出血或与初期未表现出来的创伤有关的血肿。

◆ 其他并发症包括胃肠道出血、黄疸、吸入性肺炎、非心源性肺水肿和心肌梗死。免疫障碍和感染是晚期并发症,尤其好发于严重肾衰竭的伤员。

◆ 高钾血症是最致命的早期临床问题,应优先处理。

● 中暑性痉挛。

○ 临床表现。

◆ 短暂、间歇出现极度痛苦的肌肉紧张性收缩,至少持续2 ~3 min。常在明显的自发性收缩后出现。

◆ 一般累及腹部、腿和胳膊的肌肉(躯干和四肢的随意肌)。平滑肌、心肌、膈肌和延髓肌肉不累及。

◆ 中暑虚脱时常会出现(尽管盐类耗竭与中暑性痉挛有关,但是中暑性虚脱的弗兰克征和症状是不同寻常的)。

◆ 除了因疼痛所致外,一般不导致系统性损害。

◆ 发生于长时间在温暖环境下运动的健康人群。

◆ 发生于盐类耗竭的伤员,一般出现于长时间在炎热环境下工作后的恢复期。

◆ 鉴别诊断:因碱中毒导致的手足抽搐(过度换气、严重的胃肠炎和霍乱)、低钙血症、士的宁中毒、黑寡妇蜘蛛毒液蛰入和腹部绞痛。

○ 治疗。

◆ 轻症病例可通过口服0.1%~0.2%的盐溶液进行治疗。不应将食盐片剂作为口服补盐剂。

◆ 绝大多数运动饮料(用水1∶1稀释)能有效治疗轻症病例。

◆ 稍严重的病例可通过静脉滴注生理盐水来快速缓解。

◆ 中暑性痉挛伤员常会出现盐类大量耗竭(2~3 d内经饮食补充15~30g)。在返回炎热环境重新工作前,这些伤员需要2~3 d才能来恢复缺损的盐类和水分。

● 中暑虚脱。

○ 临床症状。

◆ 口渴、头痛、呼吸困难、头晕(直立性眩晕)、极度疲劳、神经性厌食、思维混乱、焦虑、激动、情绪改变、畏寒、立毛、恶心和呕吐。没有能够明确诊断的主要症状和体征的组合。

◆ 常伴随中暑性痉挛。

◆ 少尿、临床脱水、共济失调、心动过速和呼吸急促会导致有症状的过度通气,同时伴随肢体感觉异常和手足痉挛。

◆ 可能出现晕厥。

◆ 中心体温<39℃,即使在晕倒时也是如此。

○ 治疗。

◆ 口服再水化液体(如果伤员没有呕吐)。

◆ 胃肠外液体复苏的速度更快。在无实验室监测的情况下单次快注不超过250 mL的生理盐水;在滴注2.5L生理盐水后,加入葡萄糖作为能量来源;随后应静脉滴注5%的葡萄糖水和0.45%的生理盐水或5%的葡萄糖水和0.225%的生理盐水溶液。严重盐类耗竭的伤员会同时出现钾耗竭,常共计达300~400 mmol氯化钾。在未出现肾功能障碍或横纹肌溶解时,为开始恢复血钾的不足,应在容量复苏后在胃肠外液体中加入钾较合适。

◆ 无须积极降温。但是，由于症状难以与中暑区分，所以最安全的处理方法是为有中暑风险的所有伤员积极进行降温。

◆ 从炎热环境中撤离。

◆ 停止运动，撤至无阳光直射处。

● 轻度热病。

○ 粟疹、痱子和无汗性中暑虚脱。

◆ 高湿度多汗皮肤会出现亚急性（粟疹）瘙痒、红肿、丘疹水疱性皮疹，变得无显著特点和持久（深在性痱子）；皮损一般出现在躯干部，为非红肿性丘疹，水疱形成不如粟疹皮损明显。

◆ 每个丘疱疹代表了一个导管在表皮颗粒层水平被凝结的组织碎片堵塞的外分泌汗腺。

◆ 外分泌腺的分泌物在腺体内聚集，并渗透至周围真皮层。

◆ 出汗增多会加重瘙痒。

◆ 出痱子皮肤的体温调节性出汗的功能受损，因此热病风险的增加与受累皮肤的面积成比例。受累皮肤不会出汗。

◆ 瘙痒导致的睡眠不足和因汗腺堵塞继发的感染会引起全身效应，进一步降低了体温调节功能。

◆ 痱子的治疗方法为降温、使受累皮肤保持干燥、避免出汗、控制感染和缓解瘙痒。受累表皮脱落后，外分泌腺的功能会恢复，这个过程需要 7～10 d。

◆ 深在性痱子会导致一种不常见的致残疾病：无汗性中暑虚脱（或热带无汗性衰弱）。深在性痱子会严重抑制体温调节性出汗，也会严重抑制与外胚层发育不良相似的热耐受不良。这种伤员出现中暑性虚脱的风险更高；而在其他人能够耐受的环境中，这些人中暑的风险也很高。

◆ 将伤员送至阴凉处，直至外分泌腺功能恢复正常。

○ 热性晕厥。

◆ 因有效血容量减少所致。（在热应激情况下，大量血液瘀积于外周扩张的皮肤血管，使经典性神经介导性［血管迷走神经］晕厥的风险增高。）

◆ 症状从头昏到意识丧失不等。

◆ 一般情况下，站立在炎热环境中的人易发生热性晕厥。

◆ 热暴露的第一天风险最高，此后风险逐渐降低。

◆ 热暴露后 1 周，热性晕厥的发生风险几乎为零。但是，在炎热环境工作中或工作后发生的晕厥,或者热暴露 5 d 以后发生的晕厥,应考虑为中暑虚脱。

◆ 人体中心温度不升高或仅轻度升高。

◆ 伤员在晕厥后能立刻恢复意识。

◆ 应进行临床评估和处理的为晕厥发作,而不是潜在的热病。治疗方法为口服水化液体和继续适应气候。

○ 热水肿。

◆ 见于热暴露早期。

◆ 为了满足调节体温所需的额外血流,血浆容量扩张。

◆ 在没有其他疾病的情况下,热水肿没有显著的临床意义。

◆ 能够自发性缓解。

◆ 不宜进行利尿治疗,这样会增加热病的发生风险。

○ 晒伤。

◆ 降低皮肤温度调节功能。

◆ 全身性影响:高热。

◆ 可预防。

◆ 在晒伤痊愈前,应预防晒伤伤员出现明显热应激。

○ 热抽搐。

◆ 极其少见,好发于骤然暴露在极高热环境中的人群。

◆ 极度高温会导致换气过度。

◆ 临床表现包括呼吸性碱中毒、手足痉挛和晕厥。

◆ 治疗:远离热源,控制过度换气(向纸袋中反复吹气,纠正呼吸性碱中毒)。

◆ 脱水和盐类消耗不是主要特征。

五、高原病

暴露在低压缺氧环境下会导致机能衰减,也可能导致高原病。高原病的范围很广,包括高海拔支气管炎、急性高山病(AMS)、高海拔肺水肿(HAPE)和高海拔脑水肿(HACE)等。

● 海拔基本知识。**高原病发生的基础是高海拔和快速上升**。诱发因素包括劳累程度、生理易感性、年龄和自身疾病情况。

○ 在海拔 1 500 m 处开始出现因海拔变化导致的生理变化。

○ 这些变化是人体适应海拔变化的尝试。

○ 2 250 m 海拔以下出现的症状极少是因高原病所致。

◆ 快速上升至高海拔会导致高原病发病风险增加。

◆ 在 36 h 内攀登雷尼尔山会使攀登者从海平面上升至海拔 4 400 m,其高原病的发病率为 70%。在 5 d 内攀登同样高度时,高原病的发病率为 5%。

◆ 快速上升(<24 h)至海拔 1 800~2 500 m 的士兵中有 10%~20% 会出现轻度症状。

◆ 快速上升至海拔 3 600~4 300 m 的士兵中,50% 会出现中度症状,12%~18% 会出现重度症状。

◆ 几乎所有快速上升至 5 300 m 的人会出现严重的致残症状。

● 下降基本知识。

○ 立刻降低海拔后,几乎所有的症状都会改善。

○ 对需要降低海拔的疾病,在不能下降更多的情况下,应至少尝试下降 1 000 m。

○ 便携式高压袋(美国)(便携式高压舱)或者斯太可公司的圣奥制氧机(欧洲)能够在不可能进行医疗后送/降低海拔时拖延患者病情。

○ 海拔下降后,患者的症状会得到明显缓解,但是可能需要好几天才能恢复正常。

○ 高海拔脑水肿(HACE)和高海拔肺水肿(HAPE)伤员在症状缓解 72 h 内不能再次上升,必须以较前慢得多的速度上升。

○ HACE 和 HAPE 伤员应在出现症状的初期,且尚未奄奄一息、无力自行下降时就下降海拔。

○ 除了先前的海拔经验外,还没有急性高原病(AMS)易感性的可靠预测因素。

> 症状的发生率和严重程度随着初始海拔、上升速度、劳累程度和个人易感性的不同而变化。

○ 在上升过程中或上升后 24 h 内剧烈的体力活动会增加症状的发生率及其严重程度。

◆ 如果士兵以前在某一海拔时发过病,那么他/她在同样海拔时仍可能发病,除非缓慢上升,让人体适应。

◆ 体力水平对高原病的易感性没有影响。

◆ 虽然尚未得到证实,但是口服西地那非(万艾可)50 mg,1 次/日能够增加健康受试者在高地(5 200 m)的运动耐量。该药在治疗和(或)

预防 AMS 和 HAPE 中的作用尚未明确。

◆ 如果必须快速上升至高地,则应采取 AMS 的预防措施。

● 急性高原病。

○ AMS 是最常见的高原病形式。

○ AMS 在到达高海拔后不久就会发病,一般在上升后 3 ~ 24 h 内。症状在 24 ~ 72 h 内达到高峰,通常需 3 ~ 7 d 方能缓解。

○ 没有适应期的进一步上升通常会使症状恶化,使 HACE 和 HAPE 的发病率上升。如果不继续上升,绝大多数 AMS 伤员不会进展为更加严重的高原病。

○ 症状。

◆ 头痛:特征为对称性的全头部搏动痛。症状在夜间和早晨快速上升后不久最严重,这归因于高海拔导致的睡眠呼吸暂停而引起的低氧血症。

◆ 厌食。

◆ 恶心。

◆ 倦怠乏力。

◆ 全身不适。

◆ 协调功能下降。

◆ 头晕或头昏。

◆ 少尿。

◆ 呕吐。

◆ 疲倦。

◆ 失眠:通常会伴随有节律性呼吸的睡眠障碍,同时还有反复发作的呼吸暂停,但是 AMS 不一定总伴随失眠。

○ 诊断。

◆ 一个人在 24 ~ 48 h 内从低海拔(1 524 m)到高海拔,或从高海拔到更高海拔,出现头痛和至少一种其他症状。

◆ 鉴别诊断包括病毒性胃肠炎、宿醉、疲惫、脱水、一氧化碳中毒和 HACE。

◆ 出现共济失调、动作失调和过度嗜睡或认知障碍等神经系统症状时,则提示病情已进展至 HACE,需要立刻进行医疗干预。

○ AMS 的预防。

◆ 逐步适应环境。

◇ 阶段式上升:士兵上升至中间海拔,在继续上升前,停留 3 d 或以上时间。

◇ 梯度上升：限制每天上升的海拔高度，以逐渐适应环境。睡眠海拔是最重要的。让士兵在 2 743 m 海拔睡两晚，且限制每天的睡眠海拔不能比前一天睡眠海拔高 353 m 以上。

◇ 阶段式上升和梯度上升组合起来是最安全、最有效的预防方法。

◆ 饮食：高碳水化合物饮食(总能量摄入中有低于 70% 源自碳水化合物)(通过增加碳水化合物代谢生成的二氧化碳量来刺激通气)。

◆ 在上升前口服乙酰唑胺 250 mg，4 次/日，或 500 mg，2 次/日，一直服用至上升后 48 h。其副作用有外周感觉异常、疲劳、尿量增加(多尿症)和味觉障碍。该药物能够预防 50% ~75% 的士兵发生 AMS，并能够缓解绝大多数其他人的症状。在明显改变海拔(400 m)时短期服用。**对磺胺过敏者禁用。**

◆ 口服地塞米松(4 mg，3 次/日)是磺胺过敏人群的预防方法。地塞米松对适应环境没有帮助，且停药后作用消失。在执行快速、高海拔(超过 4 000 m)、时间紧的任务(空袭、救援)时，可以选择地塞米松或乙酰唑胺。

◆ 苍白病：吸氧 2~6 L/min。不要延误下降。

○ 治疗。

◆ 不伴随其他疾病时，AMS 患者无须下降。

◆ 保持在同一海拔，在症状缓解前不能继续上升。

◆ 对磺胺过敏的伤员口服乙酰唑胺 125~500 mg，4 次/日。如果已经接受了预防剂量乙酰唑胺(1 000 mg/d)且仍出现症状，那么可以谨慎加量 500 mg。

◆ 地塞米松 2~4 mg，q6h(与预防用药时的潜在副作用相同)。停药后症状会复发。

◆ 鼻套管吸氧 2~6 L(剧烈头痛)。

◆ 不要增加睡眠海拔。

◆ 用肠溶阿司匹林、对乙酰氨基酚对症治疗；普鲁氯嗪治疗恶心、呕吐，剂量为 5~10 mg，3~4 次/日，口服或肌肉注射；必要时 25 mg，2 次/日，这样也能刺激呼吸；用布洛芬治疗头痛。

◆ 在高地使用最低剂量的安眠药物；安眠药会加重疾病病情。乙酰唑胺治疗睡眠障碍，250 mg，口服，4 次/日。替马西泮治疗失眠，30 mg，每夜就寝时口服；三唑仑治疗失眠，0.125~0.25 mg，每夜就寝时口服。这些药物仅限短期服用。服用后可能会出现短期记忆丧失。

- 高原咽炎和气管炎。
- 一般发生于到达高地后 2~3 周。
- 常发生于海拔 5 486 m 以上。
- 咽喉疼痛、慢性咳嗽和严重的咳嗽痉挛（严重时足以导致肋骨骨折）。
- 与环境有关，因呼吸干冷空气所致。
- 海拔诱导的呼吸急促会加重病情。
- 寒冷诱导的血管舒缩性鼻炎，尤其是在夜晚，会刺激张口呼吸，也会加重病情。
- 虽然有时会发生感染，但疾病一般与感染无关。
- 伤员在休息状态下不会出现呼吸困难。
- 症状疗法是：轻度镇咳药锭剂口服或经鼻喷入解充血药。伤员可使用面罩或者多孔、可呼吸的丝绸头套覆盖口部，以减少经呼吸丢失的热量和水分。
- 维持水化。
- 高原外周性水肿。
- 手、面部海拔相关性水肿。
- 组织缺氧导致的水钠潴留。
- 与 AMS/HACE 或 HAPE 的水肿范围无关。
- 尿量下降，数日内体重增加 2.7~5.4 kg；在刚睡醒时最明显。
- 根据同时具备特征性水肿和上升至高海拔进行诊断；反复上升时水肿也会反复；好发于女性。
- 鉴别诊断包括心源性水肿、过敏反应、因背包肩带或紧身衣束缚导致的上肢水肿。
- 预防方法为限盐。对乙酰氨基酚预防 AMS 的用法常能有效预防外周性水肿。
- 采用利尿剂（呋塞米 20~40 mg，顿服；或对乙酰氨基酚 250 mg，每 8 h 1 次，共服用 3 次）和限盐治疗。
- 高原视网膜出血（HARH）。
- 在高海拔地区视网膜血管出血是低氧导致的视网膜病变的一个特征。
- 因扩张血管内血压"汹涌"所致。
- 通常没有症状；正常情况下不会影响军事任务，但是会影响士兵的个体视力。

○ 出血有自限性,一般在下降后1～2周缓解。

● 血栓栓塞事件。

○ 上升至高原后会增加血管栓塞事件(如:血栓性静脉炎、深静脉血栓、肺栓塞、短暂脑缺血发作和中风)的发生率。

○ 可能与低氧导致的红细胞增多症和凝血异常有关,但是也与环境和任务因素有关,如:脱水、寒冷、在恶劣天气环境中长时间不动而导致的瘀血、紧身衣服和设备的束缚。

○ 4 267 m海拔以下不常见。在很高和极高海拔(＞4 200 m)时,这些事件很常见,血栓性静脉炎相对更加常见。

○ 除了发生于年轻和相对健康人群外,本病的临床特征与低海拔血栓栓塞事件的临床表现相似。

○ 预防方法为通过维持充分水化、保暖、避免可能导致瘀血的情况来降低风险。

○ 需要医疗后送至低海拔地区。治疗遵循标准疗法指南,其中包括适当的抗凝治疗。在前线医疗机构,可在医疗后送前、医疗后送过程中使用低分子肝素(每日剂量为250 IU)。

● 亚急性高原病。

○ 长期驻扎在海拔3 658 m以上。

○ 常见特征有睡眠障碍、厌食、体重减轻、乏力、白日困倦和精神状态低下。

○ 因不能充分适应环境所致。

○ 低流量吸氧和对乙酰氨基酚能够部分缓解症状。

○ 尽快医疗后送至较低海拔环境。

○ 处于高海拔和极高海拔环境的士兵会出现某种程度的免疫抑制和伤口愈合不良。在高海拔环境中,因烧伤、子弹和物理创伤导致的损伤更有重大临床意义。

● 高原肺水肿。

○ 可能会致命,为非心源性肺水肿。

○ 上升至海拔3 700 m高度处的士兵的发病率低于10%。

○ 快速上升至海拔2 438 m以上后2～4 d发病。

○ 在3 700 m海拔以上反复上升、下降会增加疾病易感性。

○ 风险因素。

◆ 中重度体力劳动。

◆ 寒冷。

◆ 焦虑。

◆ 年轻。

◆ 男性。

◆ 肥胖(可能)。

○ 早期症状。

◆ 干咳。

◆ 啰音。

◆ 劳力性呼吸困难。

◆ 疲惫。

◆ 虚弱,伴随体力活动耐受性降低,且在体力活动后恢复正常所需时间延长。

◆ 静息性心动过速和呼吸急促的程度较单海拔因素导致的严重。

◆ 一旦症状出现,高海拔肺水肿(HAPE)会快速(12 h 内)进展为昏迷甚至死亡。

◆ 甲床和嘴唇的发绀程度较其他战友严重。

○ 进行性肺水肿。

◆ 排痰性咳嗽,痰液多泡沫,有时候为粉红色痰或血性痰。

◆ 啰音多且广泛。

◆ 可能会发展为哮喘。

◆ 即使不用听诊器,也能听到呼吸音,尤其是在仰卧时。

◆ 可能发生端坐呼吸(发生率低于20%)。

◆ 进行性血氧不足导致呼吸困难和苍白病。

◆ 动脉血气分析证实血氧不足、低碳酸血症和 pH 轻度升高。

◆ 精神状态恶化,出现进行性思维混乱和逼真的幻觉。

◆ 如果不治疗,会出现意识不清、昏迷,甚至死亡。

◆ 可能出现微热(体温 <38℃)和白细胞计数轻度增高。

◆ 静息状态下呼吸困难。

◆ 血氧定量法测定表现为显著组织缺氧。

◆ 静息状态下呼吸困难和咳嗽应视为 HAPE 发作。

高海拔时,如果进行性肺水肿不及时治疗,会导致死亡。

○ 治疗。

◆ 根据严重情况进行治疗。

◆ 必须立刻下降海拔高度! 即使仅下降几百米(300~1000 m),也对严重伤员有益,甚至能够挽救生命。

◆ 如果不及时下降,死亡率近 50%。

◆ 轻度伤员予以套管给氧,2~6 L/min;中重度伤员面罩给氧 4~66 L/min。不要延误下降!

◆ 便携式软体高压氧舱能够挽救生命。

◆ 硝苯地平 10 mg,舌下给药,或 20 mg 口服。如果症状没有改善,可在 15~20 min 后再次舌下给药 10 mg,此后 30 mg,4 次/日。

> 硝苯地平不应取代下降海拔高度、吸氧或高压氧舱治疗,应与其他疗法联合应用。

◆ 立刻下降,以降低海拔高度。如果症状缓解,至少应在 72 h 后才能尝试返回原海拔高度。

> 除非没有其他更有效的治疗,否则呋塞米和硫酸吗啡都不能用于治疗 HAPE。

◆ 下降并送至医疗机构(MTF)后的治疗目的是确保充分氧合和降低肺动脉压,包括卧床休息、吸氧和应用硝苯地平。

◆ 只有在临床病情恶化且诊断不明确的情况下,才能进行支气管镜、肺动脉插管等有创性检查。

○ HAPE(高海拔肺水肿)的预防。

◆ 硝苯地平口服,20 mg,3 次/日,下降前 24 h 服用,持续服用至下降后 72 h。

● 高原脑水肿。

○ 下降后高原脑水肿发作存在高度可变性,且发作时间迟于 AMS 和 HAPE。发作的平均持续时间是 1~13 d,平均 5 d。

○ 发病率低于 AMS 或 HAPE(急性发作发生率低于 0.1%)。

○ 潜在致命性,不常见(3 700 m 以上时,发病率低于 2%)。低至 2 430 m 时也会发病,但是绝大多数伤员在海拔 3 600 m 以上发病。如果不治疗,HACE 会在 1~3 d 内致死,或病情急骤发展,伤员在 12 h 内死亡。

○ 未缓解、严重的 AMS 恶化。

○ **绝大多数发生于出现 AMS 症状且所处海拔高度持续上升的人群。**

○ 症状。

◆ 绝大多数症状是进行性脑水肿的特征。

◆ **早期症状与 AMS 相似（这些症状不一定总是存在）**。

◆ 剧烈头痛。

◆ 恶心。

◆ 呕吐。

◆ 四肢乏力。

○ 进行性症状。

◆ 精神状态变化,例如思维混乱、定向障碍、困倦和精神活动障碍。

◆ 躯干性共济失调（上身摇动,尤其是在行走时）。随着水肿的发展,除了躯干性共济失调外,士兵还可能会表现出共济失调的步态。

◆ 表现为孤僻和因疲劳或焦虑而导致的行为错误。

◆ 苍白病和全身苍白很常见。

◆ HAPE 症状。

○ 未治疗的 HACE。

◆ 可能会出现多种局部和全身神经功能异常,如:视力改变、麻木、感觉异常、阵挛、病理反射、反射亢进、膀胱和肠道功能障碍、幻觉和癫痫。

◆ 多达 50% 的士兵会出现视神经盘水肿,但是并不普遍。

○ 昏迷。

> 高原共济失调就是 HACE。

○ 预防。

没有明确的预防方法。但是,由于与 AMS 相似,HACE 的预防方法包括阶段性或梯度下降、高碳水化合物饮食和使用乙酰唑胺。

○ 治疗。

◆ 必须立刻下降海拔高度。HACE 的确定性治疗就是立刻下降海拔高度。一般来说,下降得越多,预后越好。至少下降 300 m 以上,临床症状才能得到缓解,最理想的情况是下降至海拔 2 500 m 以下。

◆ 如果下降被延误,用便携式软体高压氧舱可能挽救生命。至少需要在高压氧舱内待 6 h。

◆ 面罩或鼻套管给氧 2～6 L/min;不能替代下降。

◆ 地塞米松,首剂量 4～8 mg,此后 4mg,4 次/日,口服或肌肉注射。不能延误下降! 仅使用 3～4 d 时,地塞米松的副作用极小。

◆ 建议使用甘露醇、尿素和甘油等髓袢利尿剂和渗透性利尿剂,但是用在 HACE 上的经验有限。在使用利尿剂前须密切关注。在脑水肿的同时,伤员可能会出现海拔诱导的血管内容量下降。

◆ 医院治疗包括吸氧(如果需要维持动脉血氧浓度)、支持治疗,并可能使用利尿剂。昏迷伤员须插管和导尿。

HACE 和 HAPE 常共存。患有 HACE 的伤员常同时患有 HAPE;但是,绝大多数患有 HAPE 的伤员不伴随 HACE。

第三十章　放射性损伤

Chapter

30

> 读者强烈建议本章节补充下列两本参考书的资料:
>
> 1.《放射性伤亡医疗救治手册》,2003 年版,陆海空三军放射研究所,Bethesda,MD。
>
> 2.《急性放射综合征医疗救治》:(美国国家战略储备推荐),放射物工作小组,美国国家战略储备(内科学年鉴,2004 年 6 月15 日)。

简易或传统核设备或放射性散布装置("脏弹")会导致战地放射性人员伤亡(表30-1)。

表 30-1　放射性人员伤亡

武器效能	武器数量(kt)/射程(m)			
	1 kt	10 kt	100 kt	1 000 kt
爆炸(50%的人员伤亡)	140 m	360 m	860 m	3 100 m
热损伤(50%的深度烧伤)	370 m	1 100 m	3 190 m	8 120 m
电离辐射(即时短暂效能)	600 m	950 m	1 400 m	2 900 m
电离辐射(50%致死性)	800 m	1 100 m	1 600 m	3 200 m

- 传统核武器。
- 人员伤亡的比例主要与四个因素有关。
- ◆ 武器的数量。
- ◆ 爆炸的高度。
- ◆ 爆炸发生的环境。
- ◆ 目标区域部队的分布和掩护。
- 核爆炸导致的损伤一般分布如下。
- ◆ 爆炸损伤:50%。
- ◆ 热损伤:35%。
- ◆ 电离辐射损伤:初始为5%,后期为10%。
- 除了核爆炸装置外,放射性散布装置(RDD)可能是包括任何武器和设备在内的装置,尤其是旨在播散放射性物质的装置。
- 放射性散布装置(RDDs)的放射性核素污染传统伤员,使医疗后送复杂化。
- 放射性散布装置(RDDs)是恐怖主义用于恐吓的理想化武器,并通过播散放射性物质封锁某个区域。

一、伤员分类

● 由于非致死性放射性损伤在数日或数周后才会出现,所以放射性损伤与传统性损伤不同。

○ 主要根据传统性损伤进行分类,然后再根据放射性损伤进行调整。

○ 仅对那些出现暴露症状的伤员做出放射性损伤的初步诊断。这些暴露症状包括恶心、呕吐、发热、共济失调、癫痫、虚脱、低血压等。

○ 放射性损伤的伤员分类。

◆ 延迟:伤员仅有放射性损伤,不伴随明显神经系统症状(共济失调、癫痫、认知障碍)。对创伤合并放射性损伤的伤员,所有的手术都必须在放射暴露后 36～48 h 内完成,或至少延迟到损伤 2 个月后。

◆ 即刻:需要立刻干预挽救生命的伤员。除非放射量较大,否则单纯的放射性损伤不会危及生命。如果接受了大剂量辐射,应将伤员分类为准死亡。

◆ 轻伤:放射性损伤伤员的所有创伤和撕裂伤都必须精细清创、缝合。

◆ 准死亡:根据资源进行恰当的支持治疗;需要使用大剂量镇痛药。

● 表 30-2 列出了放射性损伤的症状和体征。

表 30-2　放射性损伤的症状和体征

暴露的可能性/程度	症状和体征						
	恶心	呕吐	腹泻	过高热	红疹	低血压	中枢神径系统功能障碍
不可能	-	-	-	-	-	-	-
可能	+	++	+/-	+/-	-	-	-
严重	+++	+++	+/+++	+/+++	-/++	+/++	-/++

放射性元素的致死剂量是指暴露后 60 d 内会导致 50% 的人群死亡,称为 $LD_{50/60}$。对单一放射性损伤且无有效医疗救治的情况下,$LD_{50/60}$ 为 3～4Gy。对单一放射性损伤且有效医疗救治(包括抗呕吐药、抗病毒药、抗生素、造血细胞因子和输血)的情况下,$LD_{50/60}$ 约为 6Gy 或更多。放射性、创伤和(或)烧伤的复合性损伤会显著降低 LD_{50}。

在暴露后3~5周时,有10%~50%的伤员需要进行重大医疗救治。可能出现的问题有感染、出血、发热、呕吐和腹泻。烧伤和创伤能够显著增加发病率和死亡率。

- 治疗。
- ○ 经胃肠道丧失体液的伤员需要补充液体和电解质。
- ○ 免疫抑制的伤员使用细胞因子(在进行粒细胞计数后)。
- ○ 限制军事任务。不要进一步接触辐射照射和进行非急需的外科手术或遭受创伤。在核战争法指令制导中,这些伤员可能需要延迟从前线的医疗后送。
- ○ 如果在接受辐射照射48 h后,伤员每升血液中淋巴细胞计数 > 1.7×10^9/L,那么该伤员没有接受致死剂量的辐射照射。如果伤员淋巴细胞计数较低(300~500)或持续下降,或出现低白细胞计数,则应考虑给予该伤员细胞因子治疗。如果可能的话,还可以进行分裂中期相生物计量测定。
- 在出现症状前,接受致死辐射剂量的无症状伤员能够执行正常任务。

二、潜在损伤

- 热灼伤/闪光灼伤或热脉冲灼伤由红外线照射直接导致。在火球附近,热量非常惊人,所有的物质都被焚化;即使在较远处,也会发生热灼伤/闪光灼伤(见第二十八章)。
- ○ 由于骨髓抑制和感染(电离辐射导致50%的体表总面积烧伤)的死亡率为90%,辐射照射相关性烧伤死亡率较高。
- 核爆炸相关性爆炸损伤。
- ○ 按照大气压超压测定的直接爆炸波超压力量。
- ○ 按照风速测定的间接爆炸气浪风阻,这种爆炸气浪会掀翻车辆等大型物体,或者使建筑物倒塌。
- 放射性损伤的原因是核爆炸时与核爆炸后相当一段时间内释放的电离辐射。电离辐射释放的两种辐射类型是电磁(γ)辐射和微粒(α、β和中子)辐射。
- ○ 衣物能够隔离α颗粒。
- ○ β颗粒需要固体物质才能够隔离,如一堵墙。
- ○ γ和中子辐射的生物活性最强,需要铅当量防护。

○ 由于大量发射贯通性 γ 辐射,所以裂变产物是原子尘中辐射危害最大的物质。即使是远距离,也会导致损伤。

○ 无须通过皮肤引起损伤,原子尘释放 γ 辐射的核素会导致全身辐射。

● 闪光视盲因人眼边缘视觉突然观察到含有强烈光能量的明亮闪光所致;也可能引起视网膜灼伤,导致视网膜疤痕和视力永久性改变。

三、混合性损伤的治疗

● 在核装置爆炸后,绝大多数伤员会出现爆炸、热和放射性的混合性损伤。

● 由于这些伤员同时接受了电离辐射,所以应调整爆炸损伤常用的治疗方法。

传统上,应保持战伤敞开。但是,如果敞开放射性损伤伤员的伤口,以期待进行二次治疗,那么伤口会因病灶感染而恶化。因此,应对接受电离辐射的伤口进行清创,并在36 ~ 48 h 内的二次探查术中关闭。

● 低血压应考虑低血容量所致,而与放射性损伤无关。

● 体温过高很常见。

● 由于抑制了对损伤的正常造血和免疫反应,所以放射性损伤增加了损伤的死亡率和发病率。在可能的情况下,手术应延至骨髓抑制缓解后进行。

● 在核反应堆事故发生后,可使用碘化钾预防甲状腺摄取放射性同位素。

● 在金属到达靶器官之前,可使用螯合剂清除血液中的金属。

● 调配剂可增加人体内部污染的排泄。

● 可用铁蓝清除肠道周围毛细血管床中的放射性核素,并阻止其再吸收。在伤员病情稳定前应延缓治疗,首先采取 ABCs 措施(控制呼吸道、控制出血、彻底评估)。

四、消毒

● 在对放射性损伤伤员进行 ABCs(控制呼吸道、控制出血、彻底评估)时,没有任何医护人员遭受放射性损伤。

● 去除伤员的衣物能够清除多达 90% 的放射性污染。

● 首先应为开放性伤口进行表面消毒,然后才是其他区域。

○ 为了预防放射性颗粒快速进入伤口,应用生理盐水充分冲洗伤口数分钟。

○ 眼睛、耳朵、鼻子、嘴巴、未污染伤口的周围区域、头发和其他皮肤表面应用肥皂和水消毒。

○ 实施消毒的个人应保护自己免受电离辐射,方法如下。

◆ 穿防护服。

◆ 系围裙,戴手套和面具。

● 如果污染边界较大且出现严重的放射性坏死,应认真考虑进行截肢术。

五、伤员治疗的后勤

● 如果战场上使用了核武器,那么整个医疗后送和治疗体系将极大地超负荷,且一些伤员分类系统和体系必须加入医疗后送和住院的正常程序中。

● 如果没有辐射监测,那么进入医疗机构的伤员都要进行常规消毒。

● 在潜在辐射照射可能性较大的作战区医疗支援系统中,必须将计划、演练伤员分类和收容过量伤员这两个需求作为正常组织与操作的一部分。

第三十一章　生物战剂

Chapter

31

生物战剂侵犯人体的途径与自然情况下感染性微生物进入人体的途径相同。这些途径包括呼吸道吸入、消化道摄入和经黏膜、眼睛、皮肤或伤口吸收。绝大多数生物战剂经呼吸道吸入进入人体。通常情况下,由生物战剂导致的疾病会模仿自然发生的疾病,但是,如果生物战剂的入侵途径与自然途径不同,那么临床表现也会不同。

一、侦查

- 简化的流行病学调查显示,短期内有多名患病者和死亡者。
- 高患病率(60%~90%)。
- 肺受累及的概率高于正常形式的感染(如:炭疽)。
- 在不太可能的地区发现某种特殊的疾病。
- 所有物种动物的死亡率上升。
- 在同一地点几乎同时暴发多种不同的流行病。
- 生物学鉴定探测系统或平时无反应的生物战探测器报警。
- 有遭受攻击的直接证据,如:被污染或未爆炸的军火。

二、诊断

遭受攻击的第一信号是出现众多症状、体征相同的患者,尤其是非地方性疾病。

前线有辅助临床进行早期诊断的快速诊断检测。
- 一些生物战剂的分离需要1~2 d。
- 采用酶联免疫吸附试验进行测定。
- 通过聚合酶链反应(PCR)测定基因组。
- 抗体检测。

三、预防和防护

- 免疫接种炭疽热,在特殊情况下接种天花和鼠疫。
- 暴露前后应用药物预防炭疽热、鼠疫、Q型流感和兔热病。炭疽热的药物预防是目前美国食品及药品监督局(FDA)唯一批准的暴露后预防。

◆ 目前具有治疗阿根廷出血热、肉毒毒素、Q 型流感、里福特裂谷热、委内瑞拉马脑炎(VEE)和兔热病的临床试验的新药。

● 穿防护衣,戴防护面具。

四、消毒——个人、衣物和设备

● 机械消毒能够去除生物战剂,但是不一定能够中和它。

○ 进行刷洗,确保生物战剂从表面松散开。

○ 过滤和加氯消毒饮用水,以清除微生物。

● 使用消毒剂。化学消毒能消除生物战剂的毒性。

○ 用肥皂和水,接着进行充分冲洗,一般就足以消毒。

○ 对需要紧急消毒的伤员,当污染区域用 0.5% 的次氯酸盐溶液(1 份家用漂白剂加入 9 份水)冲洗 5 min 后,生物战剂就能被中和。

○ 次氯酸盐不能用于冲洗眼睛、腹腔或神经组织。

○ 5% 的次氯酸盐溶液(如:家用漂白剂)可用于消毒衣物或设备。

● 进行物理消毒,如高温和太阳紫外线(UV)照射。

○ 干热,160℃,2 h。

○ 高压灭菌消毒法,120℃,2 个标准大气压,20 min。

○ 紫外线照射难以标准化。

● 干燥生物战剂可通过二次烟雾化造成危害,但是充分的液体消毒能够预防这种危害。生物战剂无蒸汽危害,一般手术人员无须佩戴特殊的保护性面罩。

五、感染控制

涉及生物战剂时,应加强感染控制程序。一旦确认,就可采取标准防护措施。遭受生物战剂攻击后,对无差别的发热性疾病,我们应该采取下列措施:

● 将伤员集中起来进行隔离。例如,让伤员到指定的帐篷或建筑物内。

● 无法隔离时,应给伤员戴上医用口罩。

● 疾病通过飞沫传播(如:鼠疫和天花)被排除前,在实施标准防护措施的同时,也要采取飞沫预防措施。

六、医疗后送

● 如果能够排除鼠疫、天花和出血热,可采取标准防护措施和疾病特殊防护措施对伤员进行医疗后送。

> 鼠疫和天花属于国际检疫传染病(IQDs)。除非获得前线医生的批准,不要跨越国际边界进行伤员医疗后送。

● 标准预防措施加上隔离措施。
● 一旦伤员被诊断为天花,必须通知前线和医疗指挥连。
● 遵守严格的检疫制度。
○ 采取标准预防措施和呼吸道飞沫隔离预防措施。
◆ 标准预防措施。
◇ 接触伤员后洗手。
◇ 当接触血液、体液、分泌物、排泄物和污染物时,要戴手套。
◇ 在血液、体液、分泌物或排泄物可能喷出时,使用面具、眼部防护和长袍。
◇ 处理被污染的伤员救治设备和衣物时,必须采用不将微生物传播给个人或设备的方法。
◇ 处理尖锐物品时要小心,给伤员通风时要使用袖珍面具或其他通风设备。
◇ 在可能的情况下,伤员应一人一房间。限制伤员的移动或转移。
◆ 飞沫隔离预防措施。
◇ 伤员一人一房间,或与相同感染的伤员住在一起。如果没有可行性,伤员之间至少保持 1 m 的距离。
◇ 在距伤员 1 m 以内的地点工作时,应佩戴面具。
◇ 伤员需要移动时,应佩戴面具。
○ 所有暴露人员都必须在 7 d 内接种疫苗,且应在最近一次暴露至少 17 d 后一起进行检疫。

七、出血热——汉他病毒、埃博拉病毒、拉沙热、里福特裂谷热和肾综合征出血热

● 除了黄热病外,不强制进行检疫;但是,因为有人与人之间传播的

可能性,所以推荐采取常规防护措施。

● 医疗后送可能导致发病率和病死率增高,因此推荐在当地医疗机构(MTFs)进行治疗。

● 在必要时,伤员应在采取常规和呼吸道飞沫隔离预防措施的情况下进行医疗后送。

八、生物战剂

潜在生物战剂中有两种生物毒素:肉毒素和蓖麻毒素(表31-1)。

表31-1 潜在生物战剂中两种生物毒素引起的症状/体征和医疗处理方法

生物毒素	症状/体征	医疗处理方法
肉毒素	脑神经麻痹、瘫痪、呼吸衰竭	抗毒素/支持治疗
蓖麻毒素	发热、咳嗽、流涕、关节痛、肺水肿	非特异性/支持治疗

九、细菌制剂

细菌或立克次体常被认为是潜在的生物战剂,其中包括炭疽杆菌(炭疽热)、布鲁菌属(布鲁菌病)、霍乱弧菌(霍乱)、鼻疽假单胞菌(鼻疽病)、鼠疫杆菌(鼠疫)、土拉热杆菌(兔热病)、博纳特立克次体(Q型流感)(表31-2)。

表31-2 细菌和立克次体生物战剂引起的症状/体征和医疗处理方法

细菌	症状/体征	医疗处理
炭疽热	发热、不适、咳嗽、喘息(SOB)、苍白病	环丙沙星
鼠疫	高热、寒战、头痛、咳嗽、SOB、苍白病	链霉素
布鲁菌病	发热、头痛、肌痛、出汗、寒战	多西环素
霍乱	大量水样腹泻	补液治疗和抗生素(四环素、多西环素和环丙沙星)
兔热病	局部溃疡、淋巴结病、发热、寒战、头痛和不适	链霉素
Q型流感	发热、咳嗽、胸膜炎性胸痛	四环素

十、病毒制剂

许多病毒都是生物战剂,包括天花、病毒性出血热(VHF)和导致委内瑞拉马脑炎(VEE)的 α 病毒(表 31-3)。

表 31-3 病毒性生物战剂引起的症状/体征和医疗处理方法

病毒	症状/体征	医疗处理
委内瑞拉马脑炎	发热和脑炎	非特异性/支持治疗
天花	不适、发热、寒战、呕吐、脓疱、头痛	在调查研究中进行抗病毒治疗
病毒性出血热	面部潮红、出血点、出血、发热、不适、呕吐和腹泻	非特异性/支持治疗

第三十二章　化学损伤

Chapter

32

一、个人防护

- 预防!
- ○ 避免受伤。
- ○ 保护自己,并指导你的部下做同样的事。
- 命令伤员戴上防护性面具,同时保持攻击中的防范状态(MOPP),实行自救,这样可以预防伤员进一步受伤。如果被污染,告知被污染者除去衣物,并对潜在暴露的身体表面进行消毒。
- 通过戴上面具、给予解毒剂、现场消毒暴露的身体区域进行同伴援助。
- 伤员集中消毒站应尽最大可能地确保完成消毒程序。
- ○ 对医务工作者来说,潜在接触残留制剂排放的烟雾或不注意的情况下接触了未经检测的液体都是有害的。
- ○ 避免医疗机构(MTF)的污染。

二、一期治疗优先顺序

- 虽然应首先治疗呼吸衰竭或循环休克,但是对化学损伤或混合性损伤伤员来说,没有单一最佳方法来确定治疗的优先顺序。通常,一种切实可行的治疗顺序如下:

> 1. 治疗呼吸衰竭(呼吸道处理)并控制大出血。
> 2. 给予化学制剂解毒剂。
> 3. 消毒面部(如果佩戴防护性面罩)。
> 4. 去除被污染的衣物,消毒可能被污染的皮肤。
> 5. 对休克、创伤和开放性骨折进行急诊治疗。
> 6. 在资源许可的情况下给予支持治疗。
> 7. 将稳定的伤员转移至无污染地区。

三、特殊化学战争(CW)制剂和治疗注意事项

1. 神经制剂(GA[塔崩]、GB[沙林]、GD[梭曼]、GF[环沙林]和 VX[维埃克斯])

- **概况**。神经制剂是已知化学制剂中毒性最强的一类。它通过烟雾

和液态两种形式造成危害,可通过呼吸道梗阻和心功能衰竭在数分钟内导致中毒者死亡。

● **作用机制**。神经制剂属于有机磷酸酯类,它能够和游离的乙酰胆碱酯酶结合,导致乙酰胆碱在肌神经接点麻痹性聚集。

● **症状/体征**。瞳孔缩小、流鼻涕、呼吸困难、意识丧失、窒息、癫痫、瘫痪和过多分泌物。

● **治疗**。每一名美国现役军人都有三套面具 I 装备,或装备神经制剂解毒剂自动注射器(ATNAAs)。这种自动注射器能够在防护性面具的小袋中自行进行肌肉注射;每套装备内有 2 mg 硫酸阿托品注射剂和 600 mg氯解磷定注射液(2-PAMCl)。每名美国现役军人还携带 10 mg 安定自动注射器,同伴可以为其进行注射。

○ 立刻肌肉注射或静脉滴注下列药物:

◆ 阿托品能阻断毒蕈碱样胆碱能受体(可能需要多次大剂量注射,剂量大于高级心脏生命支持[ACLS]所推荐的剂量)。

◆ 2-吡啶甲醛肟碘甲烷盐(2-PAM)(如果在暴露后立刻给予)可以再次激活胆碱酯酶。

● 预处理。军事人员在接触神经制剂前也允许接受预处理。在 19 世纪 90 年代晚期,美国军队将溴吡斯的明(PB 片)作为接触神经制剂的预处理(该药物能够**可逆性**地与乙酰胆碱酯酶结合,提高阿托品抗梭曼的有效性)。

2. 起疱剂(HD、H、HN、L 和 CX)

● **概况**。起疱剂是一种细胞毒性烷化化合物。例如,一种叫"芥末"的化合物的混合体。硫黄芥子气特指"HD"或"H";氮芥特指"HN";刘易斯毒气特指"L";光气肟特指"CX"。

● **作用机制**。芥末是一种能够改变 DNA 的烷化剂,能够导致拟辐射效应,造成表皮液化坏死、严重结膜炎。如果被吸入,则会损伤食管和支气管黏膜。

● **症状/体征**。皮肤表面起疱,中重度呼吸道损伤(可延迟发作),让伤员自觉失明的不同程度的结膜炎、黏膜烧伤。刘易斯毒气(糜烂性毒气)中毒不能延误,因为它会立刻烧伤皮肤和眼睛。

● **治疗**。立刻对伤员进行消毒是首要的事情。应尽可能迅速地用 M-291 装备清除制剂飞沫,或者用水或 0.5% 的次氯酸盐进行冲洗。M-291装备对钝化芥末非常有效。绝大多数军队都携带解毒粉或解毒液,这些解毒剂应立刻使用,以清除起疱剂。由于芥末是脂溶性的,所以水可以传播制剂。一些国家用二硫基丙醇治疗刘易斯毒气(糜烂性毒气)中毒。二硫基丙醇必须谨慎使用,因为该药本身有毒。

3. 肺部损伤(窒息)制剂(碳酰氯[CG]、双光气[DP]、三氯硝基甲烷[PS]和氯)

● **概况**。肺部损伤或窒息制剂能够对上、下呼吸道产生极大的刺激。光气闻起来像新割的干草或青草。

● **作用机制**。光气只能经呼吸道吸入吸收。绝大多数制剂都不会散布全身,而是通过肺泡毛细血管黏膜的反应进行消耗。

● **症状/体征**。根据接触的强度,该种制剂的临床潜伏期长短不等。潜伏期后,接触过光气的伤员会出现肺水肿。在接触后,眼睛、鼻子和咽喉立刻出现某些刺激症状(窒息、咳嗽、胸闷和流泪)是首发症状。在2~24 h 后,伤员可能发展为致命性非心源性肺水肿。

● **治疗**。

○ 停止接触,强制休息,清除气道分泌物,吸氧,考虑使用类固醇。

○ 暴露后12 h 内伤员的**分类注意事项**。

◆ 对肺水肿伤员,在可能的情况下进入重症监护室即刻救治。

◆ 延迟:呼吸困难,没有明显的肺水肿体征,每小时评估一次。

◆ 轻伤:已知暴露的无症状伤员。

◆ 准死亡:伤员出现苍白病、肺水肿和低血压。在暴露后6 h 内出现这些症状的伤员不大可能存活。

4. 氰(血液制剂 AC 和 CK)

● **概况**。氰化氢(AC)和氯化氢(CK)与金属卟啉(如:细胞色素氧化酶)形成稳定化合物。术语"血液制剂"是一个过时的术语,那时候还没有理解氰的作用大都发生于血管外。

● **作用机制**。氰能和细胞色素氧化酶结合,阻断电子传递系统,这样会导致需氧细胞代谢停止。

● **症状和体征**。痉挛、心搏停止和呼吸停止。

● **治疗**。

○ 立刻将伤员撤出被污染的空气环境,以防进一步吸入毒气。

○ 给予100%的纯氧。

○ 如果已摄取氰化物,进行胃肠道灌洗并给予活性炭。3 min 内给予亚硝酸钠(10 mL,3%的溶液,静脉滴注),接下来10 min 内给予硫代硫酸钠(50 mL,25%的溶液,静脉滴注)。亚硝酸钠可形成高铁血红蛋白攻击氰化物;硫代硫酸钠溶液与氰化物结合形成硫氰酸盐,并排出人体。

5. 失能剂(苯二氮䓬类和吲哚类)

● **概况**。失能剂是指与阿托品、东莨菪碱和莨菪碱相关的一类异类化学制剂。这些毒剂对中枢神经系统的作用很强,会导致临时失能,严重影响功能,但是不会危及生命或导致永久性组织损伤。

● **症状/体征**。瞳孔放大、口干、皮肤干燥、反射亢进、幻觉或记忆缺失。

● **治疗**。

○ 立刻撤除枪炮和其他武器,以确保安全。

○ 严密观察。

○ 毒扁豆碱2~3 mg,肌肉注射,每15~60 min 1 次,直至达到预期效果;重症伤员每1~2 h维持量2~4 mg。

6. 增稠剂

● 增稠剂是指与另一种物质混合以增加其持久性(持久性制剂可在环境中存在24 h以上)的化学物质。

● 伤口上有胶黏神经毒气的伤员无法幸存至进行手术。

● 胶黏芥子气具有后发的全身性毒性,甚至在衣服碎片已被清除后,它仍能够附着在伤口上。

四、化学损伤的手术治疗

● 伤口消毒。被化学制剂污染伤员的一期处理中,需要去除伤员身上的战时装备,同时在治疗前用0.5%的次氯酸盐对皮肤和伤口进行一期消毒。

○ 去除绷带,对伤口进行冲洗,然后再用绷带包扎起来。

○ 止血带被污染后,用清洁止血带更换原止血带。

○ 彻底消毒夹板。只有起疱剂和神经毒气污染伤口时才会导致损害。氰化物有挥发性,不太可能停留在伤口处。

五、毒气释放

● 伤口内被化学制剂污染的碎片、衣物等释放出毒气的风险很低,因而无关紧要。

> 在手术过程中伤口释放的毒气可忽略。

六、次氯酸盐溶液的使用

● 家用漂白剂是5%的次氯酸钠,因此,用1份漂白剂与9份水混合起来就能得到0.5%的溶液。

● 稀释的次氯酸盐(0.5%)是有效的皮肤消毒剂,但是,下列解剖区域禁用次氯酸盐。

○ 眼睛:会导致角膜损伤。

○ 脑和脊髓损伤。

○ 腹腔:可能导致粘连。

○ 胸腔:虽然可能只是小问题,但是其危害尚不明确。

● 最高浓度5%的次氯酸盐溶液可用于消毒设备、衣物、床单和其他非生命物。

七、伤口探查和清创

外科医生和助手应佩戴大小合适的丁基橡胶薄手套或双乳胶手术手套。确定伤口内没有衣物或增稠剂残留后,应经常更换手套。

伤口切除和清创应在无接触技术指导下进行。应将清除的组织碎片倒入盛有5%次氯酸盐溶液的容器中。浅表伤口应先用0.5%的次氯酸盐彻底消毒,然后用大量生理盐水冲洗。

八、手术后

● 在正常清洁和消毒前,应将可能与污染接触的手术器械和其他器械放置在5%的次氯酸盐溶液中浸泡10 min。

● 非一次性床单应用化学制剂监测仪(CAM)、M8试纸、M9胶带探查污染情况。将被污染的床单浸泡在5%的次氯酸盐溶液中。

第三十三章 儿科救治

Chapter

33

军医必须熟悉儿科所出现的独特挑战,这些挑战不仅发生在战争中,还发生在非战争军事行动中。挑战内容包括正确诊断评估和复苏,以及确保救治成功所必需的设备。对美国部队医疗机构来说,医疗指挥官经命令通道要求人道主义援助医疗设备设施,能够为10 000人口提供医疗物资和设备。此外,该任务还需要特殊任务增援队。

一、解剖和生理注意事项

- 液体、电解质和营养。
- 儿童的正常液体需求以体重为基础进行估算(表33-1)。

表33-1　不同体重儿童正常流体需求量

体重	液体体积
0 ~ 10 kg	120 mL·kg^{-1}.d^{-1}(出生1周后)
11 ~ 20 kg	1 000 mL + 10 kg以上的每千克50 mL
20 kg以上	1 500 mL + 10 kg以上的每千克20 mL

- 维持静脉滴注补液时,3个月以上的儿童为5%的葡萄糖水和0.45%的生理盐水 + 200 mmol/L氯化钾,或3个月以下的儿童为10%的葡萄糖水和0.45%的生理盐水 + 200 mmol/L氯化钾
- 液体复苏时最好选择等张液,20 mL/kg单次快注。
- 液体总量应通过1 ~ 2 mL·kg^{-1}·h^{-1}总尿量进行调节。
- 每天钠的需求量是2 ~ 3 mmol·kg^{-1}·d^{-1},每天钾的需求量是1 ~ 2 mmol·kg^{-1}·d^{-1}。
- 根据表33-2估算每日热量和蛋白质需求量。

表33-2　不同年龄儿童少年每日每千克体重所需热量和蛋白质

年龄	所需热量(Cal/kg体重)	蛋白质需求量(g/kg体重)
0 ~ 1岁	90 ~ 120	2.0 ~ 3.5
1 ~ 7岁	75 ~ 90	2.0 ~ 3.5
7 ~ 12岁	60 ~ 75	2.0
12 ~ 18岁	30 ~ 60	1.5
>18岁	25 ~ 30	1.0

○ 当婴儿正常喂养时,母乳总是最佳选择。婴儿配方奶的热量为 0.705 Cal/g。提供 120 kcal·kg^{-1}·d^{-1} 所需婴儿配方奶量的计算公式如下:

$$每 4\ h 所需的配方奶量(mL) = 婴儿体重(kg) \times 22。$$

1. 肺

○ 新生儿趋向于强制性鼻腔呼吸者,所以尽可能地避开鼻腔气道。

○ 儿童的喉部更靠近颈部的前侧,所以在插管时必须使头部尽量向前倾。

○ 氧分压的可接受范围(60~90 mmHg)与氧饱和度 92%~97% 有关。早产婴儿的氧分压不应超过 94%,以避免早产儿视网膜病变。

○ 婴儿的呼吸绝大部分靠横膈完成,因此,腹腔内压力增加或其他限制膈肌运动的问题都会限制或抑制呼吸。

2. 心脏

根据年龄分组的生命体征如表 33-3 所示。

表33-3　各年龄组儿童少年的生命体征

年龄	体重(kg)	呼吸频率(次/分)	脉搏(次/分)	血压(收缩压,mmHg)
早产儿	<3	40~60	130~150	42±10
正常分娩儿	3	40	120~140	60±10
1~5岁	~20	20~30	100~130	95±30
6~10岁	20~32	12~25	75~100	100±15
青少年	50	12~18	70	120±20

○ 儿童的心搏出量相对固定。因此,心动过缓或相对心动过缓能够显著降低心搏出量。刺激和氧气疗法能够纠正 90% 以上的婴儿的显著心动过缓。

儿童休克时,限制在 60 s 内尝试打开外周静脉滴注通道 2 次,然后即刻进行隐静脉切开或骨髓腔(IO)输液(见第八章)。

3. 烧伤

○ 婴儿和儿童的头部占体表面积的比例更多,同时四肢所占的比例较小。在计算烧伤面积时,儿童手掌可估算为 1% 体表面积(图33-1)。

4. 胃肠道

○ 反流是一种常见现象,尤其在新生儿期。这使得一些儿童对食物难以消化吸收并频繁呕吐。

○ 由于儿童肝脏糖原储备能力较低,所以他们更易发生低血糖症。足月婴儿在禁食(NPO)状态下能耐受约5 d(给予适量的D10溶液)。在开始全肠外营养(TPN)前,早产儿仅能耐受3 d禁食状态。

○ 儿童的消化道对绝大多数损伤非常敏感,包括电解质紊乱和全身性疾病。这样会导致肠梗阻,并表现为喂养不耐受,易发展为坏死性小肠结肠炎(NEC)。

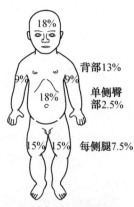

图33-1　儿童和婴儿体表面积百分比

○ 伴随腹泻的胃肠炎常与发热有关,是严重脱水的常见原因。

5. 血液学和血容量

○ 在出生后3~5个月,婴儿有生理性贫血,血细胞压积为30%~35%。

○ 可按下表所示方法估算血容量:

年龄	血容量(mL/kg)	年龄	血容量(mL/kg)
早产儿	85~100	1~3个月	75~80
正常分娩儿	~80	>3个月	~70

6. 肾脏

○ 婴儿和幼童分泌尿液的能力有限(最大值为400~600 mOsm/L),且排泄钠的能力固定,使其无法排泄过量的钠,在接受过量钠后会导致高钠血症。早产儿是盐的挥霍者,而足月分娩儿是钠的持有者。正常肾小管浓缩能力在6岁时才发育成熟。

○ 婴儿排泄水分的能力与成年人相似。出生后2周,肾小球滤过率(GFR)是成年人的75%,在2岁时GFR达到最大值。

○ 32周时,身体总含水量是80%,足月分娩时为75%,1岁以后为60%。

7. 体温调节

○ 婴儿和幼童容易丧失热量,他们对波动较大的环境因素的代偿能力较弱。儿童的体表面积与体重的比例较高,因此与成年人相比,儿童在发热时会更早出现脱水。

○ 减少暴露,让婴儿和儿童处于调控下的温暖环境中。

8. 免疫系统

○ 早产婴儿的免疫系统尚未发育完全,导致脓毒症的发病率增高60倍。所有出生30 d以下、1周以上的婴儿进行选择性外科手术时,须在手术前48 h预防性使用抗生素(适当情况下联合应用抗厌氧菌抗生素)。

○ 脓毒症的早期症状有昏睡、喂养不耐受、发热、低体温、心动过速,在白细胞计数升高前还有易怒症状。

二、评估和诊断

● 病史。

○ 疼痛的时间和位置对损伤的诊断很重要。进行持续数小时以上腹痛评估的儿科伤员中,1/3以上都有潜在病理情况。

○ 任何新生儿阶段的胆汁性呕吐都可能是肠梗阻的症状,必须进一步检查、诊断。

○ 胃肠道出血需要立刻处理。出血的性状(鲜红色出血或黑便)、出血量和相关排便史(例如,有感染源的腹泻或肠套叠时为果酱样粪便)都能够提供潜在疾病的线索。

● 体格检查。

○ 基础创伤高级生命支持(ATLS)指南应指导所有受伤儿童的初步评估。受伤儿童的保暖措施非常重要,因为和成年人相比,儿童更易丧失热量。

◆ 4岁以下儿童的改良格拉斯昏迷评分如表33-4所示。

表33-4　4岁以下儿童的改良格拉斯昏迷评分

言语反应	评 分
措辞恰当/社交性微笑/牢记/遵照	5
哭泣,但是可以安慰	4
持续烦躁	3
焦躁不安	2
无言语反应	1

● 放射线检查。

○ 所有婴儿和儿童的胆汁性呕吐都必须进行放射线造影摄片评估。总的来说,作为一种基础方法,钡灌肠是安全的。

◆ 超声是一项探查腹部游离液体的极好筛查方法,腹痛伤员也可用超声评估阑尾炎(阑尾内有粪石,不可压缩)和肠套叠(靶环征)及其他疾病。

◆ 便秘是儿童的常见症状,可根据腹部平片检查结果和病史快速做出诊断。

三、治疗

● 儿科伤员快速诱导插管(RSI)操作的正确顺序如图33-2所示。

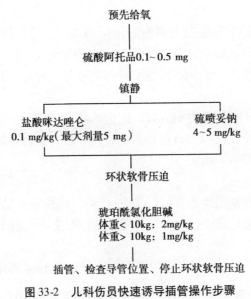

预先给氧

硫酸阿托品0.1~0.5 mg

镇静

盐酸咪达唑仑
0.1 mg/kg(最大剂量5 mg)　　　硫喷妥钠
4~5 mg/kg

环状软骨压迫

琥珀酰氯化胆碱
体重< 10kg: 2mg/kg
体重> 10kg: 1mg/kg

插管、检查导管位置、停止环状软骨压迫

图33-2　儿科伤员快速诱导插管操作步骤

● 内外儿科的设备根据儿童的年龄和体重而定(表33-5)。

表 33-5　不同年龄、体重儿童内外科设备

年龄分组，体重(kg)	气道/呼吸						循环		追加设备			
	氧气面罩	阀口袋	喉镜	气管内导管	探针	吸力	血压计袖套	静脉输液管	鼻胃管	胸导管	导尿管	C 领
早产儿，3 kg	早产儿	婴儿	0号直镜片喉镜	2.5~3.0无套囊	6 F	6~8 F	早产儿	24号	12F	10~14 F	5 F	—
0~6月龄，3.5 kg	新生儿	婴儿	1号直镜片喉镜	3.0~3.5无套囊	6 F	8 F	新生儿	22号	12 F	12~18 F	5 F喂养管	—
6~12月龄，7 kg	儿科	儿科	1号直镜片喉镜	3.5~4.0无套囊	6 F	8~10 F	幼童	22号	12 F	14~20 F	8 F	小号
1~3岁龄，10~12 kg	儿科	儿科	1号直镜片喉镜	4.0~4.5无套囊	6 F	10 F	儿童	20~22号	12 F	14~24 F	10 F	小号
4~7岁龄，16~18 kg	儿科	儿科	2号直镜片或弯性喉镜	5.0~5.5无套囊	14 F	14 F	儿童	20号	12 F	20~32 F	10~12 F	小号
8~10岁龄，24~30 kg	成人	儿科、成人	2~3号直镜片或弯曲性喉镜	5.5~6.5无套囊	14 F	14 F	成人儿童	18~20号	12 F	28~38 F	12 F	中号

● 手术设备。

○ 如果没有立刻可用的儿科手术装备,那么外周血管装备内的器械通常足以完成绝大多数新生儿手术。

四、常用药物和剂量

○ 镇静安眠剂,2~3 mg/kg,静脉滴注。

○ 安定,0.25 mg/kg,静脉滴注。

○ 盐酸咪达唑仑,0.1 mg/kg,静脉滴注,最大剂量5 mg。

○ 阿托品,0.1~0.5 mg,静脉滴注。

○ 苯妥英,15~20 mg/kg,负荷剂量为 $0.5 \sim 1.5 \, mL \cdot kg^{-1} \cdot min^{-1}$,此后 $4 \sim 7 \, mg \cdot kg^{-1} \cdot d^{-1}$ 维持。

○ 甘露醇,0.5~1 g/kg,静脉滴注。

○ 琥珀酰氯化胆碱,10 kg 以下儿童 2 mg/kg,静脉滴注;10 kg 以上儿童 1 mg/kg,静脉滴注。

○ 氨苄西林 25~50 mg/kg,静脉滴注,q8h(新生儿 q12~18h)。

○ 庆大霉素 2.5 mg/kg,静脉滴注,q8h(新生儿 q12~18h)。

○ 甲硝唑 10 mg/kg,静脉滴注。

○ 对乙酰氨基酚 15 mg/kg,口服。

五、手术处理

○ 根据一般指南,婴儿应进行横切口。横切口能使切口裂开的风险最小化,且能够充分暴露。

○ 无论哪种切口,直肌筋膜都应用可吸收 2—0 薇乔线或聚二氧杂环己酮线缝合。可用缝合器或用可吸收单丝线缝合皮肤(例如 4—0 缝线)。

○ 严重营养不良需保留缝线时,可使用非可吸收缝线(如:聚丙烯缝线或尼龙缝线),从直肠黏膜到皮肤进行全层缝合。必须小心避开上腹部血管。在进针皮肤前,可先穿过 14 号红色导尿管小片,以防止对皮肤造成过大的压力。

第三十四章 战俘救治

Chapter

34

在一定的专业治疗关系和医学伦理学的普遍原则下,美国武装部队的医护人员有责任保护和治疗在武装部队看管下的所有被拘押者。其中包括敌军战俘、留用人员、被拘留的平民和其他被拘押者。在本章中,所有这些人都被称为战俘。

美国国防部的政策是:武装部队和国防部的医护人员必须严格遵守"医学伦理学中有关医护人员保护囚犯和被扣押者免受拷问和其他残忍、非人道或有辱人格的待遇或虐待的准则"(见本书附录1)。除了遵守所有国防部发布的可适用原则外,也须遵守该原则。

一、日内瓦公约

● 将医护人员规定为:"专门从事搜寻或聚集、运输或治疗伤者病者,或预防疾病的人员;或专职管理医疗机构或公司的人员"(关于改善武装部队伤者病者境遇之日内瓦公约[GWS])。

● 敌军医护人员不应被视为战俘,而应归为"留用人员",治疗其他敌军战俘(EPWs)。根据日内瓦公约有关战俘对待的条款,战俘有权获得保护。不受GWS和GPW保护的战俘,可受到有关战时保护平民之日内瓦公约的保护(GC)。

> GWS声称,交战国必须救治伤者病者,不得歧视性别、种族、国籍、宗教、政治观点或其他任何类似的标准。仅医学急诊方可优先治疗。

敌军战俘/留用人员/拘留人员医疗救治(拘押人员)

工作负荷:需要现场医疗和(或)医疗救治的拘押人员和留用/拘留人员的数目很庞大。美国在第二次世界大战期间俘获了425 000名战俘,在朝鲜战争中俘获了105 000名战俘。在沙漠风暴行动中,联合军队俘获了超过62 000名战俘。在为期1周的地面战争中,有308名战俘接受了美军医疗机构(MTF)的治疗。从地面战争的尾声(1991年2月29日)到1991年3月末,共治疗了8 979名战俘。

● 在地面战争中,手术伤员中约有44%为弹片伤。

● 23%的手术需要治疗骨折。

● 有28%的伊拉克伤员需要手术治疗。

● 最常见的手术包括:

○ 清创术。

○ 骨折切开复位术和内固定术。

○ 开腹探查术。

○ 脓肿切开引流术。

● 沙漠风暴任务中报告，战俘最常见的医疗问题是牙病(24%)，如牙龈炎、牙齿骨折和广泛龋齿。其他常见的医疗问题是不明原因的发热、肾结石、消化性溃疡和疝气。

> 由于不同的个人保护条例、既往疾病、营养失调和延误，被拘押者的创伤与友军的创伤不同。

二、战俘的医疗救治

● 医务人员应该做什么。

○ 不管如何设定，医务人员有责任报告信息和对其他人生存、安全构成明确、迫切威胁的后果。从被拘押伤员处获得的信息应一视同仁。

○ 医务人员有照顾、治疗战俘的特殊任务。但是，无论何时，任何状态下的战俘应接受与我军人员同等的治疗待遇。

◆ 医生应汇报任何疑似虐待或粗暴对待拘留人员或囚犯的案例。

◆ 医生有责任通知拘留所指挥系统关于战俘活动限制的命令。其中包括"清洁战俘以进行审问"，目的是希望审问符合 AR190—8 标准。有关战俘活动的医疗建议其实仅仅是——建议。战俘的活动范围由指挥系统决定。

○ 医务人员应进行 1949 年日内瓦公约和其他战俘救治文件和准则的培训，培训如何识别战俘虐待或粗暴对待的症状和体征。

● 医务人员不应做什么。

○ 负责任何形式审讯过程辅助的医生(包括阐明病历记录和信息的医生)都不应参与任何方面的战俘救治。

○ 负责救治战俘的医生不应参与任何危害自身日内瓦公约保护状态的活动。

○ 负责救治战俘的医生不应主动参与审讯、建议审讯者如何进行审讯，或者以审讯及情报收集为目的解释个人病历/医疗数据。

● 取消资格。

当医务人员被要求执行自己认为违背伦理的任务时，应要求撤换。要求撤换时，应先向医务指挥官和指挥系统提出要求。如果指挥系统无法解决问题,应通过与司令部外科医生联系,仅参与技术环节。如果这些方法都无效,医务人员应联系特别顾问或监察长。

● 特别医疗要求。

被拘押人员的医疗救治由陆军条例 190-8/OPNAVINST 3461. 6/ AFJI 31-40/MCO 3461. 1 提供。被拘押人员有接受医疗服务的权利。到达拘留所时,每名战俘都应进行体格检查,同时拍摄 X 线胸片(14 岁以上儿童进行结核菌素试验)。每天都必须检阅伤病员,每名战俘每月至少称重一次。无论什么时候都要保持清洁卫生(陆军条例 190-8,para 3-4 i)。

● 病历。

○ 和所有现役军人的病历一样,战俘病历以及附属物都归美国政府管理。在释放时,战俘有权复印自己的病历。但是原始病历仍归美国所有。和其他伤员一样,战俘的病历也应登记。

○ 健康保险流通与责任法案(HIPAA 法案)不适用于战俘病历(美国国防部 6025 C5. 1,C7. 10,C7. 11)。但是,所有病历的处理、处置和披露都按规章进行。当司令官和其他官员需要了解这些信息时,可用 DA 表格 4254 按照陆军条例获取所需的信息,无须取得伤员的同意。接受表格的医疗机构(MTF)需将所有 DA 表格 4254 归档、保留。医疗机构(MTF)指挥官或其指派人员(一般是伤员管理员)决定可以披露哪些信息。只有合法要求的特殊医疗信息或病历才能被授权披露。医务人员应期望将为指挥系统(包括审讯者)所用的被披露信息与医疗信息一致,遵循医疗信息。

● 医疗信息。

○ 由于指挥系统最终负责战俘的护理和治疗,所以拘留所的指挥系统需要一些医疗信息。例如,假设伤员患有传染性疾病(如:肺结核),那么该伤员应和其他战俘隔离。应通知看守及其他接触这类伤员的人员有关健康风险和如何减小这些风险。

○ 可披露的战俘医疗信息包括管理整体健康及营养状况、战俘清洁情况和探查传染性疾病所必需的信息。这些信息应用于提供医疗服务,确保战俘、士兵、雇员或机构其他人员的健康和安全,确保管理和维护机构的安全性和良好秩序。在这些规定下,医护人员方能确定战俘的健康状况是否能够从事或执行阵营任务。

● 报告。

○ 指挥系统是首要的,也是最重要的信息和报告通道。医务人员应向指挥官或指挥官指派人员报告常规医疗信息、显而易见的紧迫威胁、疑似虐待或粗暴对待以及其他相关信息。如果拘留机构没有指派医务人员，应有报告拘留所指挥系统的机制。

　　○ 当医务人员通过指挥系统无法解决问题时，还有其他报告途径。技术途径是首个选择，首先是军医指挥官，他负责医务人员的医疗监督。其他选择有医务人员专业顾问、检察长和刑事调查。

三、调整/计划

● 对绝食抗议和抗拒治疗的人犯制订计划。

● 自独立军队俘获的人犯应隔离关押——这是俘虏收容所指挥官的职责。

● 在选择拘留机构医务人员时，应进行救治训练。

● 敌军在征兵前可能没有进行医疗筛查。这些武装力量中可能有慢性疾病的存在。这些敌军中可能已经存在一些大西洋或美国军队中尚未出现过的疾病。这种情况下需要制订恰当的治疗计划。

● 按友军病历的保存方法保存战俘的病历。

● 确保任何医疗后送至医疗机构（MTF）治疗的战俘、留用人员和扣留人员都由非医疗指挥官指派的武装护卫护送。在医疗后送和治疗过程中，护卫必须陪同伤员。在最大可能限度内，将所有战俘与友军伤员隔离；但是，所有敌军伤员的救治水平应与友军伤员的一致。

● 必须确认每一个经医疗通道进行医疗后送的战俘的身份证号码。该任务在向前线战俘信息系统（PWIS）汇报伤员时完成。在医疗通道中，医务人员不调查、保护或审问战俘。这是梯队指挥官的责任。

● 战俘被关押在由梯队指挥官指派的军队建立、维持、守卫的拘留所内。医务人员不参与这些机构的日常运作。但是，这些机构的组织内编有医务人员，完成健康检查、伤病员的日常检阅和预防性医疗活动。控制程序（守卫、实体布局和预防措施）由机构指挥官管理。如果伤员必须转移至正式医疗机构（MTF）进行专门救治，转移程序和护卫由机构指挥官管理。

● 在一个成熟的前线（如：第二次世界大战和 1991 年海湾战争[沙漠风暴]中），拘留伤员非常多，必须指派特定医院为他们进行单独救治。在这种情况下，就需要高级指挥和控制总部、高级军医指挥和控制总部之间协调关系，以保证安全，建立人犯控制程序，并调节其他有关建立、管理战俘特殊医疗机构中的非医疗事务。该机构内医疗救治的标准应等同于其他部署医院的标准。

> 医务人员不进入常规战俘关押区，这一点非常关键。但是伤病员可以被带至医务人员处进行检阅，进行医疗救治。

四、口译者——经常缺乏

- 战俘可能只会讲自己的母语。
- 北大西洋公约组织医疗队使用的北大西洋公约组织标准化协议（NATO STANAG）2131《多国外语常用手册——AMedP-5（B）》能够提供多种北大西洋公约组织（NATO）语言的基础医疗问题。
- 利用其他留用人员/战俘（尤其是医务人员）当翻译。
- 战俘假冒精神病是一种逃避审讯的隐秘技术，尤其是和被抓获的翻译关押在一起的时候。

五、审查

- 对战俘进行审查，确保未携带隐藏武器和其他潜在危险物品。这不是医疗职责，应该由守卫来完成。但是，医务人员必须警惕这些威胁，对可能发生的威胁或攻击应有思想准备。
- 对每名进入拘留所的人犯都必须进行彻底的体格检查，其中包括牙科检查。有关每名战俘治疗的重要数据都要记录下来。此时应给予基本救治。根据战斗人口的基础健康情况决定其他后续评估。
- 在拘留过程中，常规伤病员检阅是一项日常基础活动，包括配药、伤口治疗和指导进行的小手术。
- 在转移、释放和（或）遣送战俘回国的途中，必须对其再进行一次体格检查。应完成任何所进行的医疗、手术或伤口问题的病历，并转发给接收机构或合适的病历仓库。

六、供给

- 拘留机构必须执行前线卫生水平原则。
- 制订个人卫生和防护措施计划（蚊帐、杀虫剂、防晒霜）。

● 与医疗总部配合进行额外的预防性医疗支持（病虫害控制、饮用水与餐厅卫生、废物处理）；根据需要与兽医机构配合，获得食品安全支持。

● 对法医来说，高质量的相机非常重要。

七、医疗人员

● 由机构的组织结构任命医疗人员。必须维持与为美国军队提供的医疗标准相同。

● 按日内瓦公约规定，可让留用医疗人员救治自己的同胞。

八、法律

● 在可能的情况下，所有手术或有创性操作都要求患者签署知情同意书。

● 与公民医学成像比较，每张片子上都要绝对清晰地标明伤员的身份。这在伤员认为手术或截肢没有必要时非常有价值。有了清晰标明身份的片子，就可以证实该伤员的创伤情况。

任何需要进行截肢或大面积组织清创的伤员都要进行摄片（创伤摄片的同时还要拍摄面部照片）。

九、战俘倡议

● 军医是指挥官的医学伦理学顾问。医生应就潜在或已发生的伦理冲突发出警告，并尽一切力量来补救任何已发生的冲突。军医和所有的部队医务人员都必须保障伤员的健康。同时，他们还必须努力与参与任何潜在不利于伤员兴趣的程序维持"道德距离"。

十、安全

● 在治疗战俘时，医疗人员总有不安全因素。

● 由合适领导指派的非医疗人员来保障医生的安全。

● 任何时候都要维持安全工作。不管在医疗区还是扣押区，安保人员必须陪伴所有战俘。在前线,战俘不太可能有独立、安全的医疗救治和扣押区。有限的空间和Ⅰ、Ⅱ级医疗机构(MTF)的紧凑布局,以及前线医疗队使得战俘必须在近距离间进行治疗和关押。尽量将战俘与联军、盟军和美军军队隔离。

● 出于安全考虑,在可能的情况下不要将医疗设备带入病房内,应将伤员带至设备处。

● 如果战俘出院回到拘留机构,医生必须向拘留机构医务人员提醒任何战俘所需的特殊要求。

> 不管多么熟悉拘留犯和周围环境,医疗队不应在个人安全方面想当然。

附录 1 　医学伦理学原则

医学伦理学中有关医护人员(尤其是医生)应遵守的原则,旨在保护囚犯和战俘免受折磨*和其他残酷的、非人道的或耻辱性对待及体罚。

(1982 年 12 月 18 日联合国大会决议通过)

原则 1

负责囚犯和战俘医疗的医务人员,尤其是医生,有责任保护他们的身心健康,并提供与非囚犯和非战俘等质等标准的医疗服务。

原则 2

医务人员,尤其是医生,如果从事、主动或被动地参与、同谋、煽动或试图拷问囚犯和战俘,或者实施其他残酷的、非人道的或耻辱性的对待或体罚,那就属于严重违反医学伦理学和相应的国际契约。

原则 3

医务人员,尤其是医生,如果涉及与囚犯或战俘之间的专业关系目的不单纯,不仅是为了评估、保护他们的身心健康时,也属于违反医学伦理学。

原则 4

医务人员,尤其是医生,如果出现下列情况,就属于违反医学伦理学:

(a)用自己的知识和技术帮助审问囚犯和战俘,所采用的方式可能会残害囚犯和战俘的身心健康,与相应国际契约不一致的。

(b)当囚犯和战俘受到任何形式的、可能残害身心的对待或体罚时,证明或参与证明囚犯和战俘身体健康,与相应国际契约不一致的;或用任何方法参与此类对待或体罚,与相应国际契约不一致的。

原则 5

医务人员,尤其是医生,参与任何约束囚犯或战俘的程序都是违反医学伦理学的,除非确定该程序完全符合医学标准,有必要这样做以保护囚犯或战俘自身、他们的同伴或他们的守卫的身心健康或安全,且对其身心健康无害。

原则6

上述原则在任何情况下都不能破坏,包括突发公共事件。

* 折磨是指由公务人员对个人进行煽动性的或任何会导致精神、肉体剧痛或痛苦的行为,其目的是获得个人本身或第三者的信息或供述,惩罚个人的行为,或恐吓个人或其他人。折磨不包括因合法制裁所带来的疼痛或痛苦,且合法制裁符合囚犯对待的最低限度规则。折磨包括严重且故意的残忍、非人道或耻辱性的对待或体罚。

附录2 格拉斯昏迷评分表

格拉斯昏迷评分表

项 目	反 应	评 分
运动反应	完成口头命令	6
（四肢最佳）	能指向疼痛部位	5
	刺痛时回缩	4
	刺痛时屈曲(去皮质)	3
	刺痛时伸展(去大脑)	2
	刺痛时无反应	1
	小计	1~6
睁眼	自行睁眼	4
	呼之睁眼	3
	刺痛睁眼	2
	无反应	1
	小计	1~4
语言反应	能对答,定位准确	5
	能对答,定位有误	4
	能说话,不能对答	3
	仅能发音,不能说话	2
	不能发音	1
	小计	1~5
	总分	3~15

附录3 联合战区外伤记录

概述

循证医学已经是所有专业的目标。不幸的是,由于战伤的实际情况,及时准确地收集数据和解释结果很困难。对作战指挥官来说,有关伤亡的高质量信息非常重要,因为它有助于医疗资源的优化配置、最佳使用和再补给,并能快速识别战伤和治疗的新动向。

此外,这些放在网上的数据能够快速得到反馈,增派医生,并使医生能够对自己的伤员进行随访。这些观念已经不算新了。在美国,常规部署的、已查实的外伤中心在1 000个以上。将这些规则应用至前线,使用下文所述的一组有限的、大家共同认可的数据元素。这种数据收集法并非特别订制。推荐表格可用作创伤记录表(战斗和非战斗损伤都可以使用),并随着伤员送至下一后送级别。

态势感知

作战的革新已经将战场数字化,能够显示友军的位置、情报工作。但是,电子战争还没有同等地应用于人员伤亡方面,这就要求医疗机构能够提供在线的、不断更新的统计数据和位置信息,这些统计数据和位置信息应包括死亡、受伤、患病或对战斗、非战斗的心理障碍,其中包括部队损失的伤员和重返战场的伤员。

由于医疗事态感知在战术风险评估中的作用越来越大,所以这些需求会逐步升级。最低限度是,指挥官能知道战事阵亡(KIA,医疗救治前死亡)和伤重不治死亡(DOW,进行医疗救治后死亡)情况,以便权衡行动的风险和控制死亡率的医疗能力。

KIA(医疗救治前死亡)% = (抵达军营医疗站[BAS]前阵亡的人数/伤员总数[死亡 + 入院]) × 100

DOW(进行医疗救治后死亡)% = (抵达军营医疗站[BAS]后阵亡的人数/入院伤员人数) × 100

此处的入院定义为在Ⅱ级或Ⅱ级以上医疗机构中住院的任何伤员。该定义不包括分母中的粗疏备案类别。

根据损伤的种类和主要身体区域(如:面部、头部和颈部、胸部、腹部和盆腔、上下肢、皮肤)对伤亡进行分类能够对伤亡的类型进行分析,并根据分析结果计划干预措施,降低死亡率和发病率。

其他用处

创伤类型、原因的相关数据及适当的程序对构建医疗力量、发展和部署后勤运输系统的预测模型、研究改良的医疗干预有潜在的价值。历史上内外科改良都基于前线,且不应局限于由改良者个人用私人文件数据表进行传播。私人医疗机构(MTFs)的个人供应商有一长串记录下来的医疗数据和观察结果。联合战区外伤记录是他们这种作用的延伸。

最小基本数据

除了记录术后注意的标准内容(如:手术者、手术对象、原因和计划)外,创伤统计的标准数据内容也尤为有用(如:人口统计资料、损伤情况和机制、送往医院前的监测和救治、医院内的监测和救治、预后、参与者、对标准的直接评估)。表附录-1(见下四页)就是一个样板,它不仅可用作创伤记录表,也可用作数据输入源。这些最小基本数据已获得美国陆海空三军的一致同意。这些数据将被收集,并放在医疗后送链中的Ⅳ级医疗机构的网站上。

推荐的方法、技术

成熟和非成熟的战场都能够应用记录急诊创伤救治的方法。这分别需要使用纸张或计算机辅助电子技术。在理想环境中,这应是个单步骤方法。在现实中,这很困难。认识到所有级别的医疗机构都应进行记录,而数据的综合应在能支持该行动的第一级医疗机构进行,这一点很重要。最低限度是,每个伤员都应有纸质记录,且在医疗后送时,图表应伴随伤员被送至后方部队。有电子记录时,这个过程就被简化了。

表附录-1 创伤记录表

出院小结

药物：	实验室检查：	X 线检查：	既往病史： 过敏史：
部位	诊断、手术和并发症		
面部			
头颈部 （包括颈椎）			
胸部 （包括胸椎）			
腹部 （包括腰椎）			
盆腔			

续表

上下肢			
皮肤			
部位	□ 医疗后送至	医疗后送优先级	
DTC	□ RTD □ 死亡（见下）	□ 常规 □ 优先 □ 紧急	

损伤控制程序? Y/N　　　　　低体温（<34 ℃）? Y/N　　　　　凝血障碍? Y/N

死因

解剖:
□ 头部　□ 颈部　□ 胸部　□ 盆腔　□ 上下肢　□ 其他
生理:
□ 气道　□ CNS　□ 出血　□ 身体完全破坏　□ 脓毒症　□ 多脏器衰竭
□ 呼吸

评价:　　　　　　　　　　　　　手术医生:　　　　　　（签名）

续表

创伤记录表　主题：创伤记录 dtd1 APR 04；支持机构：OTSG
表格使用法详见 DoD 备忘录

官方机构：AR40-66
目的：提供梯级 1～3 所有创伤记录的标准方法
常规使用：在部队编辑的记录系统应用后，就通知"全体常规使用"
披露：为受保护的医疗信息，HIAPP 法律适用

指定医疗机构（MTF）：

伤员姓名：　　　　　　伤员 SSN

军衔　　　　　　出生日期　　　　　　性别

国籍：
- □ 美军
- □ 东道国
- □ 敌军

服务者：
- □ 民营医院
- □ 参战者
- □ 承包商
- □ USN
- □ USMC
- □ USAF

伤员分类：
- □ 即刻　□ 轻伤
- □ 延迟　□ 准死亡

格拉斯哥昏迷评分表

意识丧失　　3　　8　　12　　15
　　　　　　昏迷　昏睡　昏睡　清醒

抵达日期—时间组（DTG）：

抵达方式：
- □ 步行
- □ 送入
- □ 非医疗飞机
- □ 非医疗地面运输
- □ 船艇医疗后送
- □ 地面 AMB
- □ 空运 AMB

创伤 DTG：

防护：□ UNK

	破坏	佩戴	未佩戴	遭受打击
头盔				
防弹背心				
陶瓷板				
护目用具				
其他				

致伤者：
- □ US/盟军（国家　　　）
- □ 敌军　□ 非敌军
- □ 平民（国籍　　　）
- □ 训练
- □ 自身意外事故
- □ 自身非意外事故
- □ 运动—娱乐

续表

TX 和程序（procedures）			损伤机制：□ GSW/子弹	
镇静			□ 刀/刀刃	时间
化学瘫痪			□ 挤压伤	脉搏
插管			□ 叮咬伤	
针刺减压			□ 钝挫伤	
胸腔导管输液	L　R	空气/血液	□ 爆炸伤	温度
骨髓腔输液			□ 摔伤	
胶体	MI		□ 其他	血压
晶体	LR/NS/HTS MI		□ 单个弹片	
止血带	开始时间　结束时间		□ 挤压伤（A/c. 车辆等）	呼吸
硬领/颈椎后护板			□ 烟雾吸入	
止血器械			□ 多弹片	血氧饱和度
吸氧	L/min		□ 化学/放射/核损伤	
红细胞	单位		□ 热损伤	
新鲜冷冻血浆	单位		□ 烧伤（热量,闪光）	
冷沉淀	Pack		□ 冻伤	
血小板	单位			
新鲜全血	单位			
重组活化Ⅷ因子	Mcg/kg			
外固定/夹板	胶体			

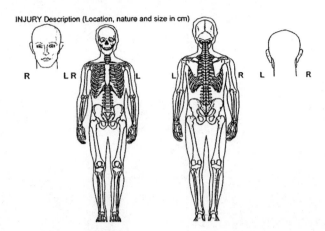

INJURY Description (Location, nature and size in cm)

损伤分布(位置、性质、大小)

AM 截肢	BL 出血	D 畸形	H 血肿
AV 撕脱伤	B 烧伤	F 异物	L 撕裂伤
P 刺穿	X 骨折	S 刺伤	G 枪伤

手术开始 　　停止	通气 开始 　　停止	ICU　入 　　出
提供者	专业	

后 记

　　我想,现在两种截然不同的法则似乎正在互相较量:其一,流血和死亡法则,永远想象摧毁的新方法并强制国家持续备战;另一个法则是和平、工作和健康,永远想将人们带离困境。只有上帝知道最后哪种法则会盛行。

Louis Pasteur